常见肿瘤疾病诊断与治疗

张丹丹　主编

中国纺织出版社有限公司

图书在版编目(CIP)数据

常见肿瘤疾病诊断与治疗 / 张丹丹主编. -- 北京：
中国纺织出版社有限公司，2022.4

ISBN 978-7-5180-9384-7

Ⅰ. ①常… Ⅱ. ①张… Ⅲ. ①肿瘤—诊疗 Ⅳ.
①R73

中国版本图书馆 CIP 数据核字(2022)第 037856 号

责任编辑：樊雅莉 高文雅 责任校对：高 涵 责任印制：王艳丽

中国纺织出版社有限公司出版发行

地址：北京市朝阳区百子湾东里 A407 号楼 邮政编码：100124

销售电话：010—67004422 传真：010—87155801

http://www.c-textilep.com

中国纺织出版社天猫旗舰店

官方微博 http://weibo.com/2119887771

三河市宏盛印务有限公司印刷 各地新华书店经销

2022 年 4 月第 1 版第 1 次印刷

开本：787×1092 1/16 印张：13.5

字数：308 千字 定价：88.00 元

凡购本书，如有缺页、倒页、脱页，由本社图书营销中心调换

前　言

我国是恶性肿瘤的高发区,也是恶性肿瘤发病率增长较快的国家之一,积极预防和控制肿瘤已经成为绝大多数国家和地区的重要卫生防控任务。近年来,随着肿瘤学科的不断发展,治疗肿瘤的新药物、新技术层出不穷,新的治疗方法不断涌现,提高了肿瘤的治愈率,延长了晚期肿瘤患者的生存时间,提高了患者的生活质量。为更好地满足临床医生更新常见肿瘤诊疗知识的需求,我们参考大量相关文献,结合临床诊疗实践和科研成果,编写了此书。

本书共分为五章,内容涉及临床常见肿瘤的诊治,具体包括头颈部肿瘤、胸部肿瘤、消化道肿瘤、妇科肿瘤及血液系统肿瘤。

由于本书编者均身负肿瘤临床诊治工作,故编写时间仓促,难免有错误及不足之处,恳请广大读者见谅,并给予批评指正,以便更好地总结经验,起到共同进步、提高肿瘤相关医务人员诊疗水平的目的。

编　者

2022 年 1 月

目　　录

第一章　头颈部肿瘤

第一节　甲状腺癌

一、概述

(一)流行病学

甲状腺癌(thyroid cancer)在国内外均为散发,总的发病率较低,仅占全身恶性肿瘤的1.3%～1.5%,但在头颈部恶性肿瘤中其发病率却居首位,约占30%左右,其中甲状腺乳头状癌和滤泡状癌约占90%。近几年,甲状腺癌的发生率增长较快,美国 M. D. Anderson 肿瘤中心的报告显示甲状腺癌发生率的增加居所有实体肿瘤之首,每年的增长率约为6.2%。一般而言,甲状腺癌以女性居多,男:女发病比约为1:3,20～40岁为高峰发病年龄,50岁以后其发病率则有明显下降。

(二)发病原因

1.电离辐射

电离辐射是目前唯一已经确定的致癌原因。Sadetzki 等对接受放疗治疗头癣的患儿进行了随访,结果发现患儿的甲状腺癌发生率有显著增加,并与剂量有相关性。患者在接受照射后10～19年后,甲状腺癌的发病率明显上升,20～30年时达到高峰,40年后有所下降。

2.生长因子和癌基因

(1)生长因子:一般认为促甲状腺激素(TSH)具有调节甲状腺滤泡细胞的生长和分化功能的作用,动物实验研究显示 TSH 可以促进甲状腺细胞的 DNA 合成。因此认为 TSH 与甲状腺癌的发生有相关性。其他生长因子包括类胰岛素生长因子(IGF)、表皮生长因子(EGF)、转化生长因子(TGF-β)及血小板衍生生长因子(PDGF)等,均对甲状腺细胞的生长和分化起到重要的调节作用。

(2)癌基因(表 1-1):在甲状腺癌的标本中发现有多种癌基因的表达,包括 *ptc* 癌基因、*H-ras*、*c-myc* 等。

表 1-1　甲状腺癌中滤泡细胞中发现的基因改变

改变的基因	相关的甲状腺恶性肿瘤	基因改变率(%)
BRAF 突变	甲状腺乳头状癌	29～69
	间变甲状腺癌	0～12
RET/PTC 重排	甲状腺乳头状癌	13～25
TRK 重排	甲状腺乳头状癌	5～13
Ras 突变	甲状腺乳头状癌	0～21
	甲状腺滤泡状癌	40～53
	间变甲状腺癌	20～60

改变的基因	相关的甲状腺恶性肿瘤	基因改变率(%)
PAX8-PPAR-γ	甲状腺滤泡状癌	35~45
CTNNB1 变异	间变甲状腺癌	66
p53 变异	甲状腺乳头状癌	0~5
	甲状腺滤泡状癌	0~9
	间变甲状腺癌	67~88

3.碘缺乏

研究显示缺碘可以刺激 TSH 的分泌,而且以间变/未分化型甲状腺癌多见。

4.其他

高油脂摄入、烟酒嗜好等也与甲状腺癌的发生有关。家族遗传性疾病患者常伴有甲状腺癌,如加德纳综合征等。此外雌激素可以促进 TSH 的分泌,也是甲状腺癌可能病因之一。

二、局部解剖及淋巴引流

甲状腺分为左、右两个侧叶,中间以峡部相连,形同"蝶"状或"H"状。两叶贴附在甲状软骨和颈段食管的前面及两侧。甲状腺前面宽约 5.0cm,侧叶高 4.9cm,侧叶厚 2.0cm,峡部高 1.8cm。

甲状腺侧叶上极在甲状软骨后缘中、下 1/3 交界处附近,多数在环状软骨上缘上方,平均高出环状软骨上缘 1.2cm;侧叶下极在第 4、第 5 气管软骨环高度,少数位于第 3 或第 6 气管软骨环水平;峡部的位置多在第 1~第 3 或第 2~第 4 气管软骨环范围。

甲状腺毗邻:①前缘,借筋膜与甲状腺前肌贴近,但峡部前面正中约 0.5~1.0cm 宽的区域无肌肉覆盖,直接与筋膜和皮肤相邻;②外缘,颈内静脉;③后缘,颈总动脉和甲状旁腺;④前上缘,贴于甲状软骨斜线下方和环甲肌的外侧;⑤内缘,与颈部 4 个管状器官(喉、咽、气管和食管)相邻,甲状腺下动脉的两个腺体支、喉返神经和喉上神经外支也通行于侧叶内缘。

甲状腺的淋巴管起源于甲状腺滤泡周围,在腺体内形成丰富的淋巴管网,淋巴引流随着甲状腺上下血管而走行,可向上方、下方和侧方引流至颈内静脉上、中、下组,少数入咽后淋巴结。甲状腺癌发生区域性淋巴结转移较常见,转移的第一站淋巴结为喉旁、气管旁和喉前淋巴结(Delphian 淋巴结),此站淋巴结位于颈前正中部,为Ⅵ区淋巴结。甲状腺的不同部位也有其不同的淋巴引流区域:一般的甲状腺峡部向上至 Delphian 淋巴结,向下至上纵隔淋巴结;侧叶的下部和中部则首先引流至沿喉返神经分布的气管食管沟淋巴结;侧叶上部引流至沿甲状腺上动、静脉分布的淋巴结。第二站淋巴结则为颈内静脉淋巴结中、下组、锁骨上淋巴结,少数可以转移至颈内静脉淋巴结上组及副神经淋巴结(Ⅱ区和Ⅴ区),上纵隔淋巴结前后均可受累,但并不常见,颈部广泛淋巴结转移患者常可见到咽后淋巴结的转移,病变晚期时可由于淋巴管受阻引流至其他少见的淋巴结部位,包括颌下、颏下等,有些还可以沿甲状腺下静脉注入膈淋巴结。甲状腺癌双侧以及同侧多个区域淋巴结转移较常见,边学等报道分化型甲状腺癌的淋巴结双侧转移率为 21.5%,同侧多分区淋巴结转移者为 81.4%。

三、病理分类及临床生物学行为

甲状腺癌可以起源于滤泡上皮细胞、滤泡旁的 C 细胞和间质细胞。

(一)分化型甲状腺癌

包括乳头状癌和滤泡状癌,均起源于滤泡细胞。

1.乳头状癌

最常见,占全部甲状腺癌的 70%～80%,女性多见,男:女发病比约为 1:3,好发年龄为 30～40 岁,为低度恶性,病程缓慢。微血管周围的分支状乳头为其特点,肿瘤细胞的核分裂象偶见,另一个特点是有钙化的沙瘤样小体。微小癌(肿瘤直径≤1.0cm)绝大多数为乳头状癌。乳头状癌常表现为多灶性,颈部淋巴结转移较多见,无论临床是否触及肿大淋巴结均需行颈淋巴结清扫,经病理证实的淋巴结转移率为 80%～90%,即使是临床阴性的患者经颈清扫后病理证实的淋巴结转移率也有 46%～72%。血行转移少见,初诊时有远处转移者仅占 5%～10%,其中肺转移最为多见,其次为骨。即使发生远处转移,经积极治疗仍有治愈的希望。

2.滤泡状癌

约占原发性甲状腺肿瘤的 5%～20%,女性更为常见。滤泡状癌可发生于任何年龄,但发生于年龄较大者相对为多,确诊时的平均年龄为 50～58 岁。一般病程较长,肿瘤生长较缓慢。同乳头状腺癌相比,淋巴结转移较少,约为 15%～20%,但血行转移相对多见,约为15%～20%,主要转移部位为肺,其次为骨。

(二)甲状腺髓样癌

甲状腺髓样癌来源于滤泡周围的 C 细胞,又称为滤泡旁细胞癌或 C 细胞癌,这些细胞可分泌降钙素和癌胚抗原(CEA),属于 APUD 瘤的范畴。其发病、病理以及临床表现均不同于一般的甲状腺癌。其特点如下所述。

(1)占所有甲状腺癌的 5%～10%。发病主要为散发性,发病中位年龄为 50 岁;约 20%有家族史,常为多种内分泌肿瘤综合征中的一种表现,发病年龄较轻,常在 20 岁左右或以前发病,病变常两侧多发。

(2)中度恶性,可发生于任何年龄,男女发病率无明显差异。

(3)除了甲状腺肿块和颈淋巴结肿大外,还有类癌综合征的症状。

(4)淋巴结转移和血行转移率均较高。

(三)未分化癌

未分化癌起源于滤泡细胞。

(1)临床少见,占甲状腺癌的 5%左右。老龄患者多见,男女发病比例相当。

(2)常发生于碘缺乏的甲状腺肿高发地区,80%的患者有甲状腺肿的病史,尤其在大细胞型未分化癌中更为明显。

(3)病理上包括小细胞型、大细胞型和梭形细胞型。

(4)属高度恶性,生长较快,常广泛侵犯甲状腺周围组织,Chang 等报道此型甲状腺癌的外侵率高达 90%。

(5)颈淋巴结转移及血行转移多见。

(四)中间分化型癌

正如上述所介绍的将甲状腺癌分为 3 种类型:分化型,髓样癌和未分化型。近年来,也有学者将甲状腺癌分为高分化、中间分化和低(未)分化 3 种类型,其中中间分化型癌较分化型癌的侵袭性高,较未分化型癌的侵袭性低,主要包括:髓样癌,高细胞型变异,柱状细胞性变异,弥漫性硬化性变异,岛状细胞癌和 Hürthle 细胞癌。除了髓样癌,其他类型的中间分化型癌均认为是分化型甲状腺癌的变异表型,与分化型甲状腺癌相比较,变异型的中间分化型癌有更高的局部侵袭性、远处转移概率,在治疗方面应该区别对待,对此需要进行进一步的研究。

四、临床诊断

(一)病史

包括患者的年龄、性别、放射线接触史以及家族病史等。

(二)临床症状

1.颈前肿物

多为患者、家人或医生在无意发现,可为单发或多发。肿物质硬、边界不清、缓慢生长,随吞咽上下移动,但无特异性。有时肿物合并出血时可出现肿瘤短期内增大或伴有疼痛等。

2.周围结构受侵的症状

病变至晚期,由于周围结构的侵犯而出现相应的症状,如喉返神经受侵或受压表现为声音嘶哑,如气管、食管受侵或受压,则表现为呼吸困难或吞咽困难;如颈静脉受侵,则表现为颈静脉怒张、面部水肿等。

3.合并颈淋巴结肿大或其他脏器转移的症状

甲状腺乳头状癌较容易出现颈部淋巴结转移,滤泡状癌的远处转移率较高,间变/未分化癌两者均常见。

(三)体格检查

应仔细检查甲状腺肿块的部位、大小、质地、活动度,以及区域淋巴结有无肿大,尤其注意颈内静脉链的淋巴结。对于声音嘶哑的患者,还应行间接喉镜/纤维喉镜检查,了解声带情况。

(四)辅助检查

1.实验室检查

(1)甲状腺功能:多数患者的甲状腺功能表现为正常。

(2)肿瘤标志物。

1)甲状腺球蛋白(thyroglobulin,TG):TG 的生理作用主要是在 TSH 的作用下,促进 T_3 和 T_4 释放入血液。TG 的突变可以诱导无分泌性的甲状腺肿发展为甲状腺癌。血清 TG 增高不但可以预测分化型甲状腺癌的发生,还可以了解是否有周围淋巴结转移。Besic 和 Low 等研究显示,血清 TG>300ng/mL 时与甲状腺癌的发病成正相关,且有淋巴结转移的甲状腺癌患者血清中 TG 浓度高于无转移者。因此 TG 对分化型甲状腺癌的诊断、预测以及术后随诊中均起到较重要的作用。

2)血清降钙素(calcitonin)的检测对诊断甲状腺髓样癌具有特异性,术前血清降钙素浓度≥20pg/mL 时,甲状腺髓样癌的预测率仅为 25% 左右,如果浓度≥100pg/mL,则预测值几乎为 100%。此外髓样癌可以合并其他内分泌综合征而出现相应的内分泌水平增高。

3)半乳糖凝集素(galectin-3):对分化型甲状腺癌,尤其是甲状腺乳头状癌有一定的诊断价值。Kopczyńska 等认为和其他甲状腺肿瘤标志物,如 TSHR、ras 等一样,循环中的半乳糖凝集素的升高可作为诊断甲状腺癌的一项指标,特别与血清纤维粘连蛋白(fibronectin)和人骨髓内皮细胞标记物(HBME-1)联合,能进一步提高对分化型甲状腺癌诊断的灵敏性。Saussez 等的研究认为血清中半乳糖凝集素浓度大于 3.2ng/mL,可区分甲状腺结节的良、恶性,对大的甲状腺乳头状癌的检测率可以达到 87%,对甲状腺微小乳头状癌的检测率可以达到 67%。但同时良、恶性甲状腺结节在半乳糖凝集素的血清值上有一定的交叉,还需进一步研究。

4)CK19:CK19 在分化型甲状腺癌中诊断的灵敏性和特异性较高,且乳头状癌的 CK 表达高于滤泡细胞癌,其他病理类型的甲状腺癌尚缺乏特异性的实验室指标。

2.影像学检查

(1)颈部超声:超声检查是甲状腺癌原发病灶诊断最有价值的方法之一,可以确定肿物的位置、大小以及区分肿物与甲状腺的关系,并鉴别肿物为实性或囊性,实性肿物的恶性可能性大,但不能排除囊性肿物的恶性可能,在甲状腺恶性肿瘤中约 25% 表现为部分囊性结节。但是甲状腺超声可以检查肿物大小变化、肿瘤的数量以及双侧叶和峡部的情况;检查甲状腺结节的钙化情况,如在甲状腺双侧叶的中上 1/3 处出现钙化可提示髓样癌(出现率约为 40%);超声引导下甲状腺肿物细针穿刺是术前甲状腺癌病理细胞学诊断的主要方法之一。美国甲状腺学会(ATA)推荐对所有甲状腺结节均需要行超声检查。Papini 等对甲状腺结节进行了前瞻性的研究,共包括了 494 例患者。研究发现甲状腺癌的超声表现包括:低回声结节,边缘不规则,伴有微钙化灶及粗大迂曲的血流信号,特别是对乳头状癌的预测更高。该研究还对不同大小的结节进行具体分析,建议 8~15mm 的低回声结节如果合并一个独立危险因素(边缘不规则,微钙化灶,粗大迂曲血流信号)者均应行超声引导下的穿刺活检。此外,三维超声、超声造影以及超声弹性成像作为新的鉴别诊断技术的采用有望进一步提高甲状腺癌诊断的准确性。

(2)CT/MRI:可在三维图像上观察甲状腺肿物的情况以及和周围的关系。如果发现有周围组织的侵犯、颈部或纵隔淋巴结异常肿大等提示恶性可能。此外在肿物为恶性情况下可以为手术提供肿瘤的范围以及淋巴结的情况,帮助医生决定手术方式和手术范围。

(3)PET:可以发现较小的甲状腺肿瘤,尤其在碘摄取较少的肿瘤中有更高的 FDG 摄取,与其他影像学检查相比,PET 的敏感性更高,但由于部分炎性结节等良性病变也可以吸收 FDG,SUV 值可以达到 3.0~6.0,因此 PET 诊断的特异性不高,延时显像有助于鉴别诊断,其假阴性主要见于生长慢、分化好的病灶,或过小的原发灶和转移灶。此外 PET 还可以发现肿瘤的淋巴结转移和远处脏器的转移。但是此种检查费用昂贵,目前不推荐作为术前的常规检查。

(4)甲状腺放射性核素扫描:^{131}I、^{125}I、^{123}I 和 ^{99m}TC 是甲状腺扫描最常用的放射性核素。其作用包括:对临床可触及的甲状腺结节提供精确的解剖定位,并了解结节的功能状态;发现高危患者潜在或微小的癌灶;检出已发生区域性或远处转移的甲状腺癌的原发灶;发现甲状腺的转移性病灶;以及评价治疗效果等。约 15%~25% 的甲状腺单发冷结节为甲状腺癌,余 75%~85% 为腺瘤或胶质囊肿。但应注意热结节中有 4%~7% 为癌,因此核素扫描的特异性低,对扫描提示的热结节也不能完全掉以轻心。近年来,甲状腺的核医学检查逐渐被超声检查和其他影像学检查(CT、MRI 等)所取代,但他仍有一定的临床意义,对甲状腺功能的检测,诊断异位甲状腺以及甲状腺癌的远处转移有一定的帮助。

3.细针穿刺细胞学检查(fine needle aspiration,FNA)

FNA 是评估甲状腺结节最精确、性价比最高的方法。FNA 对于 1~3cm 的结节往往可获得满意的检查结果。这种技术可区分良、恶性结节,超声引导下,其准确率可高达 95%,假阴性率不足 5%，假阳性率仅为 1%～3%，其结果受操作者水平以及肿物大小的影响。超声引导下的 FNA 还可以对小、不能触及的肿瘤进行穿刺细胞学检查。对有经验的医师而言，使用 FNA 并结合免疫组化技术有相当一部分患者可于手术前确诊，且部分病例的病理分型如乳头状癌、髓样癌、未分化癌也可明确。NCCN 指南中甲状腺结节的首选检查是 FNA，其结果分为 6 类：良性病变、不典型病变、滤泡样肿瘤、可疑恶性、恶性以及无法诊断。前 5 类表现的结节，最终证实为癌的概率分别为：<1%、5%～10%、20%～30%、50%～75% 以及 100%。尽管如此，不少患者仍依靠手术切除肿物，术中快速冷冻诊断、术后标本常规病检来明确组织学类型及肿瘤扩展范围。需要注意的是 FNA 对滤泡样癌和 Hürthle 细胞癌的诊断比较困难，需要手术明确。

五、诊断及治疗原则

(一)对于甲状腺结节患者的诊断原则

甲状腺结节在人群中相当普遍，约有 50% 的人患有甲状腺结节，而且随着年龄的增长而提高。但相对于甲状腺结节，甲状腺癌的比率较低。

对于初次就诊的患者，如果出现 1.5cm 以上的结节，并具有以下因素，应该注意排除恶性的可能：①男性；②年龄<15 岁；③结节直径>4cm；④有放射线暴露史；⑤与甲状腺癌相关的疾患(嗜铬细胞瘤、2 型多发神经内分泌瘤、加德纳综合征、家族腺瘤性息肉病、卡尼综合征、考登综合征)；⑥B超检查有可疑征象(中心血流丰富，边界不规则，微小钙化)；⑦PET 偶然发现的甲状腺阳性病灶。

初诊患者如果出现以下高危因素，则应高度怀疑为癌：①结节增长迅速；②质地坚硬；③与周围组织粘连固定；④具有家族甲状腺癌病史；⑤声带固定；⑥颈部淋巴结肿大；⑦颈部组织或器官受侵。

高度怀疑为甲状腺癌时需要进行肿物穿刺，颈部超声以及 TSH 的检测。

初诊患者如果甲状腺结节在 1cm 以下，且无可疑征象，建议定期随诊，如增长或出现上述可疑症状时，则需要进行上述检查。

(二)治疗原则

分化型甲状腺癌的治疗需要根据患者的病灶分期，肿瘤的危险度进行选择，包括不同方式的手术治疗，[131]I 治疗，甲状腺素的长期抑制治疗以及外放疗。

(1)甲状腺癌首选治疗方式为手术切除。不论病理类型如何，只要有指征就应尽可能地手术切除。

(2)因甲状腺癌对放疗敏感性差，单纯放疗对甲状腺癌的治疗并无好处。但对于手术后有残留者，术后放疗有价值，如中国医学科学院肿瘤医院的一组研究资料分析显示，甲状腺癌术后有残留癌者，加用术后放疗者的 5 年生存率为 77%(33/43)，未加放疗者的 5 年生存率仅为 38%(17/45)，故放疗原则上应配合手术使用，主要为术后放疗。具体实施应根据手术切除情况、病理类型、病变范围、年龄等因素而定：对恶性程度较低的癌，如分化好的乳头状癌或滤泡癌，术后微小残存可用[131]I 治疗，即使是术后局部复发者也可再做手术或颈清扫术，仍能达到根治或长久的姑息作用。如果对这些患者进行较大范围的放疗后，一旦复发则很难再次手术或是手术变得很困难，因此，对这类病例放疗仅在无法再次手术切除时才考虑介入。当肿瘤累及较重要的部位如气管壁、气管食管沟、喉、动脉壁或静脉内有瘤栓等而手术又无法切除干净，且[131]I 治疗又因残存较大无明显效果时才可考虑术后放疗。对年轻患者，病理类型一般分化较好,即使是出现复发转移也可带瘤长期存活,且^{131}I治疗和再次手术都为有效的治疗手段,因此外照射的应用需慎重,否则不仅效果有限,而且影响下一步的治疗,同时放疗后遗症明显:既可导致颈部发育畸形,又有发生放疗诱发癌的可能,因此对于甲状腺癌来说,外放疗仅在很小一部分患者中使用。

(3)对分化差的癌或未分化癌,如手术后有残留或广泛的淋巴结转移,则不受以上原则的限制,应及时给予大范围的术后放疗,以尽可能地降低局部复发率,改善预后。

(三)不同病理类型的甲状腺癌的主要治疗方式

1. 高分化的乳头状腺癌和滤泡状腺癌的治疗

(1)该病治疗应首选手术治疗,即使是局限性的病变,因为其有多灶性及弥漫性浸润的特点,也主张行甲状腺次全切术。对于有以下高危因素的患者,美国国立综合癌症网络(NC-CN)推荐行全甲状腺切除,推荐等级为2B,即专家之间有较大的分歧:①年龄<15岁或>45岁者;②有放疗病史者;③发现远处转移灶者;④双侧腺叶发现肿瘤者;⑤有甲状腺被膜外侵犯;⑥肿瘤直径>4.0cm;⑦颈部淋巴结转移者;⑧高危病理类型,如高细胞型、柱状细胞型等。对术前可触及肿大淋巴结,或穿刺细胞学证实为转移者常规行颈清扫术,清扫范围包括中央区及Ⅱ～Ⅳ区,Ⅴ区酌情进行清扫。对临床检查淋巴结阴性的患者的处理则有分歧,部分专家认为分化型甲状腺癌的颈部淋巴结转移尽管多见,但可长期留置在淋巴结包膜内而不发展,且大量临床资料证实做预防性颈清扫术和对照组预后并无明显差异,因此对颈部淋巴结的处理国内目前有不少方案,但归纳起来不外乎以下三种治疗意见:①仅切除原发灶,颈部观察;②常规行颈淋巴结清扫术;③根据原发灶具体侵犯情况决定是否行颈清扫术。一般对于临床淋巴结阴性的患者,多考虑行选择性中央区的清扫。

滤泡状腺癌同乳头状腺癌相比,淋巴结转移较少,但血行转移相对多见。手术上原发灶的处理同乳头状腺癌,对有颈淋巴结转移者行颈清扫术,但对临床阴性者因颈部淋巴结转移的概率低,故治疗意见比较统一,一般不做预防性颈清扫。

(2)TSH抑制治疗:患者接受手术治疗后,还应考虑TSH抑制治疗,对部分患者,还应考虑放射性^{131}I治疗以及外放疗等辅助手段,根据病理类型、病变范围、手术切缘、淋巴结有无转移等,对患者进行综合评估后,决定是否进行辅助治疗。

TSH抑制治疗是分化型甲状腺癌的重要治疗手段之一,应该采用个体化的治疗,一般的,对于初始治疗的患者,手术全切的患者,应该在术后的2～12周检测甲状腺球蛋白(Tg)以及甲状腺球蛋白抗体(TG-Ab),并进行全身核素扫描,如果TG<0.1μg/L,TG-Ab阴性,核素扫描阴性者,可不行核素治疗。对于低危患者,TSH水平维持在正常值低限水平,对于高危患者,需将TSH抑制至低于0.1mU/L。对于无病生存多年的患者,TSH可以在正常水平。特别指出的是TSH抑制治疗的并发症,如心动过速、脱钙表现等,应同时服用钙片和维生素D片,推荐剂量分别为1200mg/d和1000IU/d。

(3)^{131}I(radioactive iodine,RAI)治疗:甲状腺乳头状腺癌和滤泡状腺癌具有高浓缩吸收^{131}I的功能,所以RAI成为分化型甲状腺癌治疗和随访的重要组成部分。

RAI分为清甲治疗和清灶治疗。

清甲治疗的作用主要是清除术后残留的甲状腺组织,多采用固定剂量^{131}I治疗:100mCi。在清甲治疗后4～6个月检查是否清甲完全。清甲完全的指标:①TSH刺激后的核素扫描无甲状腺组织显影;②甲状腺吸收^{131}I率<1%;③TG检查持续<1ng/mL。如果清甲不完全,可以考虑再次清甲。

清灶治疗的作用主要是清除残留或转移病灶,或缓解病情。清灶应在清甲治疗 3 个月后进行。一般给予 100～200mCi,目前尚无131I 治疗剂量的上限,但随着治疗次数的增多,辐射不良反应的风险显著增加。对于高龄,伴有严重合并症以及疗前有无法耐受的甲减的患者,不宜行清灶治疗。

美国甲状腺协会推荐 RAI 的指征:①肿瘤＞4cm 者;②有远处转移者;③大体标本见腺体外侵犯者。对于 1cm 以下的 DTC,使用 RAI 对于预防复发并无获益。

对分化好的甲状腺乳头状腺癌和滤泡状腺癌,国外常用的治疗方法为:行甲状腺次全切或全切术。术后 4～6 周,常规行131I 扫描,如甲状腺区域外无任何吸收区,定期复查甲状腺扫描即可;如有超出甲状腺区域外的吸收区存在,常规给予 100mCi 的131I。其远期效果甚佳,且不良反应较小。即使再次复发,也不影响下一步的治疗。我国目前对低危的 DTC,仍多采用次全甲状腺切除术,术后进行 TSH 抑制治疗,并密切观察,而不采用131I 治疗。

(4)外放疗:分化型甲状腺癌的外放疗有较大的争议,对于外放疗的选择,除了要考虑放疗疗效,还要与手术以及 RAI 治疗疗效进行比较,重要的还要衡量放疗的并发症,以及挽救手术可能发生的严重并发症。虽然目前有较先进的放疗技术,如 IMRT 等,放疗并发症仍然不能忽视。

甲状腺乳头状腺癌和滤泡状腺癌具有高浓缩吸收131I 的功能,所以对其术后微小残存或复发转移者可行131I 治疗,一般不行术后放疗。对于外放疗的选择,各个研究中心的意见并不一致。美国甲状腺协会推荐分化型甲状腺癌的外放疗的指征,首先接受治疗的患者需＞45岁,然后满足以下条件者建议接受外放疗:①术中可见肿瘤有明显甲状腺外侵犯,且术后病理有明显的镜下残留者;②残留病灶无法进行再次手术切除,且对 RAI 无效者。英国甲状腺协会则推荐,对于年龄＞60 岁者且满足以下条者建议接受外放疗:①对于术中可见肿瘤外侵明显,有明显肉眼残留的患者;②残留或复发病灶不能吸碘者。

目前国际上广泛采取的 DTC 的外放疗指征如图 1-1 所示。

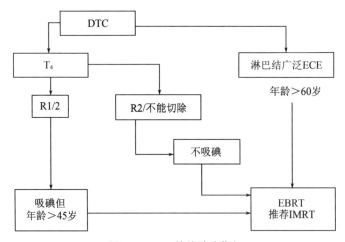

图 1-1 DTC 的外放疗指征

放疗科外放疗的指征:①肿瘤肉眼残存明显、而且不能手术切除,单纯依靠放射性核素治疗不能控制者;②术后残存或复发病灶不吸碘者。

(5)DTC 的化疗和靶向:治疗化疗在放疗抗拒的 DTC 中有效率较低,而且相关化疗方案的不良反应却较高,因此,对于 DTC 来说,一般不使用化疗。DTC 相关化疗的报道较少,一般采用的化疗药物为多柔比星(阿霉素),单用或者与顺铂联合使用,Shimaoka 等报道有效率为 17% 和 26%，联合用药组有 5 例患者达完全缓解。

DTC 靶向治疗的药物比较多，主要是 TKIs 抑制剂，这些药物可以作用于多个靶点，同时可以作用于正常细胞，因此在考虑疗效的同时，应该高度注意这些药物并发症的发生。

1）索拉非尼（Sorafenib）：索拉非尼的作用靶点包括多种酪氨酸激酶（TKI），包括 *BRAF*（野生或 *BRAF*^V600E），*VEGFR*1、*VEGFR*2、*VEGFR*3、*RET* 等，不但可以抑制 DTC 细胞的增生，并可以抑制血管生成。索拉非尼被批准用于晚期无法手术切除，或远处转移，并且无放射性碘吸收的 DTC 患者。

一项Ⅱ期临床研究显示索拉非尼口服 400mg，每天 2 次，共 27 天，部分缓解（PR）23%，病变稳定（SD）53%，血浆 TG 水平约有 70% 患者有显著下降。一项Ⅲ期临床研究显示索拉非尼组和安慰剂组的无进展生存期（PFS）分别为 10.8 个月和 5.8 个月（$P<0.0001$）。主要的并发症包括手足皮肤反应、腹泻、脱发、乏力以及高血压等，多数不良反应为Ⅰ～Ⅱ度。

2）乐伐单抗（Lenvatinib）：乐伐单抗作用于 *VEGFR*2/*KDR* 和 *VEGFR*3，其他可能作用靶点包括 *VEGFR*1/*Flt*-1、*FGFR*1、*FGFR*2、*FGFR*3、*FGFR*4、*PDGFR*-β，主要抑制肿瘤细胞的迁移以及浸润特性，但是对肿瘤细胞的增生抑制不显著。

一项Ⅲ度临床研究显示，乐伐单抗组和安慰剂组的中位 PFS 为 18.3 个月和 3.6 个月（$P<0.001$）。主要的并发症包括高血压、腹泻、乏力、食欲减退、体重下降以及恶心等。约 14.2% 的患者因无法耐受药物并发症而中断治疗。

2.髓样癌的治疗

（1）手术切除：由于髓样癌有较高的颈部淋巴结转移率，约 50% 患者可以出现颈部淋巴结转移，治疗主要是甲状腺全切除术±颈清扫术，由于影像学，包括超声检查对是否有颈部淋巴结转移的评估准确度较高，因此可以根据患者的危险度，以及影像学检查判断是否有颈部淋巴结转移，从而决定是否进行颈部淋巴结清扫，以及清扫范围等。

（2）外放疗：对手术不能全切，或是复发的患者，是否应该进行外放疗尚缺乏有力的证据，但是通常认为外放疗有助于这些患者的局部控制。

髓样癌的外放疗指征（图 1-2）。

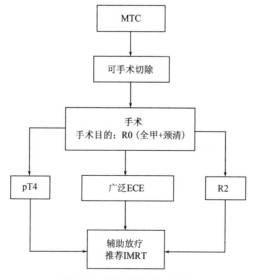

图 1-2　髓样癌的放疗指征

(3)化疗及靶向治疗:对于髓样癌来说,化疗的作用微乎其微。近来发现约有50%的患者有编码 *EGFR* 的 *RET* 原癌基因的突变,目前批准使用临床的靶向治疗药物包括凡德他尼(Vandetanib)和卡博替尼。

凡德他尼可以选择性阻滞 *RET*、*VEGF*2 和 *VEGF*3,并在Ⅲ期临床研究(ZETA 研究)中显示可以显著延长 PFS(30.5 个月 *vs* 19.3 个月,$P<0.001$)。

卡博替尼(Cabozatinib)是另一种口服的靶向药物,是多个靶点的阻滞剂,如 *RET*、*VEGFR*2、*HGFR*(肝细胞生长因子受体)和 *MET* 等。Ⅲ期临床研究(EXAM)比较了卡博替尼的疗效,结果显示卡博替尼可以显著延长 PFS(11.2 个月 *vs* 4.0 个月,$P<0.001$),但值得注意的是治疗组有 16% 的患者因出现并发症而中断治疗,对照组为 8%,主要的并发症包括乏力、高血压和腹泻等。

3.未分化型癌(ATC)的治疗

由于 ATC 的恶性度较高,有极高的淋巴结转移率和远处转移率(可高达 90%),综合治疗是主要的治疗方式,而且要根据患者的具体情况,进行个体化的治疗,但各种治疗疗效极差,鲜有可以延长生命的治疗手段。

(1)化疗:由于多数 ATC 可以出现远处转移,化疗是主要的治疗方式之一,但疗效极差,主要的化疗方案包括多柔比星(阿霉素)单药化疗(有效率为 22.1%),或以多柔比星为主的联合化疗方案(如 DDP、BLM、美法仑及紫杉醇等)。

(2)外放疗:放疗可作为术前、术后综合治疗的一部分,也可以采用单纯放疗的方法缓解患者症状,控制病变生长,从而延长生存期,达到姑息治疗的目的。由于本病发展迅速,绝大多数患者在确诊时已无法手术切除,可行高剂量放疗(推荐剂量高达 60Gy)(疗前有呼吸困难及憋气者可行气管切开术)以暂时控制瘤体生长,缓解症状,但不能根治,多于半年内死亡。但对有手术指征者仍应争取手术切除,术后常规行放疗,个别患者仍可长期存活,但目前手术＋放疗可以延长生存期的数据较少。

(3)手术切除:由于肿瘤生长较快,较早期侵犯周围正常组织,很难进行根治性手术。因此手术在 ATC 中的作用是有较大争议的。手术指征:①FNA 不能确定是 ATC 还是淋巴瘤者;②局部进展较快的患者行气管切开手术;③很少的局限于甲状腺的肿瘤可以完整切除肿瘤。

在诊断甲状腺小细胞性未分化癌时,应考虑到甲状腺非霍奇金淋巴瘤(NHL)的存在,因为两者有时不易鉴别,多数情况下是术后病理切片检查并结合免疫组化技术以资鉴别。两者鉴别的重要意义在于两者的预后明显不同,甲状腺 NHL 是一种仅用放疗就有可能治愈的肿瘤。

六、外放疗技术

(一)放疗前应详细检查以明确肿瘤的具体情况,为靶区的制订作准备

(1)对出现声嘶、吞咽困难、喘鸣者表明肿瘤已侵出甲状腺体范围而达喉返神经、食管、气管等。

(2)颈部详细检查有无肿大淋巴结以确定有无区域性淋巴结转移。

(3)间接喉镜检查以明确有无声带麻痹而确定是否有喉返神经受侵。

(4)颈部超声、CT 可用于明确肿瘤具体侵犯范围及颈部淋巴结肿大情况;胸部 X 线、腹

部超声、骨扫描等常规检查以排除远处转移的可能。

（5）术后放疗者应详细了解手术情况、术后有无残留及术后病理结果。

（二）放疗技术

放疗技术以及处方剂量在不同的治疗中心有较大的不同，目前尚未有统一的标准。多数研究中心已经采用 3D 适形放疗和调强适形放疗替代了二维放疗技术。

1. 调强适形放疗（IMRT）和三维适形放疗（3D-RT）

IMRT/3D-RT 虽然不能显著提高 DTC 的生存，但是可以显著降低患者的远期并发症。Schwartz 的研究显示远期严重并发症从 12% 降至 2%。

（1）模拟 CT 定位。

1）体位的选择：最佳体位为仰卧位，头垫合适角度的头架（保证头尽量仰伸）和头枕，并采用头颈肩热塑膜固定。一般采用 C 枕，可以使颈部保持伸位。对于特殊患者，如多次手术，或局部侵犯较明显，无法实施颈部过伸时，需要进行相应的调整。

2）模拟 CT 扫描：采用螺旋 CT 进行扫描，所有患者均应使用碘造影剂进行增强扫描，层厚 3mm，上界应包括颅顶，下界应包括所有肺组织。并上传至计划系统。

（2）靶区的制订：靶区的范围在不同的研究中心，甚至在同一治疗中心不同的医生之间都可能存在差异。靶区的设计应根据病理类型、病变范围、淋巴结有无受侵等具体情况而定。一般而言，对高分化癌用小野，低分化或未分化癌用大野，要充分关注外科医师对其手术后高复发区域的评价。由于甲状腺床的位置位居舌骨至气管分叉水平之间，且颈部淋巴结很少发生舌骨水平以上的转移，所以甲状腺癌照射野在包括全部甲状腺体及区域淋巴引流的原则上，上界通常至舌骨水平。但是，临床实践中，需要接受放疗的患者通常有局部病灶大、淋巴结多发转移等特点，应该根据肿瘤侵犯范围，以及淋巴结转移的范围决定，上界、下界可根据具体病变侵犯范围而定。但对未分化癌而言，上界应包括上颈部淋巴结，下界应至气管分叉水平以包括上纵隔淋巴结。

一般情况下，由于接受放疗的甲状腺癌病变期别较晚，需要照射的范围较大，局部需要包括原发灶肿瘤侵犯的范围，甚至包括部分气管、食管、颈鞘等，其周围的正常组织，如脊髓以及腮腺限制了剂量的提高以及均匀性。多项研究均证实有甲状腺外结构受累的病变，淋巴结转移概率明显增高。

颈部淋巴结转移的分布也是决定高危区和选择治疗区范围的主要因素。甲状腺分化型癌，尤其是乳头状癌的颈部转移率较高，初次治疗的患者，颈部淋巴结转移可高达 60%～80%。临床检查颈部淋巴结阳性的患者淋巴结转移多位于 Ⅱ、Ⅲ、Ⅳ 和 Ⅵ区，转移率均在 60% 左右，Ⅴ区淋巴结转移率约为 20%。对于 Ⅴ区淋巴结，中国医学科学院肿瘤医院刘杰等对临床颈部淋巴结阳性，而 Ⅴ区淋巴结阴性的患者进行了分析，结果发现对于颈部淋巴结转移仅为 1 枚者，Ⅴ区淋巴结未发现有转移者，而 2～10 枚淋巴结阳性者，Ⅴ区淋巴结转移率仅为 4.5%，而转移超过 10 枚者，转移率可高达 24.6%。他按照美国纽约纪念医院的标准将患者分为高中低危组（根据年龄、原发灶大小及有无包膜外侵犯、有无远处转移进行划分），结果发现高中危组的患者 Ⅴ区淋巴结转移率可高达 24.1% 和 19.2%，而低危组仅为 9.1%。此外，向俊等对于咽旁间隙淋巴结转移的患者特点进行了分析，结果发现，咽旁间隙淋巴结阳性患者均伴有 Ⅱ区淋巴结的转移。因此，对于 Ⅱ区淋巴结阳性的患者，放疗应该包括咽旁淋巴结区域。

1)瘤床(GTVtb)：包括术前肿瘤侵犯的区域，以及转移淋巴结累及的范围，对于手术不规范者，应考虑将术床作为 GTVtb 进行勾画。

2)高危区(CTV1)：包括甲状腺区域、周围的淋巴结引流区以及所有的有病理证实的淋巴结阳性区域。

3)选择治疗区(CTV2)：包括无病理证实但可能出现转移的Ⅱ～Ⅵ淋巴结引流区和上纵隔淋巴结，咽后淋巴结和Ⅰ区淋巴结转移率较低，但如果Ⅱ区有淋巴结转移时，咽后淋巴结转移率显著增加，ⅡA区有较大淋巴结转移时，ⅠB区淋巴结转移概率也有所上升，也应包括在治疗范围内。CTV2 的上界一般为乳突尖水平，下界为主动脉弓水平(如果上纵隔有病理证实的淋巴结转移时，下界应适当向下移)。

英国 Royal Marsden 医院放疗科的高危区域包括甲状腺床(至少从环状软骨至胸骨切迹水平)，转移的淋巴结区域，常规包括自环状软骨至胸骨切迹的Ⅵ区淋巴结区。其他Ⅱ～Ⅴ区淋巴结以及上纵隔淋巴结区均包括在 CTV2 中，对于未受累的限制肿瘤扩撒的屏障结构，包括肌肉和骨骼等，不需要接受治疗。

纽约纪念医院的甲状腺 IMRT 的靶区与前者相仿，对于选择治疗区的上界，不同医师的做法不同，部分采用乳突气房作为上界，而部分医师则在勾画 CTV2 时上界包括了ⅦA 区和ⅦB 区。

Kim 等比较累及射野(仅包括手术床或复发灶以及转移淋巴结)和扩大野(累及野＋颈部以及上纵隔的淋巴引流区)的疗效，结果显示 5 年局部控制率为 40% vs 89%($P=0.041$)。

(3)处方剂量。

1)选择性治疗区(或低危区)：一般的给予 50～54Gy。

2)高度可疑受累区：59.4～63Gy。

3)切缘病理阳性区：63～66Gy。

4)肉眼残存区域：66～70Gy。

5)正常组织限量：脊髓最高剂量≤4000cGy；腮腺平均剂量≤2600cGy；喉的最高剂量≤7000cGy(在喉的区域不应有热点出现)。

2.常规放疗技术

(1)定位：推荐使用模拟 CT 进行定位，并在计划系统上勾画射野，可以很好地观察受照射部位的剂量分布。如果没有模拟 CT 设备，也可以使用 X 线正交图像进行射野的勾画。

(2)放射野设计。

1)两前斜野交角楔形照射技术。

2)电子线单前野照射：根据 TPS 颈前选用合适厚度的蜡块、油纱等充填物可保证甲状腺及颈淋巴结得到满意的剂量分布，而脊髓则处于低剂量区，但应注意该方法的皮肤反应较大，所以一般不能单独给至根治剂量，可与高能 X 线配合使用以达到根治剂量。

3)X 线与电子线的混合照射技术：先高能 X 线前后大野对穿照射或单前野 X 线照射，DT36～40Gy 时颈前中央挡铅 3cm 继续 X 线照射，而挡铅部分用合适能量的电子线照射，既保证了靶区足够的剂量，又使脊髓的受量处于安全剂量范围内。

4)小斗篷野(mini-mantle field)照射技术：是一种前后野对穿技术，均用高能 X 线，前野颈髓不挡铅而后野颈髓挡铅，两野每天均照，前后野的剂量比例为 4∶1。剂量参考点选在颈椎椎体前缘左右。DT40Gy 时，脊髓受量仍在耐受剂量范围内，且甲状腺、颈部及上纵隔均可得到满意的剂量分布。最后加量时将下界上移至胸切迹水平,改为双侧水平野对穿或两前斜野楔形照射,使总量达到根治剂量。

(3)放射源:^{60}Co 或 4～6MV 高能 X 线,8～15MeV 电子线。

(4)照射剂量:在剂量实施中,按常规剂量分割方式:分次剂量 200cGy,每天 1 次,每周 5 次,大野照射 5000cGy,然后缩野针对残留区加量至 6000～7000cGy,注意脊髓量勿超过耐受量。Meadows 等根据其治疗经验,推荐剂量为≥6400cGy。

七、疗效和预后

(一)疗效

1.生存率

不同病理类型的甲状腺癌生存率有很大差别。分化型甲状腺癌约占甲状腺癌的 90% 以上,其生物行为偏良性,生存期较长,最近报道的 10 年生存率,甲状腺乳头状癌为 74%～95%,滤泡状癌为 43%～95%。未分化型甲状腺癌的恶性度极高,Are 等总结了近年来的报道,其中病例数超过 50 例的报道显示中位生存期仅为 2.5～7.5 个月,2 年生存率仅为 10%。

分析 1958～1980 年手术治疗的 407 例甲状腺癌患者,显示乳头状癌、滤泡状癌、髓样癌的 10 年总生存率及无瘤生存率分别为:87.1%、85.2%;59%、54%;69.7%、57.5%;而未分化癌的 5 年生存率仅为 17.5%。

2.局部区域控制率

乳头状癌的局部复发率约为 20%,但复发的患者淋巴结转移率高达 85%。滤泡状癌的局部复发率稍高为 35%,淋巴结的复发率为 7.2%。

3.远处转移率

乳头状癌远处转移率也可达 12%,滤泡状癌则可达 25% 左右。

(二)预后因素

1.患者的一般情况

(1)性别:女性甲状腺癌的生存率高于男性。Yildirim 等报道了分化型甲状腺癌中男性的 10 年生存率为 50%±8%,而女性为 75%±3%,有显著性差异($P=0.02$)。Kebebew 等对未分化型甲状腺癌的单因素分析中也显示了男性的生存率显著低于女性($P=0.0028$)。

(2)年龄:Yildirim 等的结果表明年龄超过 45 岁的分化型癌患者的 10 年生存率为 47%±6%,而 45 岁及以下的患者则为 91%±2%。未分化型癌发病年龄晚,高峰在 50～60 岁,以 60 岁划分进行分析,结果显示未分化型癌的预后也与年龄有相关性($P=0.0009$)。

最近一项 Meta 分析显示,以 45 岁为界进行分析,亚洲患者中年龄并不是复发的影响因素,但在欧洲患者中,<45 岁者的复发率显著降低($P<0.000\,01$)。

2.肿瘤情况

(1)病理类型:不同的病理类型有不同的生物学行为,决定了预后不同,一般的乳头状癌预后最佳,其次是滤泡状癌和髓样癌,未分化癌最差。Yildirim 等的报道显示乳头状癌的 10 年生存率为 74%±3%,滤泡状癌为 56%±7%。Kebebew 等分析的未分化癌的 1 年生存率仅为 20%,疗效最差。

即使同一种病理类型,不同的亚型,预后依然有一定的差异。Shi 等分析了多个研究中心的 4702 例甲状腺乳头状癌的患者,分析了 3 种亚型乳头状癌、滤泡样乳头状癌和高柱细胞样乳头状癌的复发率和死亡率,分别为 16.1%、2.5%;9.1%、0.6%;27.3%、6.7%,差异有统计学意义。因此进一步进行病理亚型的分析,有助于个体化治疗的选择。

(2)肿瘤分期、大小以及外侵等:Yildirim 等的研究显示有颈淋巴结转移的患者生存率显著低于无淋巴结转移者(52% vs 75%,P=0.002);有远处转移者生存率显著低于无远处转移者(82% vs 13%,P=0.000 01);包膜受侵者预后差(84% vs 49%,P=0.000 01);血管受侵生存率低(82% vs 40%,P=0.000 01),肿瘤大者生存率低(80% vs 47%,P=0.008)等。是否双侧受侵、是否多灶性以及是否合并坏死和出血不影响预后。Kwon 等的研究显示气管和食管受侵是影响总生存的预后因素(5 年总生存率分别为 100% vs 80% 和 100% vs 75%)。

3.治疗

(1)手术类型:甲状腺癌可以在双侧叶多发,行腺叶切除后,对侧叶复发概率为 10%～24%,而全切后仅为 2%,因此在国外多主张行甲状腺全切术,Yildirim 等研究显示行甲状腺全切或近全切者预后好于次全切者(79% vs 35%,P=0.000 01)。但也有不同意见认为诊断时未发现双侧叶病灶可多选择甲状腺次全切除,如果出现对侧叶复发,再次手术不影响预后。

(2)^{131}I 治疗:可作为甲状腺全切手术后的辅助治疗,杀灭隐性存在的肿瘤细胞,降低远处转移和局部区域复发率。

(3)放疗:对于术后有镜下或肉眼残存的病变,放疗可以提高局部区域控制率。Tsang 等对 155 例术后有镜下残存的乳头状癌患者进行分析,结果显示行术后放疗的患者 10 年局部区域控制率为 93%,未行放疗者为 78%,两者差异有统计学意义(P=0.01)。对于未分化癌患者,如果给予积极的综合治疗,部分患者可以延长生存期。De Crevoisier 等报道根治术后使用放、化疗可以提高生存率,此研究的病例数较少,3 年生存率可达 27%,但治疗并发症有明显的提高。

八、随诊

对于 DTC,目前的观点认为不应进行过度的随访,包括随访频率和检查项目。推荐随访日期为术后 6 个月和 1 年的查体,并进行 TSH、TG、TG-Ab 检查,颈部超声等,如果无异常发现,则可以每年复查一次。如果有异常发现,或初始评估肿瘤分期为 $T_{3\sim4}$、M_1,还应考虑 rhTSH 刺激下的同位素碘造影检查,如果异常,应该考虑进一步的治疗。

第二节 鼻咽癌

目前鼻咽癌公认和有效的根治性治疗手段为放疗,或以放疗为主的综合治疗。随着计算机技术、影像学技术和加速器的不断发展和进步,三维适形(CRT)和三维调强适形放疗技术(IMRT)以其放射剂量在三维方向可与靶区一致/同时靶区内各点剂量强度也可进行调节为特点,使靶区可以得到更为确定的吸收剂量,而使周围正常组织的受量减少。这对于鼻咽癌这种局控率与剂量成正相关,而且周围重要器官的剂量限制成为提高肿瘤剂量的关键因素的肿瘤来讲,此项技术无疑是一个里程碑式的进展。鼻咽癌的治疗,IMRT 的优势远较 CRT 更较常规放疗明显,包括以下内容。①重要器官的保护:鼻咽位置深,周围重要器官多且密集。常规照射技术无法避开或保护这些器官,并且鼻咽癌患者放疗的疗效较好,生存期长,对生存质量要求高,因此,在不降低鼻咽癌患者局部控制率的前提下,最大限度地降低周围正常组织的受量是 IMRT 的主要优势之一。②鼻咽癌生物学行为特点:大部分鼻咽癌是低分化癌

(WHO 分型为非角化型鳞癌),中国医学科学院肿瘤医院 1990～1999 年收治的 905 例鼻咽癌中,低分化癌的比例为 91%。低分化鳞癌对放疗敏感;但靶区大而且极不规则,肿瘤区与临床靶区的形状不一致性大,常规照射技术很难达到高剂量区与靶区的形状一致,而且局控率与剂量成明显的正相关,因此,从理论上讲鼻咽癌患者是从 IMRT 获益最大的肿瘤之一。③鼻咽癌临床解剖部位的优势:器官移动小、易固定,具备精确放疗的可行性。④物理剂量分布的优势:对于鼻咽癌来讲,正常组织的剂量限制成为限制提高肿瘤剂量的主要因素,IMRT 的物理剂量分布优势,使进一步提高肿瘤剂量成为可能。⑤不同分期鼻咽癌治疗的个体化:IMRT 使高剂量区可以在三维方向上与靶区的形状一致,适形度高,可以使临床医生有机会对于不同分期的病例进行分别对待,最大限度地提高肿瘤控制率和降低周围正常组织的照射剂量。

因此目前国内外均采用 IMRT 作为鼻咽癌的标准治疗手段。

一、放疗目的、禁忌证和治疗原则

接诊一个患者,应该对其进行全面的了解,包括患者本身的情况,有无严重合并症,有无治疗的禁忌证等;患者肿瘤情况进行全面评估以及患者本人对治疗的期望等,确定放疗的目的以及治疗原则。

(一)放疗目的

1.早、中期病例

①尽可能获得长期生存。②尽可能降低早、中期放疗并发症的程度。③尽可能提高患者的生存质量。

2.晚期病例

①争取获得局部区域控制。②采用综合治疗,尽可能延长患者的生存期。③使早期并发症控制在患者可耐受范围内。④在保证获得局部区域控制的基础上,尽量降低晚期并发症的发生和程度。

(二)放疗禁忌证

无法配合治疗者;恶病质;有出血高危险者或伴有其他无法耐受放疗的情况等。

(三)放疗原则

根据鼻咽癌的流行病、病理学以及生物行为的特点,制订鼻咽癌的放疗原则(表 1-2)。

表 1-2　鼻咽癌的放疗原则

不同分期或情况	治疗原则	放疗技术
早期(Ⅰ/Ⅱ期)	单纯根治性放疗	IMRT/IGRT 为主:单纯外照射
		对于部分 T_1 和 T_2 病变小的患者可采用单纯外照射+腔内近距离治疗
局部晚期(Ⅲ/Ⅳ期 M_0)	综合治疗	IMRT/IGRT 为主:同步放、化疗
		同步放疗+靶向治疗
		诱导化疗+同步放、化疗/单纯放疗
		同步放、化疗/单纯放疗+辅助化疗
		对于颈部有大淋巴结患者可放疗同步局部热疗
残存病灶的处理	个体化治疗	观察
		对于浅表残留灶,采用腔内近距离局部加量
		对于深部残存灶,X 刀补量
		手术完整切除,根据情况采用内镜或开放手术

续表

不同分期或情况	治疗原则	放疗技术
远地转移，M₁	化疗为主	多脏器多发转移：以化疗为主
		单纯脏器单一转移：化疗＋放疗
		肝脏转移：介入治疗
		少数情况可考虑手术
局部复发	局部治疗	早期病变：首选内镜下激光手术或开放手术；或 IMRT/IMRT＋腔内治疗
		晚期病变：同步放、化疗/单纯放疗
区域复发	手术治疗	首选手术：局部转移淋巴结切除或区域性颈清扫
	为主	转移淋巴结位于下颈及锁骨上区者可考虑术后化疗

二、IMRT 的实施

(一)IMRT 的具体实施以及注意事项

上述准备工作结束后，即可开始着手进入放疗流程。对于需要先进行化疗的患者，应进行初步模拟 CT 定位，将患者初始病变信息预留至计划系统，以便将化疗后的模拟 CT 图像与化疗前的进行融合，使得主管医师勾画靶区更加准确。

由于 IMRT 治疗的精确性，精确的体位固定，CT 定位以及良好的计划剂量分布是必需的。

值得提出的是这些步骤，包括之后放疗的实施，所有的机器设备以及固定器，包括体位固定器的统一、位置的固定、模拟 CT、激光灯的准确度、数据传输以及加速器等，均应该定期检测，以保证放疗各个步骤的准确实施。每个治疗中心需要具体测定每个环节的误差，以便确定计划靶区(PTV)的范围。

1.放疗实施

包括以下过程。

(1)体位的选择及固定：舒适的体位、牢固的固定，可以提高摆位的重复性，减少摆位误差，这个步骤是 IMRT 精确治疗的基础。

为更可靠地进行体位固定，应该采用头颈肩热塑面罩固定。一般取仰卧位、头颈肩架、头部置于合适角度的头枕(根据患者的体型条件多选用 B 或 C 枕，以患者舒适为度)上，并嘱患者用鼻腔呼吸(使软腭尽量远离鼻咽顶后壁，目的是减少软腭可能位于高剂量区的机会)。对于特殊患者还需要进行等效组织补偿物使用，或是张口含瓶等，以使病变获得既定的照射剂量或使正常组织得到更好的保护。采用三维激光灯摆位，使患者身体的水平面平行于床面，身体的矢状面垂直于床面，特别要注意颈部要与体中线在一条直线上，必要时可在模拟机下调整体位直至满足上述条件。患者体位保持正中对称后，采用头颈肩热塑面罩进行固定，并将患者的姓名、病案号、头枕型号记录在面罩上。

此外，在制作头颈肩热塑面罩前，为了保证体位的一致性以及图像的清晰，还应该注意一些细节，比如女性患者应将过多、过长的头发进行修剪。因项链、义齿及耳环等可能影响 CT 图像的清晰度及产生散射线，定位及放疗时均不应佩戴。

(2)模拟定位 CT 扫描、图像登记及数据传输：除不能使用碘造影剂的患者外，模拟 CT 定位应采用增强 CT 扫描。

1)扫描中心的选择：扫描中心应根据不同治疗机型进行选择，通常选择在与治疗靶区中心比较接近的部位,尽量选择在面颈部平坦的部位,避免选择鼻尖、颏下等部位,以保证激光摆位重复性好(与靶区中心的关系、部位的选择、重复性)。在 CT 模拟机扫描图像上确定好扫描中心后,在三维激光灯下,将等中心在皮肤上的投影(一前、两侧)在头颈肩面罩上进行记录,并用金属点标记,以便在 CT 扫描的图像上能够识别。

2)扫描层厚:由于头颈部结构复杂,不同层面的结构变化较大,一般采用的扫描层厚为 3mm。

3)扫描范围:需要满足布野的要求,包括需要采用非共面的照射技术,并能全面观察肿瘤区以及重要危及器官的受量等。一般的,扫描范围上至头顶,下至气管分叉水平,宽度需完整包括双侧肩部,如需评价肺部剂量,扫描范围则应包括全肺。

4)图像登记及数据传输:将 CT 模拟机获得的影像资料以及完整的患者信息在计划系统上进行登记,并在工作站进行数据/图像重建并确认。

(3)靶区的勾画:这一步至关重要,因为这一步出现的误差是整个 IMRT 治疗过程中最大和最重要的误差,极可能导致治疗的失败或造成明显的并发症。如果靶区勾画太小则可能使靶区被"精确地"遗漏;如果靶区勾画过大,则会造成周围正常组织的照射体积和剂量的增加,这两种情况均使 IMRT 的优势大打折扣。由于这一步的重要性,科室或中心应该建立多级医师靶区确认制度,以确保能够最确切完整地勾画靶区包括肿瘤区域,尽量减少正常组织的照射。

1)肿瘤区(gross target volume,GTV)。

定义:肿瘤区是指临床检查和各种影像学技术能够发现的肿瘤。包括原发灶和转移淋巴结(和远处转移灶),是一个临床解剖学概念。在临床上不同医疗机构的命名略有不同,一般采用下标来分别定义原发灶和转移淋巴结,如 GTVp/GTVnx(GTVprimary/GTVnasopharynx)或 GTVt(GTVtumor)来代表原发肿瘤,GTVrpn(GTV retropharygeal lymph node)来代表转移的咽后淋巴结,GTVnd1,GTVnd2 或 GTVN1,GTVN2(GTVnode)代表转移淋巴结等。

GTV 的确定:原则是利用多种检查手段获得详尽的肿瘤区的范围以及和周围组织器官的相对位置,尽量减少靶区勾画的位置误差。为减少鼻咽癌 GTV 勾画的误差,应注意以下几个方面。①仔细的临床检查以及纤维鼻咽镜检是确定 GTV 不可或缺的:通过上述检查可以了解鼻咽病变沿黏膜侵犯的范围,包括确定后鼻孔、鼻腔受侵的范围、口咽及软腭是否受累或受压性改变等。黏膜面的肿瘤范围常不能在影像学的图像中显示,因此,详尽的临床检查有助于肿瘤范围的确定。②MRI 相较于 CT 更有优势,但 CT 在骨骼和血管显示等方面有一定优势,PET-CT 在确定是否为恶性病变方面有一定的指导意义。肿瘤区应在多个 MRI 时相及位相图像的基础上,结合 CT(包括软组织窗和骨窗)和(或)结合 PET-CT/SPECT 进行确定,必要时需要将多种图像进行融合后确定。需要指出的是,不同的检查手段应该是互相补充的,而不是互相否定,或是用一种手段替代另一种手段,多种方式获得的资料的结合,才能提供更详尽的肿瘤信息,但是目前认为 PET-CT 仍不能替代 MRI 的检查。③多级医师以及多学科医师共同确认,对于不能确定的肿瘤区域,可以请放射诊断科医师一起进行确定等。

转移淋巴结是根据临床检查、影像学检查以及细胞学/病理学的证据来确定的。诊断标准:在鼻咽部的淋巴引流区内,肿大淋巴结经细胞学或病理学证实为转移者;或颈部淋巴结短径≥10mm(中国医学科学院肿瘤医院资料),咽后外侧组淋巴结短径≥5mm,而咽后内侧组淋巴结只要发现即可诊断为转移淋巴结;或淋巴结伴有中心坏死,周边环形强化者;或在淋巴引流区有 3 个或以上成簇的淋巴结,短径在 5～8mm,长短径比＞0.5 者也应警惕有转移淋巴结的可能;淋巴结的包膜外侵犯(或融合的淋巴结)均为判定鼻咽癌颈淋巴结转移的依据。

GTV 的勾画:根据已经确定的 GTV 的范围在 CT 模拟机获得的 CT 影像上进行勾画。为减少靶区勾画的误差,应在三维图像上进行勾画(图 1-3 GTV1),并与其他图像信息(MRI 或 PETCT)进行比对或采用图像融合技术,确保 GTV 的范围、在三维图像上的形状以及与周围结构的相对关系的一致性。在 CT 图像显示不清晰的时候,可以采用图像融合技术进行勾画(图 1-3 GTV2)。此外,应采用不同的窗宽、窗位来勾画不同部位的肿瘤靶区,如在颅骨受累的病变勾画时,应在骨窗下进行,以便更好地显示病变。

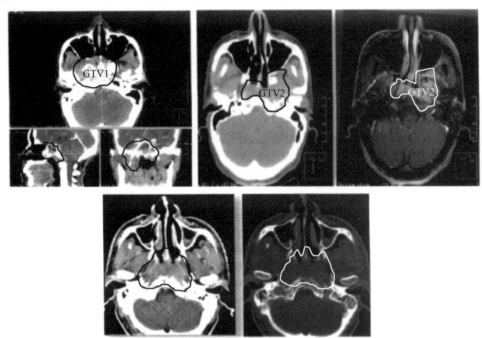

图 1-3 鼻咽癌 IMRT 治疗的 GTV 勾画

需要指出的是 GTV 不完全等同于 T 分期以及 N 分期。到目前为止,多数放疗科医师还是认为肿瘤复发才是最大或最严重的“并发症”。因此,由于临床检查、影像学检查的局限性等,对于一些高度怀疑肿瘤侵犯,但不能确定进而不影响分期的部位,或不符合诊断标准,但位于鼻咽癌淋巴结转移高危区,且临床高度可疑为转移淋巴结者,应根据鼻咽癌的病理学、生物学、解剖学特点,结合临床经验等确定是否需要将其作为 GTV 进行处理。也就是说,对于不确定的但高度怀疑的“肿瘤区”,应包括在 GTV 中,以便此处可得到较高的处方剂量。

2)临床靶区(clinical target volume,CTV)。

定义:临床靶区是一个临床解剖学概念。根据 ICRU-62 报告,临床靶区是根据 GTV 的大小和范围以及肿瘤的生物学行为来决定的。

CTV 的确定:目前无强有力的证据证明鼻咽癌的 CTV 应该包括的范围,常规放疗技术所取得大量的临床经验是靶区确定的基石。临床医师应根据各种检查手段,充分了解病变的侵犯范围、转移淋巴结的部位以及大小等,根据鼻咽癌的生物学特点,局部浸润性生长趋势强,以及易出现淋巴结转移或淋巴结转移的规律等,并根据患者的具体情况进行个体化的

CTV 设计,参照常规技术治疗照射的范围进行确定,并利用三维适形照射的优势加入尽可能保护正常器官的内容。

CTV 的范围:具体包括以下两部分。

一部分是原发肿瘤周围极有可能受侵的邻近区域或极有可能转移的区域(高危区,以 CTV1 表示)。包括整个鼻咽结构、咽后淋巴结区域、颅底(颅底骨质,以及连接颅内外的孔洞和裂隙,如破裂孔、卵圆孔、圆孔、舌下神经孔、颈静脉孔等)、咽旁间隙、翼腭窝、蝶窦(T_1T_2 者根据具体情况可仅包括部分蝶窦)、鼻腔和上颌窦后 1/3。

值得注意的是 CTV1 应该完全涵括 GTV,包括原发灶和有转移淋巴结的淋巴结区;CTV1 与 GTV 的距离最好>10mm。但在下述情况时可例外:①当 GTV 与脑干或脊髓等危及器官邻近时,根据具体情况 CTV1 与 GTV 的距离可以为 1~3mm;②颈部皮下脂肪较少的病例,为保护皮肤,CTV1 与 GTVnd(转移淋巴结)之间的距离可以适当缩小,一般情况下,CTV1 距皮肤的距离最好不小于 5mm;③GTV 邻近骨组织但未侵及骨(至少有两项影像学证据),或 GTV 外是空腔时,CTV1 外放距离可根据情况适当减小;④在邻近一些可能会影响患者生活质量的结构(包括硬腭、软腭、甲状腺、颌下腺、气管、喉、椎动脉等)时,CTV1 可以适当缩小。

另一部分是根据肿瘤的生物学行为推断出的可能出现转移的淋巴结区域(选择照射区,以 CTV2 表示),包括没有转移淋巴结的颈部淋巴引流区。具体见表 1-3。对一些需要注意的结构,CTV2 的范围同 CTV1。

表 1-3　CTV 中国医学科学院肿瘤医院鼻咽癌 IMRT 临床靶区的范围

UICC 分期	CTV1 包括范围	CTV2 包括范围
$T_{1\sim2}N_0$	P+BN(RPN+Ⅱ、ⅤA 区淋巴结)	BN(Ⅲ、Ⅳ、ⅤB 区淋巴结)或无
$T_{1\sim4}N_1$(单颈)	P+BN(RPN+Ⅱ、ⅤA)+IN(Ⅲ)	IN(Ⅳ、ⅤB)+CN(Ⅲ、Ⅳ、ⅤB)
$T_{1\sim4}N_1$(双颈)	P+BN(RPN+Ⅱ、Ⅲ、ⅤA)	BN(Ⅳ、ⅤB)
$T_{3\sim4}N_2$(单颈)	P+IN(RPN+Ⅱ~Ⅴ)+CN(Ⅱ、RPN)	BN(Ⅲ、Ⅳ、ⅤB)
$T_{3\sim4}N_3$(单颈)		
$T_{3\sim4}N_2$(双颈)	P+BN(Ⅱ~Ⅴ、RPN)	—
$T_{3\sim4}N_3$(双颈)		

注:同侧ⅡA 区淋巴结≥2cm、上颈淋巴结侵及皮肤或上颈部有手术史时,应考虑将ⅠB 区包括在 CTV1 内。P:原发肿瘤的 CTV 定义区域及转移淋巴结;RPN:咽后淋巴结;IN:同侧颈淋巴结;CN:对侧颈淋巴结;BN:双侧颈淋巴结。

鼻咽癌颈部淋巴结转移率较高,约为 70%~80%,且基本遵循沿颈静脉链自上而下转移的规律,跳跃性转移现象少见。20 世纪 90 年代多项报道认为鼻咽癌应该行全颈放疗,下颈区不做选择性照射的患者,生存率和颈部控制率明显下降,因此建议颈部淋巴结照射的范围应该上起颅底、颈静脉孔水平,下至锁骨上区,包括双侧的Ⅱ、Ⅲ、Ⅳ和Ⅴ区。N_0 的患者应该参照颈部淋巴结各分区的影像学边界进行勾画,根据淋巴结转移的危险度不同,可以分为 CTV1 和 CTV2。对于有锁骨上淋巴结转移的患者,CTV 下界应下移,包括锁骨下淋巴结引流区;对于淋巴结巨大、融合固定、皮肤浸润、既往有颈部手术史等有导致逆流转移可能时,或病理属未分化癌者,则还应行颌下淋巴结预防照射。

以上结论是基于 CT 以及颈部超声的影像学基础上得到的,随着影像学的进步,MRI 已经作为鼻咽癌诊断的常规影像手段,以及 PET-CT 的使用,使得颈部淋巴结检出的特异性和敏感性都有明显的提高。2013年,江西省肿瘤医院李金高教授等报道了1项随机研究,采用MRI作为结果证明,Ⅱ、Ⅲ和ⅤA区淋巴结的选择性放疗组,即上中颈预防照射组,未发现颈部复发,而且与全颈选择性治疗比较,3年总生存率(89.5% *vs* 87.4%),无复发生存率(89.8% *vs* 89.3%)和无远处转移生存率(91.7% *vs* 90.9%)两组均无显著性差异。目前部分研究中心已经根据以上研究结果,对 N_0 的鼻咽癌患者采用上半颈选择性治疗。

但是需要指出的是,对于 N_0 的诊断应该慎重,需要对影像资料做认真的观察和分析之后再进行诊断,必要时需和影像学医师共同商讨后确定或行超声引导下穿刺细胞学病理学检查,否则可能会造成颈部治疗失败,影响患者的生存。

总之,确定CTV范围的原则是在不降低肿瘤局部控制率(与常规照射结果比较)的前提下,尽可能地保护周围正常组织,以期获得最大的治疗增益,提高患者的生存质量,这样才能真正使患者从此项新技术中获益。

CTV的勾画:根据确定的CTV范围,按照解剖学标记进行勾画。勾画的时候应该注意的一些细节:①由于GTV可能存在偏心性,CTV勾画时不要求对称,CTV可适当偏向原发病变,或转移咽后淋巴结,而对侧(或远离原发灶)、转移咽后淋巴结和颈部淋巴结较小的一侧,CTV可适当减小,以便尽可能保护正常组织;②靶区的修饰:要在三维影像上确定CTV在不同层面上平滑过渡,上下层之间的形态变化不宜过大,以便剂量分布合理确切;③在邻近重要危及器官,如脑干和脊髓等部位时,应在保护重要危及器官的前提下,尽量包括肿瘤组织及周围的亚临床灶;④在邻近其他危及器官时,如海马区、垂体、软腭、颌下腺、甲状腺、椎动脉管、皮肤以及下颌骨等部位时,应在满足肿瘤及其周围的亚临床灶能够获得足够剂量的前提下,仔细处理相关部位的靶区,减少上述部位的不必要照射(或至少远离高剂量区),尽可能地保护正常组织和器官;⑤对于有包膜外受侵的转移淋巴结,CTV应该有足够的安全界。

在靶区勾画中其重要性的权重一般认为:重要危及器官＞靶区＞其他危及器官。但是在临床实际工作中,这种权重不是一成不变的,在一定范围内要进行个体化的处理,如低危区和甲状腺、气管等的权重关系;T早期病例垂体的权重处理等。

3)计划靶区(planning target volume,PTV)。

定义:日常治疗过程中,由于存在器官的运动和靶区或靶器官的形状或位置变化以及摆位误差和系统误差等,为了保证靶区获得处方剂量,需要在CTV基础上外放一定范围(margin),CTV+"margin"即为PTV。在治疗计划中,CTV所接受的吸收剂量是通过PTV来描述的,PTV的范围主要取决于治疗中GTV、CTV以及肿瘤和器官的形状和位置的变化、危及器官和靶区的位置和相互关系,以及放疗技术和各机构的质量控制情况(各种随机误差及系统误差等,如摆位误差)。

PTV的确定:作为刚性器官,治疗过程中,鼻咽部的移动相对较小(除软腭外),PTV外放的范围主要考虑体位的误差以及系统误差。通常,PTV＝GTV/CTV＋3mm可以满足要求。但正如前面所述,各个治疗中心应该在开展IMRT前,对计划系统和各种误差进行精确测量,以便确定本中心PTV的范围。

PTV的勾画:头颈部PTV的外放与胸部及腹部肿瘤不同,并不是在各个方向的均匀外放。应考虑靶区在三维方向上的移位,以及周围是否有危及器官等,具体情况具体分析。

4)危及器官计划靶区(planning organs at risk volume,PRV)。

定义:ICRU-62和ICRT-83报告中危及器官的定义是指:一些正常组织,他们的放射敏感性显著影响治疗计划和(或)处方剂量。鼻咽癌靶区周边有较多的危及器官(OR),应尽可能地进行勾画,包括中枢和周围神经系统的组织器官(包括耳蜗),口腔、喉等黏膜器官,唾液腺,内、外分泌器官等等,必要时可以与 MRI 图像进行融合后勾画。这些器官的剂量限定,可以减少患者的急慢性放疗并发症,提高患者的生活质量。由于摆位误差和器官运动,ICRU-62报告引入了危及器官计划体积的概念,并且要求重要的 OR 要向 CTV 一样,OR 也应外放一定距离形成 PRV。中国医学科学院肿瘤医院的治疗规范:由于脊髓和脑干在剂量限定中的权重大于肿瘤组织,因此脊髓的 PRV 为脊髓外放 0.5cm(颈部的活动度较大)形成,脑干的 PRV 为脑干外放 0.3cm 形成,其余的危及器官均未外放。

2015 年欧洲、北美、中国香港和澳大利亚等国家和地区的放疗专家达成了正常组织勾画的共识,并认为按照共识进行勾画时,可以显著降低不同医师的差异性。各单位可以根据不同器官的解剖,参照共识,具体确定需要勾画的危及器官,以及如何勾画。

(4)剂量处方制订、计划提交、计划设计和评价:肿瘤靶区和各正常器官勾画完成后,需经过各级医师以及全科查房进一步确定肿瘤的侵犯范围,以及靶区勾画的合理性,确保每一个患者的治疗的合理性和准确性。然后将各靶区的处方剂量提交给物理师,进行计划的设计。

1)各靶区的处方剂量和剂量规定:IMRT 的处方剂量采用同步加量的方式给予,通常为常规分割,极少情况改变分割方式。

中国医学科学院肿瘤医院的各靶区的处方剂量:早期(T_1、T_2)病例,PGTV 的靶区处方剂量为 69.96Gy/(33 次·6.5 周),2.12Gy/次,每周 5 次;局部晚期(T_3、T_4)病例为 73.92Gy/(33 次·6.5 周),2.24Gy/次,每周 5 次;PTV1 为 60.06Gy/(33 次·6.5 周),1.82Gy/次,5 次/周;PTV2 为 50.96Gy/(28 次·5.2 周),1.82Gy/次。如鼻咽颅底和上颈使用 IMRT,下颈采用适形放疗或单前野照射时,下颈锁骨上处方剂量:全颈 N_0 时,下颈锁骨上区 DT 50Gy;上颈 N＋时,下颈锁骨上区 DT 50～60Gy。

2)PRV 的剂量限定:重要功能脏器和危及器官的限量(PRV)为:脑干≤54Gy,脊髓≤40Gy,视神经和视交叉≤54Gy,颞颌关节≤50Gy,颞叶≤54Gy,下颌骨≤60Gy,腮腺 50％体积≤30Gy 等。当肿瘤治疗剂量和上述危及器官的限制剂量有所冲突时,医师应根据具体情况具体分析,在考虑剂量增减的问题时,脑干及脊髓的权重大于肿瘤靶区,而其他的危及器官的权重则小于肿瘤靶区,原则为在不降低肿瘤局部区域控制的同时,尽量降低正常组织的放疗剂量。

RTOG0225 定义的危及器官包括脑干、脊髓、视神经、视交叉、腮腺、垂体、颞颌关节、中耳、内耳、皮肤、部分舌、下颌骨、眼睛、晶体、脑、声门等,并且要求脊髓需外扩 0.5cm,脑干和视交叉外扩 1mm 作为 PRV。剂量限定(表 1-4、表 1-5)。

表 1-4　RTOG0225 危及器官的剂量限定

危及器官	限制剂量
脑干/视神经/视交叉	54Gy,或者大于 60Gy 的体积＜1％
脊髓	45Gy,或者大于 50Gy 的体积＜1cm³(使用 1％取决于脊髓照射长度)
下颌骨和颞颌关节	70Gy,或者大于 75Gy 的体积＜1cm³
颞叶	60Gy,或者大于 65Gy 的体积＜1cm³

危及器官	限制剂量
腮腺	平均剂量≤26Gy(至少要有一边达到这个要求)
	或者两侧腮腺至少共有 20cm³ 的体积＜20Gy
	或者至少有 50％的体积＜30Gy(至少有一边达到这个要求)
颌下腺和其他腺体	尽量减少受照射的剂量
舌	55Gy 或者＜1％体积超过 65Gy
内耳/中耳	平均剂量＜50Gy
眼球	平均剂量＜35Gy
晶体	尽可能低
声门/喉	平均剂量＜45Gy

表 1-5　RTOG0615 对危及器官的剂量限定

危及器官	器官剂量限定(Gy)	PRV 外扩	PRV 剂量限定(Gy)
脑干	最高剂量 D_{max}54 Gy	≥1mm	超过 60Gy 的体积≤1％
脊髓	最高剂量 D_{max}45 Gy	≥5mm	超过 50Gy 的体积≤1％
视神经	最高剂量 D_{max}50 Gy	≥1mm	最高剂量 54Gy
视交叉	最高剂量 D_{max}50 Gy	≥1mm	最高剂量 54Gy
颞叶	同 PRV 剂量限定	不外放	最高剂量≤60Gy
眼球	同 PRV 剂量限定	不外放	最高剂量≤50Gy
晶体	同 PRV 剂量限定	不外放	最高剂量≤25Gy
臂丛神经	同 PRV 剂量限定	不外放	最高剂量≤66Gy
下颌骨/颞颌关节	同 PRV 剂量限定	不外放	最高剂量≤70Gy
垂体	同 PRV 剂量限定	不外放	平均剂量≤50Gy
腮腺	同 PRV 剂量限定	不外放	平均剂量≤26Gy(至少单侧);双侧体积共 20cc＜20Gy;至少单侧 D50＜30Gy
口腔	同 PRV 剂量限定	不外放	平均剂量≤40Gy
声门/喉	同 PRV 剂量限定	不外放	平均剂量≤45Gy
食管	同 PRV 剂量限定	不外放	平均剂量≤45Gy
下咽/环后区	同 PRV 剂量限定	不外放	≤45Gy
颌下腺	同 PRV 剂量限定	不外放	尽可能减少照射剂量
舌下腺	同 PRV 剂量限定	不外放	尽可能减少照射剂量
单侧耳蜗	同 PRV 剂量限定	不外放	5％的体积≤55Gy

各单位可以根据这项研究的结论,根据国内的剂量限定共识制订本单位的剂量限定,在保证获得满意的肿瘤治疗疗效的同时,尽可能地保护患者的正常组织,以减少严重并发症的发生。当危及器官有少量超耐受量照射时应与患者沟通,告知其利弊,获得患者及家属的认可,并签署同意书。如果患者拒绝超量照射,则严格要求本单位的限量规定,进行计划制订。

3)计划评估:IMRT 的剂量分布有以下特点,即高剂量区域的分布应在三维方向上与勾画的靶区形状一致,可以产生内凹的等剂量曲线,达到与靶区一致的形状;靶区内各点的剂量可以进行调整,以满足处方剂量的要求,在与正常危及器官边缘可以产生剂量陡降区,以使靶区和危及器官均达到处方要求;多部位同时照射时,可以根据危险度的不同,给予不同的照射剂量。

一般地,要根据DVH图进行评价,包括靶区的适形度和均匀度,危及器官的受照剂量等。评价均匀度时,大致满足的要求包括:对于剂量热点的限定:PTV接受>105%处方剂量的体积应<20%(RTOG0225),或者>110%处方剂量的体积<15%(RTOG0615),PTV外的任何点不能出现>110%的剂量点,中国医学科学院肿瘤医院的要求是>107%处方剂量的体积应<10%;对于剂量冷点的限定:PTV接受<93%处方剂量的体积应<3%(RTOG0225),或<1%(RTOG0615)。进一步地,在靶区内出现高剂量不能连成片,应尽量使得高剂量区为点状,并且应该远离危及器官。低剂量区应尽量出现在靶区的边缘,而不位于肿瘤中心区域。根据以上的原则进行剂量的评估还是远远不够的,放疗医师不应仅依靠DVH来判断计划的优劣,还应该逐层观察剂量分布,以确保PTV可以得到确切的剂量,确定冷点和热点的位置等。此外,应该有各级医师的确认以及物理师在剂量学方面以及计划实施方面的确认,之后才能得到计划的确定,成为一个可以临床用于治疗患者的一个合格的计划。在治疗中,需要改变靶区和计划时,除了以上的剂量评估外,应注意冷点和热点的位置,尽量避免与初程计划的冷热点重合。

TOMO(螺旋断层调强适形放疗)作为一种新型的治疗手段,由于其技术特点,越来越多地应用于鼻咽癌,特别是局部晚期病例的调强适形放疗。TOMO与传统的治疗系统相比,有更强的调强能力,有卓越的图像引导功能,可以360°旋转全方位断层扫描照射,使得肿瘤的剂量分布适形度更高,剂量强度调节更准确,肿瘤周围的正常组织的剂量调节更细致,敏感器官的受照剂量可以大大降低,但是在头脚方向的剂量跌落较慢。

4)治疗前应该对治疗计划进行剂量的验证。当剂量验证通过后,表明治疗计划显示的剂量分布可以完全在患者身上实现,这样患者才能进行治疗。

(5)放疗计划的具体实施:至此,放疗实施前的所有步骤均已完成,总结一下,包括患者方面的自身准备,各专业、各级别医师的会诊以及查房,医疗文件的完备,以及放疗计划的准备,之后就开始进行治疗。如何将以上复杂的计划确切地实现,使患者获得最佳的治疗,治疗中的质量控制也是非常重要的。

治疗中的质量控制主要是减少误差,减少IMRT的急性不良反应。误差主要包括系统误差,以及随机误差。

1)系统误差:可以通过对计划系统、传输系统以及各加速器等的测定和维护,尽量减少。各单位应建立系统维护规范,减少系统误差。

2)随机误差:对鼻咽癌而言,由于其部位属于刚性器官,器官运动(包括单次治疗时间内和不同治疗分次之间的运动)相对较小,导致不确定性的主要原因是靶区位置误差(体积误差)、摆位误差。

减少摆位误差:主要为IGRT。

在线CT影像包括kV和MV-CT的影像确定。各单位应建立自己的IGRT的应用规范,包括有关的制度和操作规程:①对IGRT流程进行全程的测试;②在线实时影像确定,患者第一次治疗时,主管医师应该到场,并确定EPID或CT影像后方可进行治疗,如需要调整,应在调整后再次验证;③至少每周一次影像确认,医师回顾影像后,应及时记录,并反馈给治疗技师;④规范图像采集的条件、频率以及配准方法等;⑤对于没有在线CT设备的单位,可以采用EPID进行射野中心的校对。

中国医学科学院肿瘤医院对鼻咽癌的IGRT应用规程如表1-6所示。①治疗开始前,从计划系统传输所采用的 CT 图像至工作站,作为 IGRT 图像配准的参考图像,同时传输有助于配准的机构,如靶区、危及器官和一些关键的剂量曲线等,帮助提高图像配准的精确度。②使用 Head-S20-F1 预设条件进行图像采集,使用中分辨率重建 CBCT 图像。③配准 CBCT 图像时,配准框包括鼻咽靶区所在的颅骨部分和部分颈椎,前界:鼻尖,后界:枕骨,上界:眉弓,下界:第五颈椎。④观察图像配准效果时,不仅要看骨结构的配准情况,还要观察处方剂量曲线对靶区的覆盖,以及与危及器官的相邻情况。⑤当任何一个方向的平移误差>2mm 时,需进入机房一床进行误差修正,当任何一个方向旋转误差>3°时,需对患者重新摆位。⑥第一次治疗配准时,要求主管医师和主管物理师与治疗技师一起判断配准是否准确。⑦从放疗开始,要求连续 5 次进行 CBCT 扫描,如果配准较好,则以后可以选择每周 1~2 次或者每次进行 CBCT 扫描。⑧在前 5 次的 IGRT 过程中,如果发现有系统性误差,医师与治疗技师达成共识后,进行摆位标记的调整。⑨在患者治疗的整个过程中,主管医师必须每周对配准情况进行评估,既可以观察配准的准确性,也可以观察肿瘤的消退情况和靶区的合适程度,作为计划修改的参考。⑩在患者治疗的整个过程中,技术员如发现有明显的体重变化和体表轮廓变化等情况而影响图像配准和治疗时,应及时通报主管医师,进而采取应对措施,如重新扫描定位 CT,进行再程计划等。kV-CBCT 离线校正减少 NPC 摆位误差得到了公认,中国医学科学院肿瘤医院的数据显示,采用离线 kV-CBCT 位移总矢量可以从 3.6mm 下降到 2.3mm。

表 1-6　中国医学科学院肿瘤医院放疗科 IMRT 处方单样单

姓名		病案号		性别		年龄	
诊断							
既往治疗史及治疗方案意见							

靶区处方剂量

靶区	总剂量 Gy	____%靶区体积	分次剂量 Gy	分次数	实际达到靶区体积

危及器官剂量

器官	剂量(Gy)≥	体积%≤		器官	剂量(Gy)≥	体积%≤	
		要求	实际达到			要求	实际达到
脊髓				食管			
脑干				胃			
左晶体				心脏			
右晶体				肝			
视神经(左右)				左肾			
视交叉				右肾			
腮腺(左右)				直肠			
气管				膀胱			
左肺				小肠			
右肺				股骨头(左右)			

治疗实施方式							
治疗类型	IMRT TOMO 适形(子野优化、射野数不限、射野数≤3) VMAT CRT 2D(野长 cm)						
计划系统	Pinnacle³ Xio TMS TOMO Brainlab 其他_____						
遮挡方式	MLC BLOCK COMPENSATOR						
加速器室	一室 二室 四室 五室 六室 八室 九室						
计划设计进度							
任务	收费	靶区轮廓	靶区核准	计划设计	计划确认	计划核准	传输
完成时间							备份
签字							登记
主管医师信息							
科组	头颈 胸组 腹组 妇瘤科 姓名: 联系电话_____						

靶区位置误差的减少:重新定位和计划制订。

在进行 IGRT 来减少摆位误差的同时,主管医师还应该密切观察患者的体重情况、病灶缩小情况、皮肤和黏膜的不良反应等。体重明显下降,一般认为下降 5kg,或体重的 10% 以上,可以显著影响患者的轮廓,使得靶区位置以及危及器官位置改变较明显,剂量曲线发生偏移,对于原发灶或颈部淋巴结较大的患者,周围组织及外轮廓有明显移位和变化者,在治疗中,由于肿瘤的明显缩小,使得轮廓或是周围组织发生明显变化者,均应重新进行 CT 定位扫描,进行再程计划,使得原发灶得到足量照射,并且正常组织得到良好的保护。此外,在治疗中,可能出现一些严重的不良反应,包括黏膜、皮肤以及头发等部位,应该重新对剂量分布进行评价,是否存在热点等,必要时,进行二程计划,转移热点部位,降低不良反应的严重程度等。

IGRT 在减少误差方面的优势毋庸置疑,但是图像引导的频率,是否需要重新计划以及重新计划的时机尚不清楚,而且值得注意的是重新计划不能造成肿瘤边缘的漏照,以免降低肿瘤控制率。

2. 放疗实施中的护理以及并发症处理

(1)加强营养支持:鼻咽癌患者存在者明显的营养不良的危险因素,肿瘤患者的营养消耗可能数倍于健康人群,包括:①肿瘤掠夺性的营养利用及肿瘤引起的出血、疼痛、感染、溃疡等,造成贫血以及体重下降;②治疗相关因素:放疗引起的口腔黏膜反应,造成疼痛,而出现进食困难,同步化疗加重黏膜不良反应,以及出现胃肠道反应,造成患者厌食;③患者营养知识的匮乏和误解等。这些均是鼻咽癌患者成为营养不良高危人群的不良因素。研究显示,鼻咽癌患者约 80% 以上可能出现体重减轻以及能量负平衡,而且可能持续至放疗后 6 个月,并且结果显示,严重体重减轻的患者肿瘤的放疗敏感性和耐受性差,免疫力较低,且预后不良。放疗敏感性与乏氧的关系密切,贫血患者的乏氧状态,可能导致肿瘤的放疗敏感性下降,导致疗末肿瘤残存风险加大;更因为目前鼻咽癌的首选放疗技术 IMRT 为精确放疗技术,患者的体重下降导致的外轮廓改变可能导致固定效果变差,摆位误差加大,外轮廓改变对剂量的影响也很明显(特别是对重要危及器官的剂量)。因此放疗中的营养支持是非常重要的。

营养支持的要求:全面、均衡、符合生理需要等,包括肠内营养(EN)和肠外营养(PN)。鼻咽癌患者的胃肠道功能是完整的,最适合肠内营养。建议预防性使用胃及空肠营养管,或是实施经皮胃造瘘术等,可以有效地防止治疗中的体重下降,减轻急性并发症,明显改善患者的生活质量,且并发症较少,比较安全。对于胃肠道反应较大,或肠内营养困难的患者,应及时给予静脉营养支持,建议使用中心静脉给液。应每周进行血常规的测定,每两周进行各项营养指标的检测,如血清白蛋白、前白蛋白、铁蛋白、电解质等的检测,及时发现患者的营养问题并纠正。

(2)急性黏膜反应及处理(表1-7)。

表1-7　RTOG关于放射性黏膜炎的分级标准

0级	1级	2级	3级	4级
无反应	黏膜充血,可有轻度疼痛,无需镇痛药物	片状黏膜炎或有炎性血清分泌物,或有中毒疼痛,需镇痛药物	融合的黏膜炎或假膜形成,可伴重度疼痛,需麻醉药物	溃疡,出血,坏死

放射性黏膜炎出现的时间及表现:根据照射剂量及分割剂量、患者的体质、患者的营养支持情况以及各种护理情况的不同,放射性黏膜炎的出现时间不同。大致的规律:一般在放疗后1～2周出现(10～20Gy,黏膜炎Ⅰ级),出现时间的早晚个体差异较大,常伴有轻度味觉改变、口干和唾液变得黏稠。多数患者放疗两周后,味觉改变和受照射区域黏膜充血明显加重,伴有疼痛。其后出现由纤维蛋白、白细胞等渗出物形成的点状或小片状假膜,随着假膜的逐渐形成,部分患者可能疼痛症状有短暂的减轻,但大部分患者表现为疼痛较前加重(30～40Gy黏膜炎Ⅱ级),患者进食受限,仅能进软食或半流食。放疗5～6周(50～60Gy)时甚至更早些时间,大片假膜形成,口干及咽喉疼痛加剧(黏膜炎Ⅲ级)。

放疗中主要以预防或延迟口腔黏膜反应,以及减轻黏膜反应的程度为主。

急性黏膜炎的处理。

1)营养摄入:尽量控制易导致菌斑堆积以及致龋食物的摄入(甜食、含糖饮料或口含片等),减少可能刺激口腔黏膜食物的摄入包括辛辣、坚硬的食物等。多饮水,保持口腔的湿润,以稀释黏稠的唾液等。必要时需要补充适量的维生素等。当患者出现营养摄入不足时,或是化疗出现明显胃肠道反应的患者,可以补充给予静脉营养补充。病变范围较大、需要照射的黏膜范围较大的患者,应预防性给予胃或空肠营养管的置入,甚至在治疗前进行胃造瘘,以保证放疗中患者的营养摄入充足。

2)选择正确的漱口液含漱:扰乱细菌生长环境,减少和抑制细菌生长,维持口腔的酸碱度等,预防和控制口腔的感染。

3)黏膜反应出现后的处理:对治疗中的患者应定期进行口腔的检查,及时发现口腔黏膜的反应以及牙齿的感染等,并给予相应治疗。可以在治疗开始即给予促进口腔黏膜愈合以及减少炎症发生的喷剂和漱口液等。疼痛的患者,应及时给予镇痛药物以及局部麻醉药物等,缓解疼痛,帮助吞咽进食。

4)静脉消炎治疗:对于有假膜形成的患者,应行细菌培养。有全身症状的患者,应根据细菌培养以及药敏试验结果,给予相应的抗生素治疗,并给予静脉营养治疗等,帮助患者减轻疼痛,缓解全身症状等,以保证放疗的顺利进行。

(3)急性皮肤反应及处理(表1-8)。

表1-8　RTOG对急性放射性皮炎的分级标准

0级	1级	2级	3级	4级
无变化	滤泡样黯红色红斑/脱发/干性脱皮/出汗减少	触痛性或鲜红色红斑,片状湿性脱皮/中度水肿	皮肤皱褶以外部位的融合的湿性脱皮,凹陷性水肿	溃疡,出血,坏死

急性放射性皮肤反应一般在放疗开始的第2~3周左右可出现皮肤干燥、脱毛、色素沉着以及红斑等症状,进而在放疗的第4~5周出现干性脱皮,患者伴有较明显的瘙痒。湿性脱皮经常发生在放疗的第5周左右,严重者甚至出现水疱和溃疡,并有合并感染的风险。一般放疗期间,患者皮肤护理较好的,出现放射性皮肤损伤的程度较轻。如尽量避免衣领等对颈部照射野内皮肤的摩擦、忌搔抓、不能用化纤类的围巾、忌曝晒等可以减轻局部的皮肤反应。对于湿性皮肤反应一般在停止放疗后的2~4周完全愈合,如果出现溃疡,最少需要经过6周左右的积极治疗,才会愈合。

放射性皮炎的预防,通常采用在放疗开始的时候使用局部皮肤的保护剂,比如三乙醇胺乳膏,硫糖铝等非皮质激素类药物,但目前尚无大样本的前瞻性研究证实;预防使用皮质类固醇类的软膏可以降低严重放射性皮肤炎的发生,但由于皮质类固醇有延迟伤口愈合的作用,一般不推荐预防使用。

有关放射性皮炎治疗的文献较少,不同治疗中心均有各自的治疗规范。Ⅰ度放射性皮炎,一般不用处理,如瘙痒可局部使用3%薄荷淀粉;Ⅱ~Ⅲ度皮肤反应可外用氢地油,同时局部使用促进表皮生长的药,Ⅲ度皮肤反应时应密切观察其变化,必要时应停止放疗。还有一些研究显示使用粒细胞集落刺激因子以及超氧化物歧化酶和一些水凝辅料对皮肤的愈合有显著效果。

(4)急性放射性腮腺炎及处理:一般出现在放疗的第1~3天,主要表现为一侧(个别为双侧)的腮腺区肿胀、疼痛、严重者局部皮肤红、皮温增高,并伴有发热。追问病史,往往患者有进食刺激唾液分泌较多的食物(如辣椒、带酸味的水果、西红柿、醋等)或饮料(橙汁、苹果汁、山楂汁等),主要原因是由于腮腺导管很细,放疗使导管上皮细胞水肿导致唾液潴留。

无特效的治疗手段,仅为对症处理。关键在于预防,如果在放疗前告知患者,在放疗的前几次,尽量不要吃任何可能导致唾液分泌增加的食品,即可避免。如果患者出现腮腺局部明显炎症表现,并伴有全身症状者,可以考虑给予抗生素治疗。

对于预防急性放射性反应的全身治疗方面,有研究显示,预防使用阿米福汀(amifostine)可以减少放射性皮炎、黏膜炎的发生。但有些研究者认为阿米福汀可能增加胃肠道反应,尤其在同步化疗的患者中,可能降低患者的耐受性。2014年,Gu等的一项Meta分析结果显示,阿米福汀可以显著降低3度~4度黏膜炎的发生,2度~4度急慢性口感的发生以及3度~4度吞咽困难的发生,但在同步放、化疗的患者中,统计学显示两组无明显差异。这项研究和Bourhis等的Meta分析均显示阿米福汀对肿瘤无保护作用,不影响患者的总生存率和无瘤生存率。

鼻咽癌患者诊治流程,见图1-4。

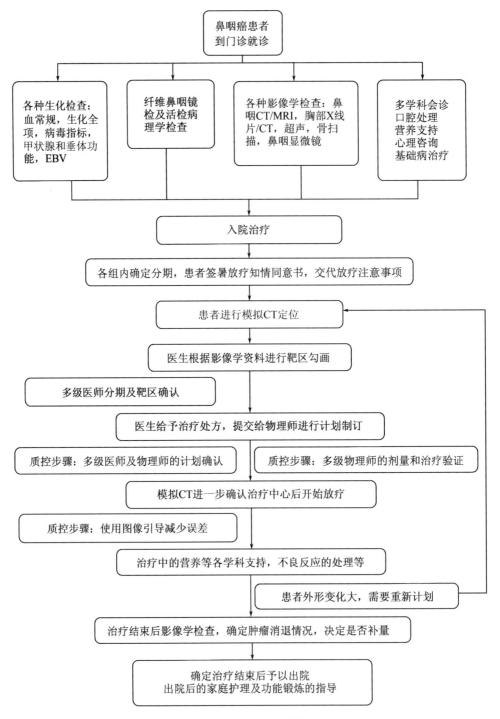

图 1-4　鼻咽癌调强适形放疗流程图

(二)常规放疗

尽管随着放疗技术的进步,如三维适形放疗技术(包括调强适形放疗技术)在临床上得到了越来越广泛的应用,但是,部分治疗中心由于技术以及设备原因,仍然采用常规放疗治疗鼻咽癌。

1.体位及体位固定

一般取仰卧位,平架,头部置于合适角度的头枕(根据患者的体型条件可选用 B 或 C 枕,以患者舒适为度。但如拟采用耳前野时,最好使用 C 枕,以使头过伸,便于设颈部切线野)上,采用三维激光灯摆位,使患者身体的水平面平行于床面,身体的矢状面垂直于床面,特别注意颈部要与体中线在一条直线上,必要时可在模拟机下调整体位直至满足上述条件。如拟采用常规照射技术,则体位固定采用 U 型热塑面罩固定即可,也可以同适形或调强适形放疗技术一样,使用头颈肩热塑面罩固定,以期达到更可靠的固定效果。

2.模拟定位(常规照射技术)

(1)面颈联合野:鼻咽癌一般采用两侧水平野等中心照射,透视下确定照射野的前、后、上、下界及射野中心。方法:首先在透视下将射野中心移至体中线,再将机架转至 90°,将等中心移至鼻咽腔的位置(等中心位于或靠近照射野的中心较为理想),将"井"字线打开至照射野所需的大小(下界一般为舌骨水平或根据淋巴结下界调整),摄定位片(GA=90°,HA=0°),并在面罩上标记射野中心,记录该射野深度并将射野下界标记在面罩上。将机架转至对侧(GA=270°,HA=0°,等中心不变),摄另一侧野的定位片(图 1-5A、图 1-5B),同样在面罩上标记射野中心,记录该射野深度。最后将机架回至零度,在面罩上标记射野中心,记录升床高度。

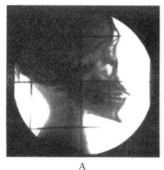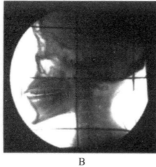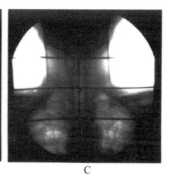

图 1-5 面颈联合野定位片

注:A. 左侧位;B. 右侧位;C. 中下颈、锁骨上

(2)颈部锁骨上野:采用源皮距垂直照射技术,其上界与面颈野下界共线(最好在缩野时移动此线),下界沿锁骨下缘走行,两侧界位于肩锁关节内侧缘(以避开肩锁关节),将射野中心置于体中线与 1/2 野长的交点,摄定位片一张(GA=0°,HA=0°)(图 1-5C),并标记射野中心。对于下颈部淋巴结较大的患者,可以采用等中心的照射方法,进行前后切线野照射。将射野中心置于对穿野中心,或根据颈部淋巴结位置,将射野中心适当前置。摄片的放大系数最好固定,以便于与模室达成默契。

(3)设计照射野。

1)靶区:对于鼻咽癌来讲,无论采用何种放疗技术,鼻咽癌放疗所涵盖的靶区应该是一致的。包括临床检查及影像学检查可见的肿瘤及邻近可能受侵部位和亚临床灶,即鼻咽、咽旁间隙、鼻腔及上颌窦腔的后 1/3(包括翼腭窝),并且颅底和颈部淋巴引流区均需包括在照射野内。对于常规照射技术来讲,推荐采用面颈联合野+下颈切线野(图 1-6)。

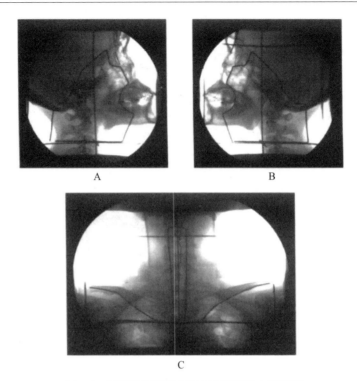

图 1-6　鼻咽癌面颈联合野十下颈锁骨上垂直野

注:A. 双侧面颈联合野;B. 双侧面颈联合野;C. 下颈锁骨上垂直野

在定位片上勾画照射野,经模室制作模板,并在模拟机上校对后再制作整体铅模。原则上照射野应由大到小,采用逐步缩野技术,给予肿瘤区以高剂量,并要尽量减少脑、脊髓、晶体等正常组织的受量至可接受的范围内。尽量不在一个连续肿瘤靶区内或一个巨大肿块上分野,以避免两相邻野处的剂量不确定性影响局部的照射剂量。

特殊情况时,在准备治疗计划期间可先给某一局部区域小范围照射,例如,因颅底受侵致剧烈头痛者可先给颅底小野,鼻咽大出血时可先给鼻咽部小野,颈部巨大转移淋巴结引起咽或喉、气管受压时,可先行颈部切线照射,但是,一旦治疗计划做好后,要尽快改为规范照射野。

2)照射野范围和边界。

原发灶照射野范围:应根据具体病变情况而异。a. $T_{1\sim2}$ 病变,照射野应包括:后组筛窦、翼板基部翼腭窝、上颌窦后壁及后鼻孔水平前 1.5～2cm,后界至椎体约 2/3～1/2,上界包括蝶骨体及枕骨体、破裂孔岩尖,下界包括鼻咽后壁约在舌骨水平;b. T_2 以上的超腔病变,应在上述照射范围基础上按不同超腔部位再适当扩大该处照射边界,例如,蝶窦底受侵时,蝶窦应包括在照射野内;鼻腔侵犯包括全部骨性鼻腔;眶内、球后和后组筛窦侵犯要适当将侧野前界前移(但要注意保证对侧晶体的剂量在可接受的范围内,等中心照射时一般前界可放在对侧眶后缘),必要时可加面前筛窦野(根据具体情况包括患侧眼眶全部或部分、前后组筛窦,但要注意保护角膜);海绵窦、枕骨体、颅内侵犯时则应参考 CT 或 MRI 的冠状或矢状位影像提供的信息上界适当上移(但要在 36～40Gy/4～4.5w)后缩野避开脊髓。脑干剂量要限制在 54Gy 以下。

面颈联合野的推荐剂量为 36～40Gy,然后缩野为小面颈野推量至 50Gy,结合疗前和

50Gy MRI/CT 检查结果,如果疗前口咽、咽旁间隙受侵,咽后淋巴结(一),或咽旁、口咽仅为轻度受侵,而且 50Gy 时肿瘤完全消退者,则缩野为耳前野＋"L"形颈部电子线野,耳前野推量至 70～76Gy,反之,根据具体病变情况仍需采用适当缩野后的小面颈联合野推量至 60Gy,进一步缩野后推量至 70Gy。对于 70Gy 后咽旁仍有残存的病例,可根据具体情况采用立体定向放疗、IMRT 或 CRT 加量,但要注意正常组织的受量。单纯局限于黏膜的残存灶,可经腔内近距离照射补量,或休息 2 个月后,经激光手术切除。无论颈部淋巴结消退与否,建议颈部剂量一般不要超过 70Gy,以免出现严重的颈部软组织纤维化。残存淋巴结观察 2～3 个月后,根据具体情况由外科行残存淋巴结切除或区域淋巴结清扫术。

值得注意的是,脊髓及脑干剂量应限定在可接受的范围内。在照射野涵盖上述靶区的基础上,还要考虑摆位误差,并在设野时予以考虑,具体数据应根据各单位自己的质控情况来决定。

颈部照射野范围:淋巴结转移的颈区给予治疗剂量,无淋巴结转移的颈区给予预防性照射。上起颈静脉孔水平,下至锁骨上缘或锁骨下缘及胸骨切迹下 2～3cm,外侧界至肩关节囊内侧(注意避开肩关节囊)。在采用面颈联合野技术时,咽后淋巴结及上颈淋巴结包括在面颈联合野内,颈部野包括中、下颈及锁骨上区。

颈前大切线野(图 1-7A)目前已较少为作为颈部主野使用,主要是由于该切线野常与耳前野在下颌骨角附近有剂量重叠,按中国医学科学院肿瘤医院资料分析表明,该处重叠剂量超过 20Gy 时,后组脑神经损伤的发生率明显提高,而且如果颈部后仰不足时,易造成部分ⅤA 区淋巴结漏照或低剂量。

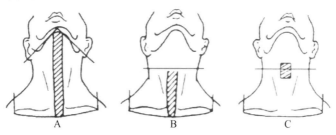

图 1-7 鼻咽癌颈部照射野的设计

颈深淋巴结是沿着颈静脉链走行的,即在冠状面上双颈淋巴结转移的走行方向是呈上宽下窄的"V"形分布的。所以下半颈前切线野的内界也应按此"V"形设在甲状软骨板侧翼前内 1cm,即在体中线旁各 1.5cm 左右(图 1-7B)。上界与面颈联合射野下界为相邻共线,但应在每次改野时移动此线,以减少此处的剂量重叠。

如需照射Ⅵ区淋巴结时也应该在中线处铅挡 3cm×4cm(挡块上界应在照射野上界上 2cm,下界应在照射野上界下 2～3cm),目的是避免摆位误差造成相邻野脊髓处的剂量重叠(图 1-7B、图 1-7C)。出现下述情况时,一般认为初始照射野应包括Ⅵ区淋巴结,也即采用(图 1-7C)所示照射野:A. 上颈淋巴结直径>7cm;B. 中、下颈部或锁骨上淋巴结转移;C. 颈部既往有手术史或行颈淋巴结切取活检的病例;D. 转移淋巴结侵及皮肤。注意,照射至 DT 36～40Gy 时应铅挡脊髓(图 1-7B)。

应该强调的是,在放疗过程中,原发灶区域和颈转移灶区域的照射应始终在相同的体位下完成,以避免由于体位不同而造成照射野交界处的剂量重叠或漏照。应定期拍验证片(图 1-8),至少在第一次治疗和每次改野时应拍验证片。

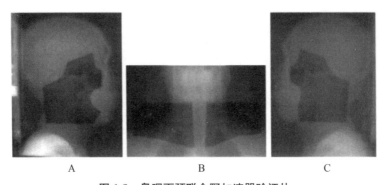

图 1-8　鼻咽面颈联合野加速器验证片

注:A. 左侧野;B. 下颈锁骨上野;C. 右侧野

（4）照射方法及剂量分割。

1）常规分割法:为鼻咽癌放疗最常用的剂量分割方法。即每周连续照射 5 天,1 次/天,DT 1.8～2Gy/次。根治剂量 DT 70～72Gy/(35～40 次・7～8 周),预防剂量 DT 50Gy/(25～28 次・5～5.5 周)。

2）分段照射法:按连续照射法把总剂量平分在两段时间内完成,两段之间休息 2～4 周,即 DT 30～40Gy/3～4 周,休 2～4 周再照射 DT 30～40Gy/3～4 周。

3）超分割照射法:超分割照射是采取每周连续照射 5 天,每天照射 2 次,两次相隔 6～8 小时,DT 1.1～1.2Gy/次,DT 2.2～2.4Gy/天,总量在 7 周内可达到 DT 76～82Gy/68 次。

4）后程加速超分割照射法:放疗后肿瘤细胞的潜在倍增时间缩短,人体肿瘤放疗后 4 周左右出现加速再增殖,肿瘤细胞的再增殖随放疗疗程的延长而增加,由此而出现了后程加速超分割放疗。常规分割放疗至 36～40Gy 后缩成耳前野,后程加速超分割放疗,1.5Gy/F,2 次/天(间隔 6 小时以上),10 次/周,总剂量 69Gy/(40 次・6 周)。

5）超分割后程加速照射:前 4 周常规超分割照射(1.2Gy/次,2 次/天,5 天/周,两次间隔≥6 小时),剂量达 48Gy 时改为加速超分割治疗(1.5Gy/次,2 次/天,间隔≥6 小时,5 天/周),予以 30Gy,总计剂量达 78Gy/(60 次・6 周)。

6）连续加速分割照射法(CAIR):每周 6 次或 7 次照射,每次剂量 DT 1.8～2.0Gy,总剂量为 66Gy。这组放疗的患者,急性不良反应发生率较高。

鼻咽癌常规放疗的整个流程要求规范,有严格的质量控制和质量保证措施,治疗单要有核对和双签字(两级医生或物理师和医生),尽量避免人为的错误发生。

第三节　口咽癌

一、相关解剖

(一)位置与毗邻

咽部由上至下被软腭、舌骨分为鼻咽、口咽和喉咽。其中口咽介于软腭和舌骨之间,是口腔向后的延续,包括软腭、舌根部、扁桃体窝、咽柱,以及鼻咽与喉咽之间的咽侧壁及咽后壁。口咽上借软腭与鼻咽为界,下借舌会厌谷与喉咽相毗邻,前方借舌腭弓与舌轮廓乳头及口腔为界。口咽的前壁包括舌后 1/3 和舌会厌谷,舌根后份正中有黏膜皱襞连至会厌,称为舌会厌正中襞,其两侧凹陷称为舌会厌谷。后壁为一层软组织覆盖于颈椎椎体前缘,侧壁从前向后依次为舌腭弓、扁桃体和咽腭弓;舌腭弓与咽腭弓之间是扁桃体窝,容纳扁桃体。

(二)淋巴引流

口咽淋巴组织丰富,淋巴引流常交互到对侧。口咽部第一站淋巴引流常至颈部Ⅱ区、Ⅲ区和Ⅳ区淋巴结:①口咽侧壁与后壁由咽缩肌包裹,与茎突后间隙和咽后间隙相毗邻,该处发生的肿瘤易发生茎突后间隙和咽后间隙淋巴结转移;②前壁淋巴引流主要由侧壁向下,颈内静脉二腹肌淋巴结为最常受累的Ⅱ区淋巴结,继而引流至Ⅲ和Ⅳ区淋巴结;③扁桃体淋巴引流多通过咽侧壁至Ⅱ区淋巴结,而咽腭弓淋巴引流多至Ⅴ区;④顶壁软腭淋巴多引流至Ⅱ区和咽后淋巴结。

二、口咽癌流行病学与病因

美国资料统计显示,口咽癌发病率约为 1.6/10 万,占全身恶性肿瘤的 0.5%。国内资料统计口咽恶性肿瘤约占全身恶性肿瘤的 0.17%~1.2%,占头颈肿瘤的 7.4%。口咽肿瘤以上皮来源的癌和恶性淋巴瘤最多见。病理类型以鳞癌最常见,占 90% 以上,其他常见病理类型为淋巴瘤、小涎腺癌、肉瘤及恶性黑色素瘤。从部位上讲,扁桃体区恶性肿瘤最常见,约占口咽部恶性肿瘤的 60%;舌根和软腭次之,约占 25% 和 15%。

吸烟、饮酒和人乳头状瘤病毒(HPV)感染是口咽癌最主要的危险因素。据报道,有30%~70%的口咽和口腔癌死亡患者有吸烟史,而饮酒患者为 14%~33%。吸烟和饮酒对口咽癌致病具有协同作用。近年来,HPV 阳性口咽癌发病率呈升高趋势,因此受到学者的关注。据统计,1988~2004 年,美国 HPV 阳性口咽癌患者发病率增长了 225%,而同期 HPV 阴性患者降低了 50%。因此,有学者预计到 2020 年,HPV 阳性口咽癌患者数量将超过宫颈癌患者数量。HPV 阳性口咽癌患者具有与阴性患者截然不同的临床特征,其生存率较 HPV 阴性患者好,好发于年轻(患者年龄<60 岁)男性。HPV-16 是主要致病亚型,其次是 HPV-18、HPV-32 和 HPV-33。

三、口咽癌的蔓延及扩散

局部蔓延及区域淋巴结侵犯是口咽癌的主要扩散方式。

(一)局部蔓延

口咽不同部位肿瘤蔓延范围不同。舌咽腭弓肿瘤一般分化较好,易侵犯齿龈和颊黏膜、舌及舌腭沟,也常累及扁桃体或软腭;晚期可侵犯翼内肌、咬肌和下颌骨。扁桃体鳞癌多分化差。软腭恶性肿瘤沿咽弓扩散,可蔓延至扁桃体、舌、臼后三角区或颊黏膜,深部可浸润翼内肌或咬肌。舌根癌向深部侵犯舌肌,向后下侵犯会厌谷及咽会厌襞,向两侧侵犯舌咽沟和扁桃体。咽后壁肿瘤向上蔓延至鼻咽,向下侵犯喉咽,向两侧侵入咽旁间隙,易损伤脑神经(Ⅸ、Ⅹ、Ⅺ、Ⅻ组脑神经及颈交感干)。

(二)淋巴结转移

口咽癌的淋巴结转移具有按顺序和可预测性(表 1-9),最常累及的淋巴结为咽后和Ⅱ~Ⅳ区淋巴结。口咽癌淋巴结转移率约为 55%。舌根、扁桃体窝的肿瘤因富含淋巴组织而淋巴结转移率较高,舌根、扁桃体、软腭、前腭弓和咽后壁淋巴结转移比例分别为 78%、76%、44%、

45％和37％。以下情况易发生双颈淋巴结转移：舌根与软腭肿瘤、高的 T 或 N 分期、肿瘤接近或侵犯中线、曾接受过手术或放疗的口咽癌。

表 1-9　口咽癌淋巴引流区转移情况

口咽癌	淋巴结引流区转移率（％）				
	Ⅰ 区	Ⅱ 区	Ⅲ 区	Ⅳ 区	Ⅴ 区
淋巴结阴性	2	25	19	8	2
淋巴结阳性	14	71	42	28	9

（三）远处转移

约 20％的口咽癌患者可发生血行远处转移，部位以肺最为多见，其次是骨和肝转移。当口咽癌发现有肺部病灶时，应积极排除肺第二原发肿瘤的可能。

四、临床表现

（一）症状

早期口咽癌无明显症状，因此极少被发现。扁桃体癌首发症状常为咽喉疼痛、咽下困难、同侧颈部肿块，严重者疼痛可放射至耳部，进食和饮水时加重；当肿瘤侵犯翼内外肌时还可导致张口困难。舌根部缺少痛觉神经纤维，因此舌根癌发病隐匿不易被发现，诊断时已是晚期。本症的临床表现为无症状的颈部肿物、咽部异物感、神经牵涉性耳痛、咽下困难，以及由于舌固定引起的发音变化。口咽后壁肿瘤主要表现为咽下困难、咽喉疼痛。软腭癌常以咽喉疼痛及不适为主要症状。

（二）体征

局部详细检查口咽部，注意舌及软腭活动，以手自下颌角向口咽部推动，观察口咽部软组织活动，以鉴别有无咽旁浸润。舌根部肿瘤需做间接喉镜检查，必要时在表面麻醉下用手指触摸肿瘤范围及质地。对于颈部淋巴结，应根据分区做全面触诊。常见的阳性体征：外突型或浸润性生长的肿物，侵犯翼内外肌或下颌骨可出现张口困难。另外，应仔细检查双侧颈部各组淋巴结有无肿大，注意肿大的淋巴结的数目、大小、质地、硬度、边界及活动度。

五、诊断与鉴别诊断

对口咽癌的诊断和治疗应遵循正确的临床思维原则。治疗前对患者进行全面评估，收集患者一般状况、疾病诊断、临床分期、治疗史等资料，进行详细的体格检查及辅助检查，明确诊断和临床分期。

（一）诊断

1.病史采集和体检

详细询问病史，了解患者的首发症状。首发症状的持续时间和进展速度对原发灶具有提示作用。询问有无肿瘤相关家族史及肿瘤相关的不良生活习惯，如吸烟、饮酒等。了解既往的诊治经过，对患者预后有决定性的影响，以及有无并发症也是影响治疗决策制订的因素。重要的阳性和阴性体征往往提示肿瘤侵犯的程度和对功能的影响程度，对临床分期和治疗具有重要意义。在全身检查的基础上应重点检查头颈部，包括用手指触诊、间接喉镜、鼻咽镜、纤维光导显微镜、鼻咽喉镜等手段明确原发肿瘤的部位及侵犯范围。此外，详细的颈部淋巴结引流检查也十分重要。值得注意的是，约 15％的口腔癌和口咽癌同时合并有上消化道或肺的第二原发癌,在诊断时应注意这些部位的检查。

2.影像学检查

X线片对原发灶范围、骨质破坏具有一定的价值,但不能分辨早期骨质破坏。CT检查不仅能清楚显示解剖结构,还可显示临床上未触及的淋巴结,有利于发现隐性淋巴结转移。MRI检查具有较高的软组织分辨率,显示肿瘤的侵犯范围较CT扫描清楚,可辅助放疗靶区的勾画。PET-CT检查有助于确定肿瘤的侵犯范围、远处转移及监测放疗后的复发情况。乏氧显像可以显示肿瘤乏氧区,有利于生物靶区的确定,对肿瘤乏氧区域进行加量放疗。

3.病理学检查

病理学诊断是口咽癌开始放疗的前提条件。资料显示,相当多的患者是以颈部肿物为首发症状,细胞学或淋巴结活检证实为淋巴结转移癌。在这种情况下,应进行详细的体检结合影像学检查,寻找原发病灶,获得原发灶的病理学诊断。

(二)鉴别诊断

1.扁桃体炎

典型的扁桃体炎呈双侧性,腺窝常有脓栓,伴有体温升高、咽痛。初诊检查发现扁桃体质软或韧,表面光滑,腺窝明显。必要时做扁桃体切除,明确病理学诊断。

2.舌根淋巴组织增生

通常为双侧性,呈结节状,有异物感,触诊质地柔软。

3.咽喉脓肿

成年人大多为结核性脓肿,在咽后壁黏膜下。颈椎X线片可见骨质破坏,穿刺检查可明确诊断。

4.乳头状瘤

生长于咽弓或软腭处,大小常为1~2mm,有蒂。

5.咽旁间隙肿瘤

最常见的为腮腺深层中叶,其次为发生于交感或迷走神经的神经鞘瘤。黏膜常正常,触诊表面光滑。

六、治疗

口咽连接鼻腔、口咽和下咽,是上呼吸道和消化道的共同通道,具有呼吸、进食、语言等重要功能。因此,在决定治疗手段时,不仅要考虑到生存期的长短,还要尽量保存口咽部的功能,提高患者生活质量。

(一)原发灶处理

1.早期口咽癌($T_{1\sim2}$)

无论是单纯手术或是放疗,局部控制率与总生存率均相仿,因此治疗手段的选择应侧重功能的保留。手术与放疗疗效相同的情况下,多倾向于放疗。早期患者采用放疗,不仅可取得治愈性的效果,而且能有效地保留器官解剖结构的完整性。

2.晚期口咽癌(Ⅲ~Ⅳ期)

单纯手术或放疗的效果均不理想,采用放疗和手术的综合治疗可提高手术切除率,降低手术局部复发率,改进生存率。因此,晚期口咽癌患者的治疗以手术和放疗的综合治疗为主。

关于手术与放疗的顺序,目前国外主要推荐术后放疗。RTOG 73-03的研究结果显示,局部控制率术前与术后组差异具有统计学意义。Wennerbery 等人,回顾性分析 1358 例患者也得出术后放疗优于术前的结论。这两项研究奠定了推荐术后放疗的基础。RTOG 9501 与 EORTC 22931 的研究结果使得术后同步放、化疗成为局部晚期头颈部肿瘤的标准治疗方案。标准治疗方案为顺铂 $100mg/m^2$,第 1、第 22、第 43 天给药,放疗方案为 $60\sim66Gy/30\sim33$ 次/$6\sim6.6$ 周完成。

Bonner 等Ⅲ期临床试验结果表明,局部晚期头颈部鳞癌包括口咽癌,EGFR 单克隆抗体西妥昔单抗联合放疗可显著改善患者总生存。RTOG 0234 进一步探讨了西妥昔单抗联合同期放、化疗的疗效,结果表明,西妥昔单抗联合多西他赛疗效要优于其与顺铂的联合。2016 年《NCCN 指南》中,西妥昔单抗联合同期放疗作为一类证据用于头颈部鳞癌包括口咽癌的综合治疗。

(二)颈部淋巴结的处理

1. 颈部淋巴结清扫

Mendenhall 等报道在 $N_{2\sim3}$ 期患者中,颈部淋巴结清扫术能使局部控制率由 60% 显著提高到 76%。

2. 同步放、化疗中颈部淋巴结清扫术的作用

Lavertu 等研究了Ⅲ～Ⅳ期口咽癌对于可手术头颈部鳞癌患者实施同步放、化疗后颈部淋巴结清扫的作用,N_1 期患者如治疗后完全缓解,不行颈部淋巴结清扫未提高复发率;3 例未行颈部淋巴结清扫的部分缓解患者均出现复发;$N_{2\sim3}$ 期患者行颈部淋巴结清扫后的复发率明显低于未行颈部淋巴结清扫者。Sanguineti 等发现 $N_{2a/b}$、N_3 期患者 2 年局部控制率明显降低。因此,对于淋巴结未完全消退的 N_1 期患者或 $N_{2\sim3}$ 期患者,《NCCN 指南》推荐行计划性颈部淋巴结清扫术。

七、放疗

(一)适应证与禁忌证

1. 根治性放疗适应证

①Ⅰ～Ⅱ期病灶。②不能手术或拒绝手术的Ⅲ～ⅣB 期患者。

2. 术前放疗适应证

①肿瘤体积大,手术难以完全切除。②肿瘤侵及周围骨质,预计手术损伤过大者。

3. 术后放疗适应证

①肿瘤肉眼残留或病理切缘阳性。②手术切缘阳性或安全边界不够(阳性边缘<1cm)。③肿瘤侵犯骨质及神经。④肿瘤体积较大($T_{3\sim4}$)或肿瘤分化差。

4. 颈部淋巴结阳性患者术后放疗

①单纯淋巴结切除术后。②淋巴结包膜外受侵犯。③淋巴结体积较大(>N_2 期)。④淋巴结清扫范围不够(包括阳性淋巴结 1～2 枚)。⑤转移淋巴结数目较多。

5. 放疗相对禁忌证

①肿瘤或肿瘤周围组织明显水肿者。②肿瘤或肿瘤周围有广泛的坏死或严重感染者。③肿瘤严重阻塞气道,造成严重呼吸困难者。

(二)体位固定与 CT 扫描

放疗前准备包括向患者交代放疗的必要性和放疗的急性、晚期并发症,并签署知情同意

书。常规就诊口腔科,了解患者有无龋齿。如有龋齿,应予拔除。

口咽癌放疗一般采用仰卧位,头、肩部垫合适角度的头枕、肩枕,并给予热塑面罩固定。一般要求患者后脑枕部与枕头凹陷部位相吻合,不留空隙。头颈肩罩固定时可在 CT 扫描显像的介质上做好标记,并作为定位参考点。行 CT 影像学检查,一般层厚为 3mm,常规行增强扫描。扫描图像传输至治疗计划系统。

(三)三维适形放疗和调强放疗照射靶区

靶区的设计是根据国际辐射单位和计量委员会(International Commission Radiation Units and Measurement,ICRU)相关文件规定,分为以下几个区域进行勾画。

1. 肿瘤区(gross tumor volume,GTV)

通过临床检查和影像学检查可见的肿瘤包括原发肿瘤和转移淋巴结。对于术后放疗者,将原发肿瘤及转移淋巴结定义为肿瘤瘤床(tumor bed),命名为 GTVtb。

术前放疗者,应参考多种影像技术合理勾画,MRI 检查对明确肿瘤侵犯范围比 CT 检查有优势。因此,口咽癌患者放疗前应行头颈部 MRI 检查,有条件的中心可采用 CT-MRI 融合来勾画 GTV。术后放疗者,应根据术前影像学检查显示的肿瘤侵犯范围、术中所见、术后病理结果综合考虑来勾画肿瘤瘤床。

2. 临床靶区(clinical target volume,CTV)

即 GTV 加上潜在的肿瘤浸润组织或亚临床病灶。可根据危险程度的不同而设计多个临床靶区,有关具体设计国内、外不同肿瘤治疗中心尚无统一标准。一般而言,高危临床靶区(CTV_1)包括潜在的原发肿瘤及转移淋巴结可能侵犯的区域;低危临床靶区(CTV_2)是需要预防照射的区域。

3. 计划靶区(planning target volume,PTV)

由 CTV+摆位误差和患者位置的变动所增加的外放边界。在 CTV 基础上外放 3~5mm 形成 PTV;对于活动度较大的方向,如向上、向前,PTV 可相应扩大为 5~10mm;颈部近皮肤处的 PTV 不应超过相应皮肤。

4. 口咽癌靶区设计与勾画的基本原则

(1)GTV 勾画需要依据体格检查和影像学资料。对于视诊可见,但由于肿瘤太小或受金属伪影影响而不能准确显示的病变范围,MRI 检查能清楚地显示软组织侵犯及咽后淋巴结受累情况,建议 MRI 融合后再勾画靶区。

(2)口咽部的淋巴引流区虽然较广,但有规律性。最常累及的淋巴结为咽后和Ⅱ~Ⅳ区。虽然ⅠB区较少累及,但若肿瘤向前侵犯,ⅠB区也应包括在亚临床靶区内。淋巴结阳性患者勾画Ⅴ区淋巴结,除了早期未达中线、软腭和舌根的扁桃体癌外,都应勾画两侧淋巴引流区。

(3)在治疗时应考虑 HPV 对患者预后的影响,对于低危 HPV 阳性患者考虑采用低强度的治疗方案。

5. 靶区勾画建议

(1)GTV_{70}。

1)原发灶:体格检查(包括内镜)和影像学检查可见肿瘤病灶。

2)淋巴结:所有可疑(>1cm 或多个小淋巴结)但不能确诊阳性的淋巴结应至少接受中等剂量(66Gy/33 次)的照射。

(2)CTV$_{59.4}$。

1)扁桃体癌和软腭癌:包括同侧软腭/硬腭直至中线位置、舌腭弓或磨牙后三角前缘、舌腭弓后界、同侧舌根;同侧咽旁间隙包括可能的局部浸润病灶和咽后/咽旁淋巴结;局部进展的肿瘤靶区,原发灶应包括翼突间隙和双侧咽后淋巴结。

2)舌根癌:对于局限一侧的原发肿瘤,应包括舌腭弓、舌根黏膜外至少1cm。对于局部进展期原发灶,应再向前外扩1~1.5cm,GTV向下外扩1~1.5cm至会厌前间隙,咽后壁各个方向外扩至少1.5cm。

3)颈部:高危淋巴结引流区,包括咽后淋巴结ⅠB~Ⅴ区淋巴结;病灶向前侵犯舌或口腔应包括所有ⅠA/B区淋巴结;单侧淋巴结转移可不照射对侧ⅠB区,以降低口腔剂量。T$_1$期和局限于一侧较小的T$_2$期扁桃体癌(不包括软腭原发)、N$_0$(淋巴结较小的N$_1$)且轻度侵犯或未侵犯软腭或舌根,只包括同侧颈部淋巴结。

(四)危及器官勾画及剂量限制

1. 勾画危及器官

包括脑干、脊髓、下颌骨、颞颌关节、中耳、内耳、口腔、腮腺、颌下腺、咽缩肌、喉、气管、食管、口腔、甲状腺等。目前正常组织已有《勾画指南》,可参考《勾画指南》进行勾画。

2. 正常组织限量

①脊髓最大剂量≤45Gy。②脑干最大剂量≤54Gy,外扩的计划危及器官体积(planning organ at risk,PRV)的D1≤60Gy。③腮腺平均剂量<26Gy,30Gy照射的腮腺体积应≤50%。④视神经、视交叉最大剂量≤54Gy,外扩PRV的D1≤60Gy。⑤下颌下腺平均剂量<35Gy。⑥甲状腺平均剂量<45Gy。⑦下颌骨、颞颌关节最大剂量<70Gy,外扩PRV的D1<75Gy。⑧咽缩肌平均剂量<50Gy。⑨口腔平均剂量<40Gy。⑩气管、食管平均剂量<40Gy。⑪耳蜗平均剂量<45Gy。

(五)处方剂量给予

预防性放疗剂量50Gy;术前放疗剂量40~50Gy;术后放疗剂量50Gy(若术后有残留,应根据肿瘤情况加量至65~70Gy);单纯根治放疗剂量为65~70Gy。

(六)放疗的实施

勾画好靶区并设计治疗计划,计划评估通过后,治疗前需拍摄验证片,与模拟定位片进行比较,如果误差较大,需重新摆位。现在多数肿瘤治疗中心都配有电子射野影像系统(EP-ID),可以实时地观察射野情况,验证比较快捷方便。一般在放疗前、放疗中和放疗后都需要验证射野,剂量验证由物理师完成。完成以上步骤后,技师根据治疗单的医嘱,在治疗室内完成患者的摆位及体位固定并进行放疗。

(七)传统二维照射定位技术

1. 常规放疗定位

采用等中心照射技术,以4~6MeV高能X线或^{60}Co为首选,后颈部及颈部淋巴结的补量可选择9~12MeV的电子线或深部X线。

2. 设野原则

常规设野主要采用双侧对穿照射野+下颈部锁骨上垂直照射野。双侧对穿照射野包括原发病灶及上颈部淋巴引流区,通常包括ⅠB、Ⅱ区及舌骨水平以上Ⅴ区淋巴结,上界包括颈内静脉出颅处的淋巴结,后界包括脊副神经链淋巴结,前界应充分包括原发灶及其亚临床病灶区。另设前野照射下颈部及锁骨上淋巴结区,中间给予 2.5~3cm 的宽铅块以保护脊髓。当照射至 36~40Gy 时应注意缩野保护脊髓。当剂量至 50Gy 时,下颈部及锁骨上预防性照射区可以结束,原发灶及上颈部淋巴引流区继续照射至 60Gy。此后再次缩野,仅包括病变区加量至 65~70Gy,达根治剂量。

对于非浸润生长的舌根癌,高剂量近距离后装组织间插植是一种较有效的手段。常在外照射达 45~50Gy 时,休息 2 周再行插植,T$_{1~2}$ 期病变为 20~25Gy,T$_{3~4}$ 期病变为 30~40Gy。

(八)放疗并发症

1.急性反应

(1)口咽部急性黏膜炎:表现为程度不一的充血、水肿、糜烂或溃疡,是口咽癌放疗中最常见的急性反应,常伴中至重度吞咽疼痛和吞咽困难。出现时间多为放疗开始后 2 周,随着剂量增加逐渐加重,第 5~6 周后恢复。急性黏膜炎会导致患者进食困难而引起营养不良,绝大多数患者在治疗过程中体重会减轻 10% 以上。针对急性反应,放疗前应给予口腔护理,拔出残根和修补龋齿。放疗中保持口腔清洁,进食后用漱口水漱口。必要时根据咽拭子培养结果予以含有抗生素、碳酸氢钠或表面麻醉剂的漱口液漱口。严重时可予以抗生素及短期激素治疗,减轻疼痛和急性反应。对于急性黏膜反应导致的营养不良,通常需要给患者放置鼻饲管或行胃造瘘输注营养液。

(2)唾液腺损伤:首次放疗后 4~6 小时即可出现照射后腮腺肿胀、疼痛,可给予冷敷,加强含漱,无需其他特殊处理。如症状持续不退,应考虑有感染,予以抗感染治疗。随之出现口干,原因是唾液腺受损,导致口腔感染,龋齿发生率明显增高,应嘱患者注意口腔卫生。

(3)味觉改变:放疗后 3 天即可发生,放疗后 6 个月逐渐恢复。

(4)皮肤反应:表现为色素沉着、毛囊扩张、皮肤瘙痒、干性和湿性脱皮。对症处理包括保持皮肤干燥清洁,口含维生素 B$_{12}$ 的喷剂(局部使用)。

2.晚期放射性损伤

喉软骨坏死为放疗的远期并发症,只有在剂量很大(大于 85Gy)时才可能出现。在软骨本身受侵的患者中,放疗后发生软骨坏死的机会相对增多。颈部皮肤纤维化发生率约为 11%。

八、疗效与预后

扁桃体癌是一种单纯放疗即可取得较好疗效的恶性肿瘤之一,放疗后 5 年生存率为 32.4%~83%。临床Ⅰ、Ⅱ期患者放疗后 5 年生存率可达 100% 和 80%,而病变发展至晚期,仅为 20%~60%。文献报道,软腭癌单纯放疗的 5 年生存率为 30%~60%,舌根癌放疗后 5 年生存率为 40%~60%。

第四节　喉癌

一、局部解剖

喉是呼吸管道和发音器官,位于颈前正中咽腔的前方,上借喉口与口咽相延续,下接气管,两侧及后方与下咽相连。成人喉的上界正对第 4、第 5 颈椎体之间,下界平第 6 颈椎体下缘。女性喉的位置略高于男性。

解剖上将喉分为 3 个区域,即声门上区、声门区和声门下区。声门上区由会厌、假声带、喉室、杓状会厌皱襞及杓状软骨组成。声门区包括真声带、前后联合和声带游离缘下 0.5cm 范围内的区域。声门下区是指声门以下至环状软骨下缘水平。

喉的软骨由 3 块不成对的会厌软骨、甲状软骨和环状软骨构成支架,另有 3 块成对的杓状软骨、小角软骨和楔状软骨附着在支架上。

喉的肌肉主要有喉内肌和喉外肌。喉内肌主要控制声带的运动,包括甲杓肌、环杓侧肌和环杓后肌。喉外肌主要与吞咽有关,包括舌骨上肌群(如二腹肌、茎突舌骨肌、下颌舌骨肌等)、舌骨下肌群(如胸骨舌骨肌、胸骨甲状肌、甲状舌骨肌等)和一对环甲肌。

喉的血供由甲状腺上、下动脉各分出喉上动脉和喉下动脉,分别与喉上神经和喉返神经伴行进入喉内。喉上神经分为内支(感觉支)和外支(运动支),支配喉内感觉和环甲肌的运动;喉返神经支配喉内各肌肉的运动。

会厌前间隙和声门旁间隙位于甲状软骨和舌骨的外部结构与会厌和喉内肌的内部结构之间,两者相连。在这些间隙中有血管和淋巴结管及神经穿过。由于几乎没有毛细淋巴管起源于该区域,若肿瘤累及这些脂肪间隙都间接与淋巴结转移有关。

二、喉癌流行病学与危险因素

喉癌是头颈部肿瘤中常见的恶性肿瘤。据国内各地统计占耳鼻咽喉部位恶性肿瘤的 7.9%~35%,居头颈部恶性肿瘤的第 3 位。喉癌的发病率并不高,据世界癌症报告(GLOB-OCAN 2012)的最新数据显示,全世界喉癌年龄调整发病率(标化发病率)为 2.1/10 万,年龄调整死亡率(标化死亡率)为 1.1/10 万。我国喉癌标化发病率和标化死亡率分别为 1.1/10 万和 0.7/10 万。近年来喉癌的发生有上升趋势。喉癌的发生存在种族和地区差异,在我国华北和东北地区喉癌的发病率明显高于南方各省份。男性喉癌发病率高于女性,男女发病之比为(7~10):1,发病年龄以 40~60 岁最多。病理类型中以鳞癌为最多见,占 96%~98%。

吸烟是喉癌最主要的危险因素,据统计约 95% 的喉癌患者有长期吸烟史。吸烟者患喉癌的危险度是非吸烟者的 3~39 倍。慢性乙醇摄入与喉癌的发生有一定相关性,饮酒者患喉癌的危险度是不饮酒者的 1.5~4.4 倍。有研究表明,吸烟与饮酒有协同作用。另外,成年型乳头状瘤是人乳头状瘤病毒(HPV)引起的病毒源性肿瘤,是喉癌的癌前病变。高危型人乳头状瘤病毒(HPV-16、HPV-18)与喉癌的发生关系密切。此外,环境因素和性激素水平也可能与喉癌发生有关。

三、喉癌蔓延与扩散

(一)局部侵犯

1. 声门上区癌

原发于会厌喉面的病变容易向前侵犯会厌前间隙,再向会厌舌面、咽侧壁和舌根发展。杓状会厌皱襞或杓区的病变容易向旁侵犯声门旁间隙、梨状窝或向后侵犯环后区。室带的病变容易向上侵犯会厌喉面和会厌前间隙,向下侵犯声门区,向前侵犯甲状软骨。

2. 声门区癌

绝大多数声门区癌原发于声带游离缘,且多为一侧声带。其容易向前发展侵犯前联合并累及对侧声带,向下侵及声门下区,晚期病变可侵犯甲状软骨、颈部和甲状腺。声门区癌出现声带活动障碍的主要原因是甲杓肌及环杓关节受侵犯。

3.声门下区癌

较少见,就诊时多为晚期病变,常累及声带、气管和甲状腺等。

4.跨声门癌

原发于喉室黏膜,跨越两个解剖区域,即声门上区及声门区。其癌组织在黏膜下浸润扩展,就诊时肿瘤体积多数不大,喉镜检查仅见室带向上膨隆,但表面光滑。常有声门旁间隙侵犯,容易破坏甲状软骨。

(二)淋巴结转移

1.声门上区癌

声门上区癌颈淋巴结转移率很高,约为40%。而且,其转移率随术后T分期的升高而增加。其中以Ⅱ、Ⅲ、Ⅳ区为常见转移部位,Ⅳ区转移通常发生在Ⅱ、Ⅲ区转移之后,而Ⅰ、Ⅴ区及咽后淋巴结转移则很少见。

2.声门区癌

真声带基本没有毛细淋巴管,故早期声带癌甚少发生淋巴结转移,T_1病变淋巴结转移率为0,T_2病变<5%。但声门癌侵及声门上区或声门下区后,淋巴结转移率则相应增加,发生率可达15%～30%。

3.声门下区癌

颈淋巴结转移率不如声门上区癌高,为10%～20%,以Ⅳ和Ⅵ区淋巴结为多见。

(三)血行转移

喉癌远处转移率为1%～4%,转移部位以肺最多,其次为肝、骨、肾、皮肤等。

四、临床表现

(一)症状

喉癌常见的症状有:①声音嘶哑,为声门区癌最早的症状,进行性加重;②呼吸困难,多见于声门区和声门下区癌,为中、晚期肿瘤表现;③咽喉部异物感或疼痛,为声门上区癌最早的症状;④咳嗽咯血,刺激性干咳,痰中带血;⑤颈部肿块,是中、晚期表现,原发灶多为声门上区。

(二)体检发现

1.喉外形改变

早期病变喉外形无变化;晚期病变由于肿瘤压迫或侵犯甲状软骨,使喉外形增宽和变形,甲状软骨与颈椎间的摩擦音消失。

2.颈部淋巴结改变

应仔细检查双侧颈部各组淋巴结有无肿大,注意肿大淋巴结的数目、大小、质地、硬度、边界及活动度。

(三)喉镜检查

应常规行间接喉镜和电子喉镜检查,了解肿瘤部位、形态以及侵犯范围,并可做病理学检查。90%以上的患者通过间接喉镜仔细检查可以发现异常。对间接喉镜检查不满意者应该行纤维导光镜检查。

（四）食管镜检查

为常规检查，以用于排除同时合并食管第二原发癌的可能。

（五）影像学检查

1. CT

CT 扫描在喉癌的诊断上已成为一种不可缺少的检查手段，它不仅能清楚显示喉部的解剖结构，对喉部病变的定位和定性有很大帮助。另外，CT 扫描可显示临床上未触及的淋巴结，有利于发现隐性淋巴结转移。

2. MRI

MRI 具有较高的软组织分辨率，显示肿瘤的侵犯范围较 CT 影像图清晰，可辅助放疗靶区勾画，但显示软骨破坏不如 CT。

3. PET-CT

用于检测肿瘤组织的代谢情况，有助于确定肿瘤的侵犯范围、远处转移及监测放疗后的复发情况，乏氧影像可以显示肿瘤乏氧区，有利于生物靶区的确定，对肿瘤乏氧区域进行加量放疗。

（六）组织病理学检查

喉癌的病理学检查主要包括细针穿刺细胞学和活检，以取得病理学诊断。

五、诊断与鉴别诊断

（一）诊断标准

喉癌的确诊取决于病理学检查。其病理类型以鳞状细胞癌最为多见，约占 90％以上；其次为原位癌和腺癌；肉瘤、乳头状癌则少见。声门型较为多见，约占 60％，声门上型占 30％，声门下型较为少见。CT 及 MRI 检查有助于了解肿瘤的侵犯范围。

（二）鉴别诊断

1. 喉结核

病灶多位于披裂间隙，常表现为覆盖脓性分泌物的浅表溃疡。肺部大多有结核灶存在，可伴有咳嗽、胸痛、午后潮热等表现。

2. 声带小结和息肉

好发于声带的前中 1/3 交界处，声带息肉的表面光滑，灰白色，常带蒂，随呼吸活动。声带小结常为双侧，对称性，大小如米粒，基底充血。

3. 喉乳头状瘤

可见于儿童或成年人，表现为乳头状突起，可单发或多发。成人乳头状瘤应视为癌前病变。

4. 喉角化症及白斑

临床表现为声音嘶哑和喉内不适。喉镜检查可见声带增厚，呈粉红色或白色斑块。病理学特点为不同程度的上皮增生和出现角化层，黏膜下炎症细胞浸润，可伴有角化不全和乳头瘤样增生。本症需密切观察随访，以警惕癌变。

5. 喉淀粉样变

病因不明，为一种良性病变。主要累及室带和声带，呈黏膜下结节状或斑块状突起，病程长,全身状况良好。经组织病理学检查可确诊。

六、治疗

(一)综合治疗原则

喉既是呼吸管道,又是发音器官。喉癌的最佳治疗需考虑肿瘤生物学特性、患者意愿及多学科诊疗原则等因素,以最大限度地消除肿瘤,更好地保存喉的功能和提高患者的生活质量为治疗目的。

外科手术和放疗一直是治疗喉癌的两种主要方法,对于Ⅰ、Ⅱ期喉癌,两种方法都可达到满意的肿瘤治愈率。但手术切除对喉发音功能影响较大,因此放疗成为早期喉癌的首选治疗方案,而手术可作为放疗失败后的补救手段。然而,大部分患者就诊时已经是Ⅲ、Ⅳ期病变,手术、放疗和(或)联合同步化疗为标准治疗手段。近年来分子生物学的发展,靶向药物与放、化疗的综合治疗在器官功能保留和提高患者生活质量方面也取得了一定的疗效。为了在控制肿瘤的同时最大限度地保全患者的生理功能和生活质量,在治疗前应全面评估患者的一般状况、肿瘤部位、TNM 分期、病理类型,权衡各种治疗手段的利弊,同时还应综合考虑患者的个人意愿、依从性、治疗支出(时间和费用)等,最终选择适合该患者的治疗手段。

1. 声带原位癌

声带原位癌未行治疗者,有 60% 会转为浸润性病变。治疗手段包括内镜下手术切除、激光治疗和放疗,临床通常首选内镜下切除术。

2. 声门区癌和声门下区癌

(1)早期病变($T_{1\sim2}N_0$):首选根治性放疗。若放疗后肿瘤残留或复发,可予挽救性手术,而且挽救性手术的成功率也很高。

(2)可手术切除的局部晚期喉癌(任何 $TN_{1\sim3}M_0$ 和 $T_{3\sim4}N_0M_0$):治疗选择:①手术+放疗;②同步放、化疗+手术(如有残留);③诱导化疗+放疗联合或不联合同步化疗;④术后辅助治疗的原则是病理检查提示有淋巴结包膜外侵犯或切缘阳性的病例,推荐采用同步放、化疗(铂类单药),其他病例(如 $T_{3\sim4}N+$,脉管神经侵犯)应以单纯放疗为首选。

(3)局部晚期不可手术切除的病例:推荐同步放、化疗(Ⅰ类证据),或诱导化疗+放疗联合或不联合同步化疗。对不适合行上述治疗的病例可用放疗联合西妥昔单抗(Ⅰ类证据)。不可切除是指解剖学上无法切除全部肿瘤,或即使术后放疗/放、化疗也不能获得肯定的局部控制者。最典型的不可切除情况为肿瘤侵犯颈椎、臂丛、咀嚼肌群、皮肤。

(二)诱导化疗在喉癌中的应用

诱导化疗在喉癌中的应用较广,它可以缩小肿瘤体积,从而增加手术完全切除率,消除潜在的远处转移灶和提高保喉率。诱导化疗中最常用的有 TPF 方案。TAX 323 和 TAX 324 临床试验已经证实 TPF 方案较 PF 方案提高了局部晚期头颈部鳞癌的总生存率和无进展生存。Pointreau 等研究显示,TPF 方案组患者的 3 年保喉率显著高于 PF 方案组(70.3% *vs* 57.5%,$P=0.03$)。尽管如此,诱导化疗在喉癌中的作用仍需更多的临床证据。

Budach 等的 Meta 分析比较了局部晚期头颈部鳞癌诱导化疗联合同期放、化疗与同步放、化疗,结果显示加入诱导化疗并没有明显地提高总生存率和无进展生存。另外,法国一项随机Ⅱ期研究纳入 116 例Ⅲ～Ⅳ期喉癌或下咽癌患者,给予 3 个周期多西他赛＋顺铂＋5-FU 诱导化疗后将患者随机分为 2 组,分别接受放疗同步顺铂或放疗同步西妥昔单抗治疗。结果显示,TPF 诱导化疗后无论是进行同步放、化疗还是放疗同步西妥昔单抗,完成治疗均较困难,两组放疗期间Ⅲ～Ⅳ级急性黏膜毒性反应达 43%,同步放、化疗组肾毒性反应达 15.5%,血液学毒性反应达 14%。有 57% 的患者需要调整方案剂量,而两组保喉率、局部控制率相似。

虽然 TPF 方案较 PF 方案取得了更好的疗效,但是其不良反应不可小觑,提示在临床应用中不仅需要考虑诱导化疗的疗效,更应对不良反应予以足够重视,并予良好控制。尽管如此,诱导化疗对于部分患者仍然是比较好的治疗选择,如初诊临床症状比较明显、局部复发和转移风险比较高的患者(大 T_4 或 $N_{2～3}$),应尽可能地提高保喉率。临床上对诱导化疗后反应好(完全缓解或部分缓解)的病例推荐同步放、化疗(铂类)或放疗同步西妥昔单抗,争取器官保留机会;而对诱导化疗反应差的病例可考虑手术及术后放疗或同步放、化疗。

(三)靶向治疗在喉癌中的应用

表皮生长因子受体(epidermal growth factor receptor,EGFR)在头颈部鳞癌中表达率高达 95% 以上,与肿瘤侵袭性、远处转移和放疗/化疗抵抗增加有关,是公认的不良预后因素。研究表明,EGFR 单克隆抗体——西妥昔单抗联合放疗,可显著增加放疗的敏感性。长期随访结果还显示,西妥昔单抗联合放疗可使 5 年总生存率较单纯放疗提高 9%($P＝0.018$),中位生存期延长近 20 个月。除痤疮样皮疹及少数过敏反应外,未发生其他严重不良反应,且发生 2 级或以上皮疹的患者预后较 1 级的患者好。Bonner 等研究显示,在局部晚期喉癌和下咽癌中,西妥昔单抗联合放疗的保喉率高于单纯放疗。

Magrini 等的Ⅱ期临床研究比较了同步放、化疗与放疗联合西妥昔单抗治疗局部晚期头颈部鳞癌,结果显示放疗联合西妥昔单抗增加了急性毒性反应,降低了治疗耐受性,两组生存相似。而 RTOG0522 研究则回答了局部晚期头颈部鳞癌同期放、化疗加西妥昔单抗是否能获益的问题,结果显示两组生存无明显差别,但西妥昔单抗组的皮肤黏膜毒性反应明显高于同期放、化疗组。综合以上研究结果,对于局部晚期头颈部鳞癌包括喉癌,放疗联合西妥昔单抗仍需谨慎选择。而在复发或转移头颈部鳞癌中,已有Ⅲ期 EXTREME 研究证实,与铂类/5-FU相比,西妥昔单抗联合铂类/5-FU,可显著提高复发和(或)转移性头颈部鳞癌包括喉癌患者一线治疗的总生存率。

(四)复发和(或)转移喉癌的治疗

对于可切除的复发喉癌,应行根治性手术。对于不可切除的复发喉癌,如果以往没有接受过放疗,应进行根治性放疗。对于比较年轻(年龄＜70 岁)及行为状态良好(功能状态评分为 0 或 1)的患者应考虑放疗同步联合化疗(铂类)或靶向药物(如西妥昔单抗)治疗。

对于不适合局部治疗(手术或放疗)的复发及转移喉癌,姑息性化疗联合靶向治疗(Ⅰ类证据)是主要手段,治疗目的在于延长生存和维持生活质量。一线化疗推荐铂类/5-FU 联合西妥昔单抗、铂类/紫杉类联合西妥昔单抗、铂类联合 5-FU/紫杉类。

对于不适合局部治疗(手术或放疗)的复发及转移喉癌,姑息性化疗联合/不联合靶向治疗是主要手段,治疗目的是延长生存和维持生活质量。

七、放疗

(一)放疗指征

1. 根治性放疗适应证

①声带原位癌和临床Ⅰ、Ⅱ期喉癌。②愿意接受手术治疗或有手术禁忌证的患者。③可手术中晚期喉癌患者经计划性术前放疗后肿瘤消失,可改为根治性放疗。

2. 术后放疗指征

①肿瘤肉眼残留。②组织病理学检查手术切缘阳性,或安全边界不够(阳性边缘≤5mm)。③局部晚期病变如 $T_{3\sim4}$ 病变。④多发性淋巴结转移(≥N_1)或淋巴结包膜外侵犯者。⑤脉管神经侵犯。

3. 姑息性放疗适应证

适合于手术和放疗均难以根治的晚期患者,达到改善症状、减轻痛苦、尽量延长患者寿命的目的。

4. 放疗相对禁忌证

①肿瘤或肿瘤周围组织明显水肿者。②肿瘤或肿瘤周围有广泛的坏死或严重感染者。③肿瘤严重阻塞气道,造成严重呼吸困难者。患者上述情况经过相应治疗病情控制好转者,仍然可以考虑放疗。

(二)体位固定与 CT 扫描

1. 放疗前准备

向患者交代放疗的必要性和放疗的急性、晚期并发症,并签署知情同意书。常规就诊口腔科,了解患者有无龋齿,如有龋齿,应拔除。

2. 体位固定

目前,对喉癌放疗一般采用颈直位或头颈部后仰过伸位两种体位。按患者体型选好相应型号头枕,嘱患者躺在治疗床上,头部置于头枕上。一般要求患者后脑枕部与枕头凹陷部位相吻合,不留空隙。用头颈肩罩进行固定,标记定位参考点,行 CT 扫描。一般层厚为 3mm,常规行增强 CT 扫描。然后将扫描图像传输至治疗计划系统。

(三)三维适形放疗和调强放疗靶区勾画

靶区的设计是根据 ICRU 相关规定,分为以下几个区域进行勾画。

1. 肿瘤靶区(gross tumor volume,GTV)

肿瘤靶区是指通过临床检查和影像学检查可见的肿瘤,包括原发肿瘤和转移淋巴结。对于术后放疗者,将原发肿瘤及转移淋巴结定义为肿瘤瘤床(tumor bed),命名为 GTV_{tb}。

术前放疗者,应参考多种影像学技术并合理勾画,MRI 对明确喉癌侵犯范围比 CT 有优势。因此,喉癌患者放疗前应行头颈部 MRI 检查,有条件的放疗中心可采用 CT-MRI 融合来勾画 GTV。术后放疗者,应根据术前影像显示的肿瘤侵犯范围、术中所见、术后病理检查结果综合考虑来勾画肿瘤瘤床。

2. 临床靶区(clinical target volume,CTV)

即 GTV 加上潜在的肿瘤浸润组织或亚临床病灶。可根据危险程度的不同而设计多个临床靶区,具体设计国内外放疗中心尚无统一标准。一般而言,高危临床靶区(CTV₁)包括潜在的原发肿瘤及转移的淋巴结可能侵犯区域;低危临床靶区(CTV₂)为需要预防性照射区域。

(1)国外 CTV 的勾画：CTV_1 一般是在包括原发性肿瘤及转移淋巴结的基础上外放 1～2cm，并根据毗邻危及器官做相应修改；CTV_2 一般是指需要预防性照射的范围。$T_{1～2}N_0$ 喉癌患者 CTV_1 直接在原发灶基础上外放边界。$T_{3～4}N+$ 喉癌患者 CTV_1 除了外放边界外，还应包括同侧颈部 Ⅱ～Ⅳ 区淋巴结，CTV_2 包括对侧颈部 Ⅱ～Ⅳ 区淋巴结，声门下区喉癌患者还应包括 Ⅵ 区淋巴结。

(2)国内 CTV 的勾画：①$T_{3～4}N+$ 声门上区癌和声门癌的 CTV_1 应包括 GTV、全部喉结构、梨状窝、声门旁间隙、会厌前间隙、舌会厌溪、部分舌根和整个甲状软骨，以及 Ⅱ～Ⅲ 区淋巴结，CTV_2 需预防照射至锁骨上淋巴结区；②$T_{1～2}N_0$ 声门癌只需包括全喉即可；③T_1N_0 声门上区癌需包括 GTV 和 Ⅱ～Ⅲ 区淋巴结，T_2N_0 声门上区癌需包括 GTV 和 Ⅱ～Ⅳ 区淋巴结，$T_{1～2}N_1$ 声门上区癌需包括 Ⅱ～Ⅳ 区淋巴结；④声门下区癌应在声门上区癌 CTV_1 的基础上，包括双侧颈部 Ⅳ、Ⅵ、Ⅶ 区淋巴结；⑤术后放疗者除包括高危淋巴结引流区外，气管造瘘口在以下情况必须包括在照射野内，即病变侵犯声门下区、术前行紧急气管切开术者、颈部软组织受侵犯（包括淋巴结包膜外受侵犯）、气管切缘阳性或切缘安全边界不够、手术切痕通过造瘘口。

3. 计划靶区（planning target volume，PTV）

由 CTV＋摆位误差和患者位置的变动所增加的外放边界，即在 CTV 基础上外放 3～5mm 形成 PTV。对于活动度较大的方向，如向上、向前，PTV 可相应扩大为 5～10mm。颈部近皮肤处 PTV 不应超过相应皮肤。

4. 内靶区（internal target volume，ITV）

CTV＋考虑器官运动所引起的 CTV 内边界位置变化。喉癌患者较少有器官的相对运动，靶区设计一般不考虑 ITV，只需考虑 PTV 即可。

(四)危及器官勾画与剂量限制

1. 喉癌放疗需勾画的危及器官

包括脑干、脊髓、下颌骨、颞颌关节、中耳、内耳、口腔、腮腺、颌下腺、咽缩肌、喉、气管、食管、口腔、甲状腺等。目前正常组织已有勾画指南，可参考指南进行勾画。

2. 正常组织限量

①脊髓最大剂量≤45Gy。②脑干最大剂量≤54Gy，外扩的计划危及器官体积（PRV）的 D1≤60Gy。③腮腺平均剂量＜26Gy，50％腮腺体积＜30Gy。④视神经、视交叉最大剂量≤54Gy，外扩的 PRV D1≤60Gy。⑤下颌下腺平均剂量＜35Gy。⑥甲状腺平均剂量＜45Gy。⑦下颌骨、颞颌关节最大剂量＜70Gy，外扩的 PRV D1＜75Gy。⑧咽缩肌平均剂量＜50Gy。⑨口腔平均剂量＜40Gy。⑩气管、食管平均剂量＜40Gy，耳蜗平均剂量＜45Gy。

(五)处方剂量

1. 根治性放疗

PGTV 70Gy/30～33 次，PTV_1 60Gy/30～33 次，PTV_2 54Gy/30～33 次。

2. 术后放疗

有切缘阳性或肉眼残留、淋巴结包膜外侵者 $PGTV_{tb}$ 66～70Gy/30～33 次，PTV_1 60Gy/30～33 次，PTV_2 54Gy/30～33 次。无以上危险因素者，$PGTV_{tb}$ 60Gy/30 次，PTV 54Gy/30 次。

(六)放疗的实施

勾画好靶区并设计治疗计划。通过计划评估后,治疗前需拍摄 X 线验证片,与模拟定位 X 线片进行比较。如果误差较大,需重新摆位。现在大部分放疗中心都配有电子照射野影像系统(EPID),可以实时地观察照射野的情况,验证比较快捷方便。照射野验证一般在放疗前、放疗中和放疗后都需要验证,剂量验证由物理师完成。完成以上步骤后,技师根据治疗单的医嘱,在治疗室内完成患者的摆位及体位固定,然后进行放疗。

常规放疗定位采用等中心照射技术,以 4~6MV 高能 X 线或 ^{60}Co 为首选,放疗剂量采用常规分割方式。

1. 声门区喉癌(原位癌和 $T_{1~2}N_0$ 病变)

发生颈部淋巴结转移率较小,仅照射原发灶即可。常规治疗一般设两个侧颈相对照射野,其大小为 5cm×5cm 或 6cm×6cm。射野以喉结下 0.5cm 为中心,上界平甲状软骨上缘,下界平环状软骨下缘,前界超过皮肤,后界在颈椎椎体前缘。

2. 声门区喉癌($T_{3~4}N+$病变)

照射范围包括原发灶及Ⅱ~Ⅴ区淋巴结。若有声门下侵犯,应包括Ⅵ区淋巴结。通常设双侧面颈照射野和下颈锁骨上照射野。面颈照射野的上界平下颌角上 1cm 并向后上延至颅底,然后包括颅底上 1cm 折向后,后界至颈椎横突后缘,下界平环状软骨下缘,前界至颈前缘。下颈锁骨上照射野的上界与面颈照射野下界相接,下界至锁骨下缘,双侧外界至肩关节内侧缘。不需照射Ⅵ区淋巴结时,可在照射野的中线用 2cm 的铅块阻挡气管。当照射至 40~45Gy 时应予以缩野并避开脊髓,针对原发灶和颈淋巴结所在区继续加量照射。

3. 声门上区喉癌

同声门区喉癌的照射野。但对 $T_{1~2}$ 期病变,应包括原发灶和Ⅱ~Ⅳ区淋巴结。

4. 声门下区喉癌

照射范围包括原发灶及Ⅱ~Ⅵ区淋巴结。面颈照射野下界应在原发灶下缘下 2cm,下颈锁骨上照射野的中线不用铅块阻挡,以照射Ⅵ区淋巴结。

(七)放疗并发症

1. 喉头水肿

喉头水肿是声门癌和声门上区癌放疗中和放疗后常见的并发症,需 6~12 个月才能消退。水肿的清除率与放疗剂量、照射体积、颈清扫、原发灶大小和范围,以及持续的吸烟饮酒有关。治疗上可使用类固醇激素(如地塞米松);若伴有溃疡和疼痛,可使用抗生素。

2. 咽痛、声嘶、口干

咽痛为放疗期间常发生的急性反应,可持续至放疗后 3~4 周。声音嘶哑较常发生于放疗过程中,治疗结束后 3 周左右声音会逐渐好转,直至 2~3 个月。局部广泛侵犯的肿瘤治疗后也可以恢复正常发声,但比例会少于肿瘤小的患者。放疗中腮腺、颌下腺和口腔内小唾液腺受到照射,患者会出现口干、味觉丧失和喉部异物感,这些急性反应放疗后会有不同程度的恢复。

3. 喉软骨坏死

喉软骨坏死为放疗的远期并发症,只有在剂量很高(>85Gy)时才可能出现。在软骨本身受侵的患者中,放疗后发生软骨坏死的机会相对增多。

4.甲状腺功能减退症

一般认为放疗在较短时间内对甲状腺功能影响不大,约有 5%患者在放疗后 1 年内出现甲状腺功能减退症。但对放疗结合手术的患者,在喉切除术的同时行甲状腺半切除,治疗后甲状腺功能减退症的发生率可达 54%。甲状腺功能减退症表现为促甲状腺素释放激素(TSH)升高、甲状腺素(T_4)及三碘甲状腺原氨酸(T_3)降低,处理上可用甲状腺素(如优甲乐)行替代治疗。

八、疗效与预后

早期声门型喉癌预后较好,放疗的疗效与外科手术相当。T_1 期和 T_2 期病变单纯放疗的 5 年局部控制率分别为 80%～90%和 70%～85%,放疗失败后挽救性手术后的 5 年局部控制率分别为 90%～98%和 85%～95%,5 年总生存率分别为 80%～90%和 75%～85%。T_1 期和 T_2 期声门上区喉癌的放疗疗效不如声门区喉癌,单纯放疗后的 5 年局部控制率分别为 70%～80%和 60%～70%,挽救性手术后的 5 年局部控制率分别为 70%～90%和 70%～85%,5 年总生存率分别为 75%～85%和 60%～80%。

局部晚期喉癌预后较差,既往报道的可手术的患者 5 年总生存率为 28%～55%,5 年的局部控制率为 35%～75%。不可手术的喉癌患者 2～3 年总生存为 20%～35%,2～3 年局部控制率为 30%～50%。

TNM 分期是影响喉癌预后的最重要因素之一,局部控制率和总生存率随着分期的升高而下降,其他因素如性别、肿瘤代谢体积、放疗剂量、分割方式也与喉癌的预后相关。

第二章　胸部肿瘤

第一节　胸壁肿瘤

一、概述

胸壁肿瘤一般指胸壁深部软组织和骨骼组织的肿瘤。胸壁肿瘤可分为原发性和继发性两大类。继发性胸壁肿瘤多为身体其他部位恶性肿瘤转移至胸壁组织,或邻近胸壁的肺或胸膜恶性肿瘤直接浸润所致。原发性胸壁肿瘤较为少见,其中80%发生于肋骨,大多数为良性,约有20%发生于胸骨,而胸骨部位的肿瘤则恶性多见。肋骨肿瘤好发于前胸壁及侧胸壁,发生于后胸壁者较为少见。

原发性胸壁肿瘤占人体全部原发性肿瘤的2%,其中原发性胸壁恶性肿瘤占所有胸部恶性肿瘤的5%。在原发性胸壁恶性肿瘤中,胸壁软组织恶性肿瘤最为常见,占手术治疗病例的50%左右,胸壁骨骼肿瘤在治疗中也占有重要地位。恶性纤维组织细胞瘤(malignant fibrous histiocytoma,MFH)、软骨肉瘤(chondrosarcoma)和横纹肌肉瘤(rhabdomyosarcoma)是常见的原发性恶性胸壁肿瘤,而且需要外科手术治疗;软骨瘤(chondroma)、硬纤维瘤(desmoid)以及骨纤维发育不良(fibrous dysplasia of bone)则是最为常见的良性胸壁肿瘤。骨纤维发育不良又称为纤维异样增殖症或称为骨纤维性结构不良。

自从1898年Parham首次报道胸壁骨性肿瘤的外科手术切除以来,胸壁肿瘤切除术后的胸壁重建(chest wall reconstruction)有了很大发展,广泛的手术切除使多数原发性胸壁肿瘤有了治愈的可能。

二、临床表现

(一)症状

胸壁肿瘤可根据病变的不同出现各种临床症状,也有部分病例无明显临床症状。约20%的良性胸壁肿瘤无明显临床症状,而在进行胸部X线检查时被发现。多数胸壁肿瘤生长缓慢,表现为逐渐增大的无症状肿块。但是随着肿瘤的不断生长和发展,尤其是恶性胸壁肿瘤患者都会出现程度不同的疼痛,常被误认为神经性或肌肉(骨骼)疼痛;如肿瘤生长迅速,可伴有出血、坏死破溃、感染;晚期患者可有胸腔积液、转移相应部位症状、恶病质等。良性肿瘤有胸痛的病例约为2/3,有的病例或有发热,但因胸痛为主诉而来就诊的患者占25%~50%。

(二)体征

进行性增大的胸壁肿块是胸壁肿瘤最常见的体征,以偶然扪及胸壁肿块为主诉的占胸壁肿瘤患者约70%。但应注意少数病例如原发性肋骨肿瘤在查体时并无肿块。

(三)影像学检查

1.X线检查

包括胸部正侧位片、切线位片、体层片及多轴透视等。原发于骨骼的胸壁肿瘤主要位于肋软骨与肋骨的交界处和肋骨头处,也可见于胸骨和锁骨。X线片检查可见局部骨质膨大、骨质破坏等X线征象。良性骨骼肿瘤一般为圆形、椭圆形,骨皮质无断裂。恶性骨骼肿瘤主要为侵蚀性骨破坏,呈筛孔样、虫蚀样,可有溶骨或成骨性改变,边缘较毛糙,骨皮质缺损、中断或病理骨折。胸壁软组织肿瘤在X线片上显示密度不高,其内缘清晰、锐利,外缘较模糊;切线位片上瘤体中心位于侧胸壁,瘤体与胸壁成钝角,基底紧贴胸壁,长轴与胸壁一致,不能分开,瘤体两端可见胸膜反褶线(图2-1)。

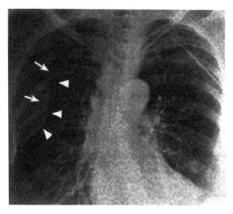

图 2-1　恶性纤维组织细胞瘤

2.CT 检查

有助于判断瘤体的部位、大小、范围及有无转移、鉴别胸壁肿瘤为实体瘤或囊性病变、显示骨质受累的情况、显示胸壁软组织、胸膜、纵隔内结构以及肺受肿瘤侵袭的情况。明确肿瘤是在胸壁还是在肺内,对胸内器官侵犯的情况及有无纵隔转移等(图2-2、图2-3)。

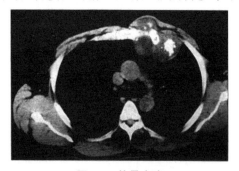

图 2-2　软骨肉瘤

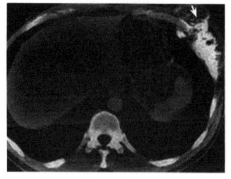

图 2-3　骨肉瘤

3. MRI 检查

可从矢状位、冠状位和横断面上显示所有的血管结构,了解脊椎和胸部大血管是否受累,但对绝大多数胸壁肿瘤临床价值不大。

4. ECT 和 PET 检查

骨显像对转移性骨肿瘤的诊断有很高的灵敏度。可较 X 线片或 CT 提早 3～15 个月发现病灶。但存在一定假阳性。

(四)超声检查

实质性肿瘤(少数为液性)向内凸者,内面呈弧形并有双侧锥形边回声、壁层胸膜回声线完整连续,脏层胸膜回声线光滑、呼吸运动时肿瘤随胸壁同步活动,多为胸壁肿瘤。高频超声还能清晰地显示胸壁各层软组织、胸膜及肺表面回声。对于肿瘤的胸壁内定位,可判定其大小、范围、回声性质、肿瘤内面的边缘形态及其与胸膜和肺的关系;有利于准确引导穿刺进行组织学或细胞学检查,提高定位的准确性。

(五)实验室检查

广泛骨质破坏的恶性胸壁肿瘤,血清碱性磷酸酶可升高。骨髓瘤患者,尿中本周蛋白可呈阳性。但检查缺乏特异性。

三、诊断与鉴别诊断

胸壁肿瘤有时需要与周围型肺癌及其胸壁浸润、局限性胸腔积液和胸膜增厚以及胸壁慢性炎症如胸壁结核等进行鉴别。一般而言,胸壁恶性肿瘤生长较快,患者多有胸痛或呼吸系统功能障碍等症状,影像学检查常能发现肋骨、胸骨或胸椎骨质有侵蚀破坏征象,或有其他部位的远处转移现象。但胸壁的恶性肿瘤可以发生在原有良性肿瘤的基础上,如软骨肉瘤可起源软骨瘤,增加了诊断的难度。胸壁的转移瘤大部分为多发性病变,通过检查可以在其他部位发现其原发瘤。骨髓瘤通常为多发性,也可见于胸部以外的其他骨骼。依靠病史、体征和影像学检查,多能进行临床诊断。

如对胸壁肿瘤的诊断仍有怀疑或要求术前明确其组织细胞学诊断,经皮肿瘤穿刺活检为推荐的方法,确诊率约为 50%。如仍不能确诊可行切开活检,待病理报告确诊为恶性后再行广泛切除。但 King(1982 年)等提出,由于部分肿瘤如软骨肉瘤可能存在不同区域组织学良、恶性成分不同,活检可能导致错误的病理诊断。

四、治疗

(一)治疗原则

胸壁肿瘤的主要治疗是外科手术,其手术原则如下。

(1)胸壁良性肿瘤可行肿瘤局部切除,但某些具有易复发及恶性倾向的良性肿瘤如纤维瘤、软骨瘤、骨软骨瘤、骨巨细胞瘤等应适当扩大切除范围,除切除病变肋骨外,尚应切除上下各一根正常肋骨。

(2)胸壁恶性肿瘤必须行广泛的胸壁大块组织切除,对肋骨的恶性肿瘤应包括肌层、病肋及其上下各一根正常肋骨及肋间肌、壁层胸膜整块组织切除,切除范围应超过肿瘤边缘 5cm,并行局部淋巴结清扫,如肿瘤已侵及肺,应同时行肺切除。

(3)胸壁大块组织缺损必须修补,其目的是闭合胸膜腔及维持胸壁的稳定。恶性胸壁肿瘤手术切除后,应联合放疗及化疗,以提高治疗效果。

(二)手术切除

1.切口

对于累及皮肤和浅层肌肉的患者,应在肿瘤外缘 4cm 处行梭形切口以便切除相应皮肤和浅层肌肉。对于未累及皮肤和浅层肌肉的患者,可于肿瘤相应部位行直或弧形切口(图 2-4)。

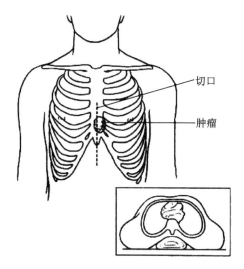

图 2-4　胸骨肿瘤切口选择

2.探查

逐层显露肿瘤后,在距离肿瘤边缘 4～5cm 处肋间进胸,在胸腔内探查肿瘤的范围、是否累及胸腔内组织器官如肺等,以决定切除范围。

3.切除范围

对胸壁转移瘤、良性肿瘤以及低度恶性的原发性骨肿瘤(如肋软骨肉瘤),无瘤切缘 2cm 已经足够,但对原发性胸壁恶性肿瘤而言(如恶性纤维组织细胞瘤和骨肉瘤等),无瘤切缘 2cm 是不够的,因为肿瘤细胞将通过骨髓腔或组织切缘(如胸骨边缘或壁层胸膜边缘)发生播散。由于切除范围对于原发性胸壁肿瘤患者的长期生存率影响很大,大部分外科医师认为,所有证实为原发性胸壁恶性肿瘤者,在进行胸壁肿瘤切除术时切缘距正常组织至少为 4cm;高度恶性的胸壁肿瘤,将受累的肋骨或胸骨完整切除。发生于肋骨的恶性肿瘤,切除范围除了切除受累的肋骨之外,还应切缘肿瘤上、下缘的各一段肋骨,以预防术后肿瘤复发,附着于肋骨上的任何组织,诸如肺组织、胸腺、心包或胸壁的肌肉,也应该切除而不能保留。原发于胸骨的恶性肿瘤,外科治疗的切除范围要包括受累的胸骨,而且要切除与之相应的肋弓(图 2-5～图 2-7)。

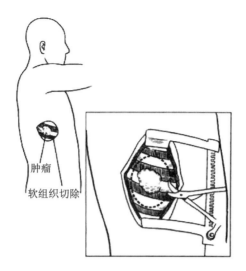

肿瘤

软组织切除

图 2-5　肋骨肿瘤切除

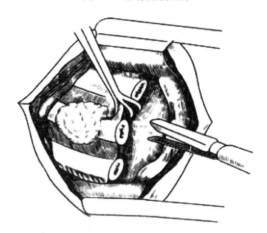

图 2-6　受累的肺组织楔形切除

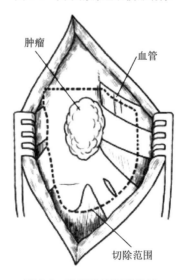

肿瘤

血管

切除范围

图 2-7　胸骨肿瘤切除范围

对于胸壁放射性坏死和溃疡患者,由于创口卫生处理非常棘手,手术切除是唯一的合理方法,目的在于切除局部的肿瘤坏死组织,使创口得以愈合。虽然患者的生存期不能延长,但其生活质量可得到一定程度的提高。

4.切口缝合

良性肿瘤、胸壁转移瘤及恶性度较低的原发性肿瘤只需肿瘤外缘 2cm 切除,因术后缺损不大一般可直接缝合;骨性胸壁小范围缺损(直径<5cm)不用重建,可直接缝合或局部肌皮瓣转移覆盖;高位后胸壁缺损(直径<10cm)因有肩胛骨保护也可不必修复;肩胛下区为防止上肢运动时肩胛下角突入胸腔应注意重建修复。恶性肿瘤往往切除范围广泛,缺损范围较大需骨性重建。

(三)胸壁重建

在胸壁缺损的重建中,要全面分析与胸壁重建有关的许多因素,诸如缺损的部位、大小、患者全身情况以及胸壁局部组织的情况或条件等。其中最重要的因素是胸壁缺损的部位和大小,只要有可能,同期完成胸壁重建是最理想的选择。如果胸壁的缺损属于部分而非全层组织缺损,而且缺损范围不大,就应该用皮瓣予以修复;胸壁的放疗性坏死,则宜选择大网膜转移及皮瓣进行修复。若需要全层胸壁组织的重建,则需要考虑两个问题,一是胸廓结构的稳定性问题,二是缺损处软组织的覆盖问题。这两个问题关系到胸壁重建的成败。

1.骨性胸廓重建

胸壁重建材料包括自体材料和人工材料。自体组织常用的有肋骨条、腓骨、髂骨条、阔筋膜和肌瓣等,其与人体组织亲和性较好,但支持力较弱、取材数量大小受限,且手术操作较复杂、额外增加手术伤口等缺点而逐渐被淘汰。人工材料有金属(网、丝、板等)、有机玻璃、涤纶布,Marlex 网,Gore-tex 补片等。早期采用的接骨板、有机玻璃板、钢丝网等,组织相容性差、不易塑形及裁剪、金属材料特别是金属板会影响术后 X 线检查及放疗;钛合金材料组织相容性好、抗弯曲强度比肋骨大、操作简便,术后不影响日后的 CT、MRI 检查及阅片,但难于固定、易松动、对 X 线片的阅片有影响、不利于肿瘤术后放疗,近年使用已经渐少。

目前国内较常用的是涤纶布,价廉、取材方便、塑形缝合容易,但胸壁坚韧度尚不尽如人意。1960 年由 Graham 首先使用的 Marlex 网及近年来使用的 Gore-tex 补片是较为理想的人工材料。Gore-tex 补片的优点:①具有较高的张力强度,能够保证修复胸壁的稳定性和坚固性,能防止胸壁浮动和反常呼吸;②组织相容性较好,异物反应小,并有一定的抗感染能力;③切割、塑形及缝合方便,能适用于不同大小及形状的胸壁缺损的修复,而且缝合固定后不容易发生脱落或滑脱;④无致癌作用;⑤能透过 X 线,不影响术后的 X 线检查、B 超检查以及放疗;⑥多孔网眼结构,易于纤维组织形成,促进血管的形成、生长。

缝合可采用褥式缝合,先缝补片等人工材料,再缝合至肋骨或胸骨,然后在第 1 针对侧缝合第 2 针,在第 1 针和第 2 针连线的垂直线处缝合第 3 针,再在其对侧缝合第 4 针,逐针缝合后剪除多余人工材料(图 2-8)。

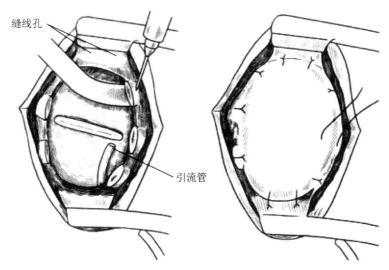

图 2-8 人工材料（补片）缝合

2. 软组织重建

较小的胸壁缺损，可用局部肌层、皮下组织修复，术后相应部位加压包扎，组织愈合固定后反常呼吸即减轻、消失；部位较低的胸壁缺损可以用膈肌缝合修补；有胸膜粘连增厚时，也可将肺缝合于缺损处修补。对于较大的缺损则采用肌瓣修复。大网膜也可用于缺损修复或作为肌瓣修复失败后的替补材料。临床上常用背阔肌、胸大肌、前锯肌、腹直肌或大网膜进行胸壁缺损修复。腹外斜肌和斜方肌也有应用。

（1）背阔肌（图 2-9）：因其为人体最大的扁平肌，可以用于修复前、后胸壁的全层缺损。

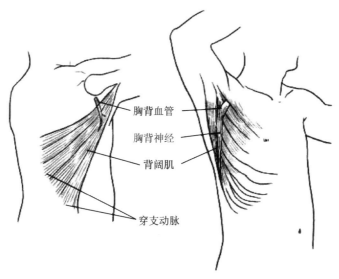

图 2-9 背阔肌结构

（2）胸大肌（图 2-10）：可用两侧胸大肌在胸壁正中缝合修复胸骨切除后损伤，手术游离肌瓣切断其起止点时应注意避免损伤血供和神经支配（主要是胸肩峰神经血管束）。胸大肌也可用于修复前胸壁缺损（图 2-11）或重建气管膜部修复气管瘘。

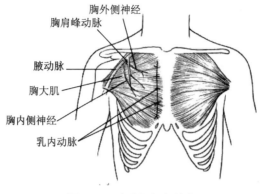

图 2-10　胸大肌解剖结构

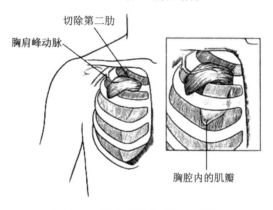

图 2-11　胸大肌修复前胸壁缺损

（3）前锯肌：由肩胛下动脉分支和胸长动脉供血的侧胸壁肌肉，一般作为背阔肌和胸大肌修复胸壁缺损的辅助肌肉。

（4）腹直肌：切断腹壁下动脉后依然有胸廓内动脉血供，故腹直肌肌瓣可转移至胸壁修复低位胸壁缺损，也有人用于重建乳房。

（5）大网膜：带蒂大网膜优点在于可以修复不规则缺损、填塞残腔。但其用于胸壁修复需要上腹部造口或通过膈肌前方造口，有腹腔疝可能（图 2-12）。

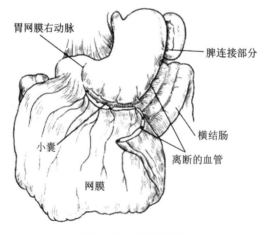

图 2-12　大网膜结构

五、术后并发症

(一)呼吸道感染

主要原因为手术使胸壁的完整性遭到破坏,加之手术创伤造成的疼痛使患者不敢进行有效咳嗽,导致排痰障碍,之后迅速发展为呼吸道感染。如果患者年龄较大,肺功能较差,有较严重的肺气肿或慢性呼吸道感染,胸壁重建术后发生呼吸道感染的机会便会随之增加。术后早期的胸壁浮动,可加重排痰障碍和肺部感染,二者相为因果,最终导致呼吸功能衰竭。为预防术后呼吸道感染,术中重建胸壁时要严格掌握手术操作原则,使重建的胸壁有足够的稳定性;手术结束时,胸部要加压包扎,减轻胸壁浮动。术后要加强呼吸道的护理,协助患者咳痰,并选用广谱抗生素进行抗感染治疗。用鼻导管吸痰是一种较好的清除痰液的方法,可以反复采用。对痰液确实无法排除,肺部感染较重的患者,应该及时施行气管切开术清除呼吸道内潴留的痰液,而且可用呼吸机辅助呼吸并对浮动胸壁进行内固定,加强重建胸壁的稳定性。

(二)手术区积液及感染

在重建胸壁时,对手术区进行正确的引流,加压包扎及选用有效的广泛抗生素是预防手术区皮下或组织间积液以及组织与重建胸壁骨骼的合成材料之间积液甚至感染的重要措施。胸壁加压包扎的时间不应少于 10 天。手术区的积液可采用穿刺抽液的方法处理;若发生感染,要予以引流。

(三)脊柱侧弯

儿童广泛胸壁切除后可能发生脊柱侧弯,严重者需要内固定手术纠治。

六、各类胸壁肿瘤的临床特点

(一)良性肿瘤

1. 软骨瘤

软骨瘤是最常见的胸壁良性肿瘤。症状可有疼痛,查体可为巨大肿块,常生长于肋骨软骨关节。X 线片表现为分叶状高密度影,不穿透骨皮质但可使其变形。组织学上为透明软骨和黏液样变性钙化病灶共存。治疗方法为广泛局部切除。

2. 骨软骨瘤

较为少见,多发于青年。X 线片可见病变位于骨骺端并与关节反向生长。组织学上为成熟骨小梁被覆软骨,单发骨软骨瘤极少恶变,但多发骨软骨瘤恶变比例较高。广泛局部切除为首选治疗。

3. 纤维性发育不良

多发于年轻患者,以无痛性肿块为主要表现。发生于肋骨后段多见但也可于其他位置。X 线片表现为无钙化的中心性梭形肿块。组织学上骨小梁缺乏骨粗纤维向层壮骨的转变,呈鱼钩样。手术切除即治愈。

4. 硬纤维瘤

易发于中年,男女比为 1：2。症状主要为疼痛,体征为边界不清、活动度差的肿块。X 线片无特异表现,组织学上为无包膜的分层成纤维细胞和胶原组成。因其可向筋膜层扩散生长,手术治疗要求切除范围参照恶性肿瘤标准,即切缘超过肿瘤边界 4cm。该肿瘤不会转移但易术后复发,复发率与手术切除范围有关。因化疗对该肿瘤无效而放疗敏感,故复发病例可接受放疗,但复发对生存率无影响。

其他也有脂肪瘤、骨髓炎、间叶瘤、纤维性黄色瘤、血管内皮瘤和神经瘤等类型,但临床上较为少见。

(二)恶性肿瘤

1. 软骨肉瘤

软骨肉瘤占原发性恶性胸壁肿瘤 50%,发生于肋骨占 80%。早期症状不明显常导致延误诊治。X 线片可见骨髓腔内分叶肿块影,多伴有骨皮质破坏,CT 可见散点状或弧形钙化。该肿瘤对放、化疗均不敏感,手术为主要治疗手段,应予大范围广泛切除,故多需胸壁重建。McAfee 认为直径小于 6cm 和胸骨肿瘤预后较好,因其容易达到广泛切除要求,局部切除生存率较广泛切除明显下降,而姑息性切除预后最差,10 年生存率仅为 14%。

2. 骨肉瘤

骨肉瘤多发于青少年。疼痛性肿块为主要就诊原因。多生长于长骨的骨骺端。X 线片可见典型的骨膜成骨表现和 Codman 三角征(反应性新骨形成引起骨膜三角形增高)。组织学上为不规则类骨质,散布成骨、成纤维和成软骨细胞。因放疗对该肿瘤无效,治疗上以诱导化疗+手术+术后化疗为主。化疗一般采用多柔比星+甲氨蝶呤+顺铂,广泛切除手术后 5 年生存率可达到 50%。

3. 软组织肉瘤

原发性肿瘤较为少见,包括纤维肉瘤、脂肪肉瘤、纤维组织细胞瘤、横纹肌肉瘤等,可发生于任何年龄。临床多表现为巨大伴有疼痛的肿块,易外浸,远处多为肺转移。影像学可见不规则肿块影,通常伴有骨皮质破坏。广泛切除手术为首选治疗手段,同时不同类型的软组织肉瘤对放、化疗敏感性不同,也有待手术明确病理诊断方能综合治疗。预后与肿瘤具体类型、恶性程度、是否有转移以及手术范围是否足够有关。Souba 报道低度恶性软组织肉瘤患者 5 年生存率为 90%,而高度恶性患者为 49%。

4. 浆细胞瘤

浆细胞瘤发病率占原发性胸壁恶性肿瘤 10%~30%,多发于中老年,生长于肋骨最为多见。X 线片表现为肋骨旁出现多个密度增高影等溶骨现象。组织学上肿瘤由分层的浆细胞组成,细胞核大而突出。治疗程序为外科切除活检明确诊断后给予放疗,如肿瘤对放疗不敏感则可行广泛切除。该肿瘤预后不佳,Gordon 统计报道规范治疗后 5 年生存率为 25%~37%。

5. Ewing 肉瘤和 Askin 瘤

Ewing 肉瘤和 Askin 瘤均为高度恶性的原始神经外胚层肿瘤,前者多发于儿童,是儿童最常见的原发性胸壁恶性肿瘤。临床表现为进行性加剧的胸痛,伴或不伴胸壁肿块。X 线片典型表现为多层骨膜新骨形成的洋葱皮样影像、骨质破坏、膨胀。治疗方法为手术广泛切除联合术后放疗控制局部复发,Thoms 报道有效率为 93%;为控制远处转移还可以辅助化疗(放线菌素 D、环磷酰胺、长春新碱)。Hayry 报道通过联合治疗,5 年生存率可达 52%。

其他恶性胸壁肿瘤还有神经纤维肉瘤、恶性血管内皮瘤和平滑肌肉瘤等,生存率相差较大,发病率较低。

第二节　胸膜肿瘤

一、概述

胸膜肿瘤分为原发和转移性肿瘤,与转移性肿瘤比较起来,原发胸膜肿瘤少见。胸膜肿瘤多数合并胸腔积液,但是不伴胸腔积液也无弥漫性胸膜增厚的孤立性胸膜结节、肿块也并非少见。血性胸腔积液常提示胸腔内存在恶性肿瘤,而黄色的浆液性胸腔积液也不能排除恶性肿瘤。肿瘤侵犯胸膜产生胸腔积液,一般胸腔积液为渗出性,以淋巴细胞和间皮细胞为主。胸腔积液有时可发现瘤细胞,但是胸膜间皮细胞由于炎症反应也可表现为簇状增生,与瘤细胞相似,有时鉴别较困难。原发胸膜肿瘤当中以间皮瘤常见,本节将主要介绍胸膜间皮瘤。

二、胸膜间皮瘤分类

胸膜间皮瘤(pleural mesothelioma,PM)是少见的肿瘤,约占全部肿瘤的 0.02%~0.04%,占胸膜肿瘤的 5%,临床症状和体征缺乏特异性,诊断较为困难。PM 的死亡率高,且近年有上升趋势,逐渐引起人们的重视。

(一)定义及发病特点

PM 是来源于胸膜表面间皮细胞的原发肿瘤,可发生于脏层胸膜和壁层胸膜的任何部分,其中 80% 发生于脏层胸膜,20% 发生于壁层胸膜。PM 可发生于任何年龄,其中以 40 岁以上者多见。在石棉粉尘接触的人群中,PM 的发病率要比未接触石棉的人群高得多;从石棉暴露到发病,大概有 10~40 年的潜伏期。其他与 PM 发生有关的危险因素包括亚硝胺、玻璃纤维、放射线、氯体钍、沸石、铍、氢氰酸及其他肺部疾病等。

(二)PM 按肿瘤生长方式和形态分为两大类

1. 局限性胸膜间皮瘤(localized pleural mesothelioma,LPM)

大多来源于脏层胸膜,少数可来自壁层、膈肌和纵隔。LPM 生长缓慢,多数为良性,恶性少见,良性 LPM 组织类型分为纤维型或无细胞型、细胞型和混合型,恶性 LPM 组织类型分为管状乳头型、纤维型和双相型。

2. 弥漫性恶性胸膜间皮瘤(diffuse malignant pleural mesothelioma,DMPM)

通常累及壁层和脏层胸膜,病变广泛、进展迅速,属高度恶性肿瘤,组织类型分为上皮型、肉瘤型和混合型。

三、局限性胸膜间皮瘤

LPM 大多来源于脏层胸膜,少数可来自壁层、膈肌和纵隔。LPM 生长缓慢,多数为良性,恶性少见。肿瘤大小不一,形态各异,从小结节到巨块形,甚至占据整个胸腔,大多有蒂悬吊于胸膜腔内。良性 LPM 包膜完整,表面光滑或呈分叶状。多数患者无任何症状,常在体检行胸部 X 线检查时偶然发现胸内阴影,若肿瘤巨大局部压迫邻近肺、支气管、心脏时则出现相应症状,除非肿瘤起源于壁层胸膜,很少出现胸痛,有时会出现胸腔积液,甚至为血性胸腔积液,此时需要与恶性胸腔积液相鉴别。少部分患者可以出现肥大性肺骨关节病改变,如关节僵硬、关节痛和踝关节水肿;也有患者合并低血糖症出现昏迷或晕厥,对此合并综合征机制上不明确。LPM 与接触石棉无关。

局限性良性胸膜间皮瘤 X 线片表现为胸腔内孤立的、边缘清楚、圆形或类圆形软组织肿块,大小从数厘米到占据整个胸腔,肿瘤可呈分叶状、密度均匀、界限清楚。

局限性良性胸膜间皮瘤术前多数不能确诊,原因是当影像检查发现胸内孤立性肿物,为获取诊断而行 CT 引导下肿物穿刺活检时,往往因穿刺获得的组织标本太少,而使病理学很难准确判断。因此只有部分患者术前可以明确诊断。

最好的治疗手段是手术完全切除。良性孤立有蒂的间皮瘤,如与邻近肺组织、胸壁、纵隔内脏器无明显粘连,可采用肿物连同蒂根部周围 2cm 范围内的壁层胸膜或是肺组织一同切除,以防术后复发。如果肿瘤被肺组织包裹,则需要行肺部分切除甚至肺叶切除。恶性的LPM 如侵犯胸壁可有肋骨破坏,手术时应做肿块连同局部胸壁切除,必要时需行胸壁重建。如无法做到肿瘤完全切除,建议术后辅助放疗。

鉴于 LPM 有复发可能,建议患者术后长期随诊复查。

四、弥漫性恶性胸膜间皮瘤

DMPM 是一种致死性特别强的恶性肿瘤,较局限型更常见。恶性胸膜间皮瘤通常泛指弥漫性恶性胸膜间皮瘤。有统计显示,1999~2005 年美国有 18 068 例患者死于 DMPM,目前全世界 DMPM 发病率正在上升。早期的回顾性分析显示,其 5 年生存率为 1% 左右,发病后中位生存期仅为 4~12 个月。DMPM 较少见,首次就诊的误诊率较高,病情进展迅速,常在数月内迅速恶化。目前对该病的治疗在进一步研究中,其诊断及治疗颇为棘手。

(一)病因和发病机制

石棉是恶性胸膜间皮瘤的首要致病因素。石棉是天然硅酸盐矿物质的总称,包括 6 种可形成非常细纤维的硅酸盐矿物:纤蛇纹石、青石棉、铁石棉、直闪石、透闪石和阳起石,所有种类的石棉纤维几乎都与 DMPM 的发病机制有关,其中最危险的是青石棉。工业上纤蛇纹石、铁石棉和青石棉都有广泛的应用。大部分石棉接触都是与工作相关的。环境性的间皮瘤与世界上某些地区的自然接触相关,如某些地区石棉作为地质成分存在于土壤中,有些地区石棉用来粉刷房屋的墙壁,人们居住在接近石棉矿或石棉工厂的地方而接触到石棉。石棉工人的家属通常由于接触工人工作衣服上带有的石棉而致病。

所有接触石棉的个体都是高危人群。恶性胸膜间皮瘤的平均的潜伏期是接触石棉后约40 年(15~67 年),潜伏期大于 15 年的占所有病例的 99%。大多数病例中,胸膜斑块是石棉接触的一个迹象,同时也与间皮瘤的危险性有很大的联系。间皮瘤在胸膜斑块的患者中比正常人群更为常见,因为这两种疾病都与石棉接触有很大关系。全球男性恶性胸膜间皮瘤病例中,大于 80% 的患者有石棉接触史,但女性患者中则很少有石棉接触史。石棉和恶性胸膜间皮瘤之间有明确的剂量关系,但这种疾病也可能在低剂量石棉接触的患者中发生。恶性胸膜间皮瘤也可能在没有石棉接触史的病例中发生。

亚硝胺、玻璃纤维、放射线、氧化钍、沸石、铍、氰氢酸、脂质等物质的吸入均可导致DMPM;其他肺部疾病,如结核、化学物质及类脂质吸入性肺炎也可导致 DMPM。

(二)分期

一个好的分期系统应该能够区分生存率,根据病理学结果预测预后,指导治疗并评价某一治疗方案的好坏。

1.Butchart 等报道的 DMPM 分期

Ⅰ期:病变局限在由脏层胸膜、肺、心包及横膈所构成的胸膜腔内。

Ⅱ期:病变侵犯胸壁、纵隔组织,包括食管、心脏及对侧胸膜,伴或不伴有胸膜腔内淋巴结侵犯。

Ⅲ期:病变通过膈肌侵犯腹腔并伴有胸膜腔外淋巴结侵犯。

Ⅳ期:远处血行转移。这一分期使用简便,临床可操作性强;但是分期较粗略,且其最突出的缺陷是不能将临床分期和预后相联系。

2.Sugarbaker 等将 DMPM 分为 4 期(表 2-1)

表 2-1　MPM 的 TNM 分期

分期	T 分期	N 分期	M 分期
Ⅰ	T_1	N_0	M_0
Ⅰ A	T_{1a}	N_0	M_0
Ⅰ B	T_{1b}	N_0	M_0
Ⅱ	T_2	N_0	M_0
Ⅲ	T_1,T_2	N_1	M_0
	T_1,T_2	N_2	M_0
	T_3	N_0,N_1,N_2	M_0
Ⅳ	T_4	任何 N	M_0
	任何 T	N_3	M_0
	任何 T	任何 N	M_1

Ⅰ期:病变局限于脏层胸膜、肺、心包和横膈所构成的胸膜腔内,或虽侵犯胸壁但局限于原针吸活检处。

Ⅱ期:Ⅰ期病变伴有胸膜腔内淋巴结侵犯。

Ⅲ期:局部胸壁、纵隔、心脏或穿膈肌腹腔内转移,伴或不伴有胸膜腔外或对侧胸腔淋巴结侵犯。

Ⅳ期:远处转移。

该分期的Ⅰ、Ⅱ期可切除的原发疾病伴或不伴有淋巴结侵犯,其中Ⅰ期可接受胸膜切除(剥脱)或胸膜全肺切除术;Ⅱ期在全身情况允许的情况下应尽可能接受胸膜全肺切除术;而Ⅲ期包括了 Butchart 分期的Ⅱ和Ⅲ期,属于不可切除范围,应以综合治疗为主。

(三)临床表现

DMPM 发病年龄多在 50 岁以上,男女发病比为 2∶1～10∶1。累及右胸部较多,起病隐匿,典型表现为胸痛、呼吸困难;胸痛呈持续性钝痛,胸痛不随胸腔积液的增多而减轻,胸痛逐渐弥散且难以忍受和控制,一般镇痛剂难以缓解。随着病情进展可出现干咳、疲乏、体重减轻,少数有咯血和不规则发热。

本病还可出现发作性低血糖、关节痛、杵状指、高钙血症、血小板增多症、自身免疫性溶血性贫血、血管免疫母细胞淋巴结病、慢性淋巴细胞性白血病、抗利尿激素分泌异常等副肿瘤综合征。

由于肿瘤侵犯肋间神经、自主神经、臂丛神经,可出现肋胸膜综合征。肿瘤多发生局部浸润,胸膜明显增厚但不伴有肋间或胸壁凹陷,反而有局部胸壁膨胀,其远处血液循环转移较少见。

晚期随着血性胸腔积液的迅速增长,病情日渐恶化,出现恶病质及呼吸衰竭而死亡。

(四)影像学检查

胸部 X 线片显示胸腔积液和(或)不规则胸膜增厚,如果患者有石棉接触史,应考虑胸膜间皮瘤的可能。CT 及 MRI 检查对判断分期和手术的可能性有重要价值。PET-CT 是鉴别恶性胸膜病变的高度准确和可靠的无创检查。

CT 示胸膜增厚不规则,可见单发或多发结节呈驼峰样突起,较大肿块多伴有大量胸腔积液,这也是 DMPM 的特点之一。病变常累及纵隔胸膜而致纵隔固定,个别病例胸膜环形增厚呈盔甲状,包绕或侵犯肺组织使患侧胸腔容积缩小。少数侵及膈肌,可穿破膈肌扩展至后腹膜,侵犯胸壁致肋骨、胸骨破坏,于胸壁外形成软组织肿块。增强 CT 扫描显示增厚的胸膜与结节呈不均匀性强化,后者强化更为明显。

MRI 有助于判断恶性 PM 的病变范围。对于可行手术的患者,MRI 能提供更多的分期信息。MRI 通常用于 CT 诊断肿瘤局部侵犯不明确,尤其是判断胸壁和膈肌受累情况。

PET-CT 诊断恶性 PM 的敏感性、特异性和总体精确度分别为88.2%,92.9%和90.3%。恶性 PM 的平均 SUV 值为 6.5 ± 3.4,良性 PM 的平均 SUV 值为 $0.8\pm0.6(P<0.01)$,PET-CT 也可用于发现胸外病灶,例如淋巴结受累,因此在肿瘤分期诊断中有一定作用。有时 PET-CT 可发现 CT 不明确的病灶,CT 扫描正常的淋巴结,PET-CT 可表现为高代谢。然而 PET-CT 诊断局部晚期病变和淋巴结转移的敏感性仅为 19% 和 11%,这有可能误导不必要的开胸手术。PET-CT 和 CT 在解剖和功能上进行整合后提高了诊断局部晚期病变的准确性,但评价淋巴结转移仍然不够准确。

(五)诊断

职业史、临床表现和各种检查相结合可对 DMPM 作出正确诊断提供帮助。对于下列情况均应警惕 DMPM 的可能:①大量胸腔积液,纵隔不移位的患者;②久治不愈的大量血性胸腔积液或胸膜广泛不规则增厚的患者;③胸腔抽净后注气检查,可见胸膜增厚或呈结节状改变的患者;④胸腔积液中间皮细胞>5%,结核菌素试验阴性或抗结核治疗无效者;⑤无明显胸痛的胸腔积液、双侧胸腔积液或无胸腔积液的胸膜肥厚或结节状改变的患者。

诊断应进行细胞学或组织病理学检查,主要有以下 4 种。

1. 胸腔积液脱落细胞学检查

因 DMPM 特征为胶原纤维多、质韧、脱落细胞少,活检难、标本少、胸腔积液中细胞易变性,反复进行胸腔积液脱落细胞学检查。

2. 胸腔内肿物穿刺病理学检查

可在 CT 引导下穿刺,创伤小、阳性率高,但适用于 CT 检查见胸壁肿物明显者。

3. 纤支镜直视下病理活检

只有病变侵犯支气管管腔内部时可应用。

4. 胸腔镜及开胸活检病理学检查

诊断率>90%,但由于需要在全麻下手术,故在上述几种方法无法明确诊断时可采用。

（六）治疗

1. 外科治疗

DMPM属高度恶性肿瘤，任何单一的治疗都不能完全根治。外科也只有参与到综合治疗中才能使患者受益。

（1）目的：①缓解呼吸困难；②降低瘤负荷；③根治手术达到彻底治愈疾病。

（2）手术方式：①胸膜外全肺切除术（extrapleural pneumonectomy，EPP），该手术是具有潜在根治效果的手术；②减瘤手术：胸膜切/剥除术（pleurectomy/decortication，P/D）。相对于胸膜外全肺切除术，该术式因保留肺组织，对生理功能的影响较小，患者易于耐受。术后症状明显缓解，但可能有肿瘤残留，膈肌功能损伤或缺失，术后肺持续漏气，且保留肺组织明显限制了术后放疗的应用；③减状手术：包括滑石粉胸膜固定术、VATS下胸膜部分切除术，减状手术多针对晚期胸痛、呼吸困难等症状明显的患者。向胸膜腔内注入滑石粉可以造成胸膜腔闭锁，从而缓解因胸腔积液引起的呼吸困难。适用于晚期、一般情况差、年老及有多种合并症不能耐受开胸术患者的减状治疗。

（3）EPP方法：要求将胸膜、同侧全肺、膈肌、心包整块切除。切口采用延长的S形后外侧切口，一直延至肋弓。切除第6肋骨以便显露胸膜外间隙。这个入路低于标准的肺叶切除的切口，因为肿瘤大部分位于胸腔的下半部。由切口向上在胸膜外间隙进行钝性分离，可用手推的方式剥离至胸顶，采用相同方法向下游离至膈肌，向前游离至心包，向后游离至脊柱。按顺序进行每个方向的游离后采用纱布加压止血是非常重要的。

1）将壁胸膜从胸壁上游离后可置入胸腔牵开器，在直视下游离胸膜顶、纵隔前后胸膜。在左侧胸腔时需仔细辨别食管、主动脉外膜与肿瘤的间隙以及肋间血管；右侧手术时小心勿伤及上腔静脉。至此肺门以上的胸腔已游离完毕。

2）完整切除气管隆嵴下淋巴结，常规送病理检查，同时显露主支气管。切除前纵隔胸膜。有时前纵隔胸膜与心包存在明确的间隙易于分离，但有时该间隙不清，需要在随后的手术中与心包做整块切除。

3）切除膈肌时要非常小心。通常肿瘤与正常的膈肌或腹膜之间存在潜在间隙，可沿此间隙分离、切除肿瘤。如果膈肌受累明显，需要从腹膜上将膈肌剥离，切除整个膈肌。如果膈肌受侵较表浅，可应用电刀游离膈肌组织。由于DMPM有种植转移可能，因此应尽一切可能保持腹膜完整性。防止进入腹腔，最关键的地方是膈肌的中心腱，通常分离时容易导致腹膜的小破口，一旦发现腹膜破裂，立即予以关闭。

4）膈肌部分的肿瘤切除后，开始游离、切除心包。在打开心包之前，需要将其他部位肿瘤完全游离，以免对于心包的牵拉引起心律失常和血流动力学不稳定。一边切开心包一边在切缘缝牵引线，防止心包缩向对侧，最大限度减少心脏位置的改变并有助于保持血流动力学的稳定。在心包内处理肺部血管，之后将标本（胸膜、肺、膈肌、心包）切除。

5）清除第4或第5组淋巴结。膈肌重建，因为下方的肝脏有助于防止腹腔内容物疝入胸腔，因此右侧膈肌缺损可以采用可吸收材料修补；左侧建议采用不可吸收材料进行修补以防止疝的发生。如果膈肌肋部也被切除，需要将修补材料缝合在肋骨上以确保修补安全。缝合修补后部时要细心缝合在膈肌脚及食管壁上。可以采用可吸收材料修补重建被切除的心包，以防止术后心脏疝入患侧胸腔，并且心脏保持正中位置利于术后放疗。

该手术能够完整切除肿瘤，清扫纵隔淋巴结，有潜在根治效果；手术切除半侧肺组织有利于术后辅助放疗并控制局部复发。但是,该手术因为需整块切除壁层胸膜、患侧肺组织和心包、患侧膈肌、纵隔胸膜并行纵隔淋巴结清扫,是一种侵袭性较强的手术,对人体生理功能影响大,术后并发症高。手术常见的严重并发症:心律失常(房颤更常见)、支气管胸膜瘘、食管胸膜瘘、脓胸、声带麻痹、乳糜胸、呼吸功能不全等。

通过查阅相关文献,近年来实施 EPP 的都为国外文献报道,国内近 5 年来没有关于 EPP 的报道。实际上,笔者所在单位近年来未开展该术式。笔者分析国内开展该手术的单位有限,即便开展仅为零星病例。由于 EPP 创伤极大、围术期并发症多、治疗效果有限,因此,开展该术式必须具备高超的胸外科手术技巧,且一定慎重。

到目前为止,由于尚未获得确切的随机对照试验的数据,国际上对于 DMPM 选择何种手术方式目前存在争议。由于 EPP 较高的并发症率和病死率,对于有些患者 P/D 更为合适。另外,就提高患者生存率而言,目前的数据还不能说明 EPP 优于综合治疗。

2. 放疗

传统放疗对 DMPM 的疗效欠佳。放疗可作为多模式治疗的一部分。然而,单纯放疗对于疾病本身并无疗效,并不被推荐。放疗可作为缓解胸痛的对症治疗,或者脑或骨转移的对症治疗。剂量的选择根据治疗目的而定,体外照射 40Gy 以上有姑息性疗效,50~55Gy 照射缓解率为 67%,少数患者生存 5 年以上,但几乎所有患者仍死于复发或转移。放疗的时间以及方式应由多学科(外科、内科、放疗科)讨论决定。

EPP 后辅助性放疗可以显著降低肿瘤的局部复发率。患者状态好、肺肾功能允许,可以进行放疗。但是如果状态差或者肿瘤没有切除,整个胸腔进行大剂量的放疗并不能改善预后并且毒性明显。

3. 化疗

可以作为单独治疗 DMPM 的手段,也可以作为多模式治疗的一部分。化疗可以在 Ⅰ、Ⅱ 期 DMPM 的患者手术前后应用,也可以用于所有不适合手术治疗的 DMPM 患者的治疗。

4. 综合疗法

近年来,化疗+手术+半胸腔放疗的三模式综合治疗用于 DMPM 的治疗,并得到 NCCN 的推荐。完整接受了三模式治疗的患者中位生存期达到 29 个月。淋巴结转移及对化疗的反应程度是影响预后的因素。一项小规模的回顾性研究发现,对于接受三模式治疗的患者中,采用了 EPP 的患者并不能改善预后(相对于未采用 EPP 的患者)。

五、其他胸膜良性肿瘤

胸膜良性肿瘤如脂肪瘤、血管内皮瘤以及胸膜囊肿很少见,大多没有典型临床症状,多在常规 X 线检查时发现胸膜上扁平致密影,来源于胸膜下组织,紧邻胸膜。

其中脂肪瘤最常见,其有完整的包膜,与下方深层组织游离,紧紧固定在胸膜上。手术切除是治疗这些良性胸膜肿瘤的主要手段,目前多数的胸膜良性肿瘤可以通过胸腔镜手术完整切除。

第三节　气管良、恶性肿瘤

气管肿瘤的组织学与主支气管及肺肿瘤的相似,但是,气管肿瘤只占全部上气道肿瘤的

2％。气管癌的死亡率不足所有癌症的0.1％,气管最常见的恶性肿瘤是鳞状细胞癌和腺样囊性癌。

气管恶性肿瘤比良性肿瘤多见。Houston回顾30年的Mayo诊所经验,90例气管肿瘤中的53例是恶性的;Hajdu报道了一组41例原发性气管恶性肿瘤,这是一个大型肿瘤医院33年治疗的数字,稍微超过每年在一个大型转诊中心所观察到的1例恶性气管肿瘤,有力说明这些肿瘤的相对稀缺性;Regnard报道称,他供职的中心收治了208例原发性气管肿瘤,181例为恶性,27例为良性;然而,Gilbert回顾了婴幼儿发生的43例气管肿瘤,指出93％是良性的;Desaill回顾了1965~1995年婴幼儿发生的36例气管肿瘤,其中23例良性,13例恶性。在儿童中,恶性纤维瘤和黏液表皮样癌是比较常见的恶性肿瘤,主要良性肿瘤是血管瘤、纤维瘤和乳头状瘤。

继发性肿瘤也会累及气管。甲状腺癌、喉癌、肺癌和食管癌可以直接蔓延至气管;纵隔肿瘤可直接侵犯气管;最常见的是淋巴瘤。转移至气管的肿瘤并不常见,但乳腺癌、黑色素瘤、肉瘤均已在气管中发现。

一、症状和结果

运动性呼吸困难和劳累性气促是最常见的临床表现,当气管腔的横截面面积减少到正常的1/3,80％的患者会发生呼吸困难。咳嗽是与气管肿瘤相关的常见症状,但提示由气管肿瘤引起的最突出临床特征与咳嗽无关,由于气道变窄,典型的喘息症状变得很明显。喘鸣是喘息一个比较突出的形式,表明气道严重受损。

约20％气管肿瘤患者咯血,鳞状细胞癌患者中最常见,良性肿瘤患者如果曾有咯血,也很少。语音质量的变化可能与喉返神经受侵或上段气管肿瘤直接蔓延至喉所引起的声带麻痹有关。主支气管阻塞可能引起不是单侧就是双侧复发性肺炎。

Perelman报道称,开始出现早期症状与诊断之间的间隔,良性肿瘤约25个月,恶性肿瘤约8个月。Regnard指出,腺样囊性癌患者症状持续时间平均为12个月,气管癌肿为4个月。Perelman发现,23％的气管肿瘤患者因致命窒息到达外科中心时症状长期持续。Regard注意到29％的患者有急性呼吸衰竭。

吞咽困难是一种罕见症状,表明食管受压由一个大块肿瘤引起。胸部听诊发现,哮鸣明显,快速深吸气时加重。患者患颈段气管肿瘤时,吸气时喘息较呼气时严重,这与支气管哮喘常引起的不同。Perelman报道了77例气管肿瘤的位置,26例属颈段气管,41例属气管隆嵴区域。

二、诊断

(一)影像学检查

仔细检查后前位和侧位胸部X线片的气管空气柱,有时能提示气管肿瘤(图2-13)。颈部过伸时气管颈部斜位片及侧位片可以显示肿瘤的存在,但不能提供计划切除和重建的具体信息。CT是影像学评价气管肿瘤的主要方法。纵隔蔓延、食管压迫、气管管腔大小都能在CT上清楚地看到(图2-14)。使用薄层CT扫描并知道薄层间距就可精确测量气管被肿瘤累及的长度。CT上还能发现肿瘤的大体病理特征。良性病变常常是圆形、光滑的,直径大约为2cm,一般在气管腔内,其边界清楚的性质显而易见。钙化是良性病变的特性,软骨瘤和错构瘤等肿瘤上可以观察到(图 2-15),但是,钙化也存在于软骨肉瘤。当恶性肿瘤表面不规则并可能溃烂时,其沿气管上下延伸达数厘米。肿瘤基底明显浸润气管壁时,可能出现腔外生长。肿大淋巴结通常指示转移扩散。一般要行 CT 增强扫描,以便清楚界定肿瘤与纵隔内上腔静脉和其他血管结构间的关系。不存在能区分气管恶性肿瘤的具体的影像学表现。

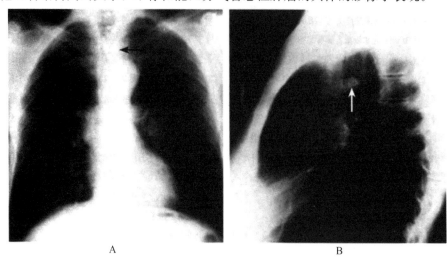

图 2-13　气管肿瘤(箭头所示)

注:A. 后前位片显示的软骨瘤;B. 侧位片显示的错构瘤

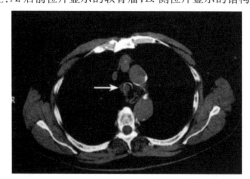

图 2-14　CT 显示腺样囊腺癌突破气管软骨(箭头)

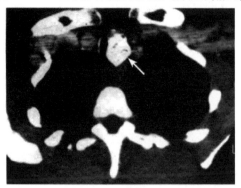

图 2-15　CT 显示气管软骨瘤几乎完全钙化(箭头)

　　MRI 在评估气管肿瘤时可以提供一些优势,冠状位、斜位、矢状位图可以显示气管长度以及气管受肿瘤累及的精确长度。T_1 加权图像能非常好地显示气管和邻近软组织的解剖结构。MRI 也能清楚地描述相邻的血管结构,并评估这些结构可能遭受的侵犯。评估上腔静脉阻塞时,MRI 血管造影可以替代传统的血管造影。中央气道的三维螺旋 CT 能提供计划进行支气管腔内手术和外科手术的精确解剖信息。Kauczor 利用这种技术确诊了 36 例证实为气道阻塞的患者,多数为支气管癌伴纵隔或肺门淋巴结肿大。清楚描绘病变的解剖结构,与支气管镜检查结果密切相关。三维螺旋 CT 在支气管镜无法通过阻塞性病灶时提供了评估远端气道的额外信息。此影像学技术在规划气管切除术或监测治疗气管肿瘤治疗的姑息性效果时最有价值。如果患者主诉吞咽困难,钡检查食管可显示压缩或可能的受侵情况并进一步明确气管肿瘤的腔外范围和大小。

肺功能研究揭示了气道阻塞,其特征是第 1 秒用力呼气量下降、峰值流速显著降低和呼气相流量-容积环变平,最大通气量也降低。肺功能检查也可以明确实质性肺病的存在与否。

(二)支气管镜检查

支气管镜检查是诊断和评价气管肿瘤患者的必要步骤。气管肿瘤活检是潜在危险,因为出血会引起气管完全阻塞。一个镇静或麻醉患者可能无法保持良好通气,因为阻塞性肿瘤,气管导管无法通过。应该由有经验的内镜医师进行支气管镜检查,插入空心支气管镜通过肿瘤,建立气道并处理出血并发症。

支气管镜检查始终在手术室进行,准备好通气支气管镜和活检钳,一个训练有素的麻醉师要近在咫尺。Grillo 认为,当气管一期切除适应证明确时,支气管镜检查可以推迟到手术操作才进行,确定可采用病理冷冻切片以明确组织学。然而,随着可曲性纤维支气管镜的出现,可以使患者在清醒状态下进行检查和提取组织。切除前支气管镜检查具有以下几个优点。

(1)评价声带功能,可以清晰观察整个喉部和环状软骨。此种观察对可能需要环状软骨或喉切除的上段气管病变尤为重要。

(2)可以记录肿瘤的特征,获得肿瘤是良性还是恶性的印象。

(3)可以清晰地记录气管管腔的大小,这项评估对在规划气管一期切除术过程中的麻醉管理极为有帮助。

(4)可以用小活检钳经可曲性纤维支气管镜获得,在规划治疗方案时知晓组织学结果是有益的。

(5)通常小型可曲性纤维支气管镜可插入通过肿瘤并仔细检查远侧气道,可以与 X 线测量相结合仔细测量肿瘤长度。

上述优点在规划手术入路和手术切除时非常有帮助。然而,如果气道阻塞确实发生,内镜医师必须准备插入一个空心支气管镜。

活检需要仔细加以判断,如果气道功能有任何损伤的可能性,就不应该做活检(图 2-16)。如果气管肿瘤或活检出血导致发生危及生命的气道阻塞,则用硬质支气管镜和活检钳剜出肿瘤以建立通畅的气管腔成立。Regnard 等建议缓解气管阻塞以更好地确定肿瘤的位置和大小,并提供较为通畅的气道,在其研究中,一组 208 例气管肿瘤中有 71 例气道阻塞,其中 62 例用激光治疗缓解,5 例经支气管镜清创缓解,2 例通过冷冻治疗缓解,2 例通过气管造口术缓解。Daddi 称,在尝试根治性切除之前用内镜治疗气道阻塞有以下优点,包括改善呼吸功能、通过内镜更好地确定肿瘤的精确位置,CT 扫描气道并用相关的治疗与抗生素来改善患者的体力状态,内镜清创是用通气性硬质支气管镜和钕-钇铝石榴石激光(Nd)来完成的。

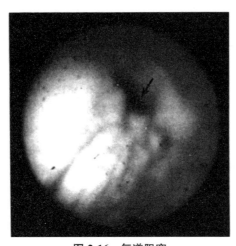

图 2-16　气道阻塞

注:气管几乎完全被腺样囊腺癌阻塞,活检或其他操作引起的出血可能致命

三、常见良性肿瘤

Gilbert 报道称,气管常见的良性肿瘤是软骨瘤、乳头状瘤、纤维瘤和血管瘤。儿童中良性肿瘤最常发生在气管上 1/3,成年人则多见于气管下 1/3,良性肿瘤常起源于气管膜部(表 2-2)。

表 2-2　气管良性肿瘤

肿瘤类型	Perelman 统计数	Gaissert 统计数
鳞状细胞乳头状瘤	9	9
多发性	—	5
孤立性	—	4
多形性腺瘤	4	3
颗粒细胞瘤	—	2
纤维组织细胞瘤	—	1
平滑肌瘤	1	3
软骨瘤	—	2
软骨母细胞瘤	—	1
神经源性肿瘤	6	4
神经节细胞瘤	—	1
血管瘤	4	1
血管畸形	—	1
成肌细胞瘤	1	—
脂肪瘤	1	—
黄色瘤	1	—
假性肉瘤	—	1
错构瘤	—	2
合计	27	31

(一)软骨瘤

有人认为,气管中最常见的良性间叶瘤是一种软骨瘤。这些肿瘤组织学上复制正常软骨,但表现出血管浸润。内镜下软骨瘤表现为突入气管腔的白色坚硬结节。肿瘤发生率男、女性比例是4∶1,成年人比儿童多见。本病的确切病因没有记载。喉的软骨瘤比气管常见。病灶活检可能因其坚硬均质性而难以完成,这个特性就可以进行诊断。病变血管化轻微,可以很容易地经支气管镜切除,然而,已观察到内镜下切除后复发这一现象,Salminen报道过恶变为软骨肉瘤的病例。复发的治疗建议是气管节段切除术。

(二)乳头状瘤

气管孤立性乳头状瘤罕见,但可以发生于成人,乳头状瘤呈无蒂生长,表面的鳞状上皮覆盖着纤维血管核心,可以出现细胞非典型性,孤立性良性乳头状瘤很容易通过空心支气管镜切除,肿瘤基底可以用Nd∶YAG激光消融,定期内镜检查是有指征的,并且复发仍可以用激光消融治疗。

青少年型喉气管乳头状瘤常见于儿童,比气管孤立性乳头状瘤更常见。有人认为它占小儿良性气管肿瘤的60%,已知与人类乳头状瘤病毒6型和11型有关。乳头状瘤更多地累及喉,但在20%的患者中发现于气管支气管树。乳头状瘤遵循一个相对良性病程,需要反复内镜切除,复发率高达90%。并发症包括远端支气管树内病毒增生所导致的慢性空洞性气道乳头状瘤病,据Guillou报道,乳头状瘤病恶变在有放疗史或吸烟史的患者中有发生,但也可能发生于非吸烟者中,更具侵袭性的本病的治疗种类包括,使用血卟啉二乙酸盐致敏乳头状瘤细胞的光动力疗法,Leventhal报道过使用N1-淋巴母细胞样干扰素的成功治疗。

(三)纤维瘤

纤维瘤约占成人所有良性肿瘤的20%,比纤维肉瘤更常见,可能难以与纤维组织细胞瘤区别。肿瘤边界清楚,成纤维细胞嵌入细胞间胶原之中。良性纤维瘤可经支气管镜切除,随后用激光消融肿瘤基底。局部复发罕见,但如果复发,就要实施气管节段切除。

(四)血管瘤

婴儿的气管血管瘤类似于皮肤血管瘤,1个月时增大,随后在1岁时自发减小。血管瘤可能起源于气管或由纵隔蔓延至气管腔。治疗可能需要气管造口以提供通畅的气道,随后反复小剂量放疗使肿瘤缩小。Weber称,使用类固醇可导致血管瘤衰退。许多血管瘤不需要治疗,经常发生自然衰退。下段气管的较大血管瘤可能需要手术治疗。在这种情况下,肿瘤切除过程中必须要有一个周密计划以便气道控制。

四、其他良性肿瘤

(一)颗粒细胞瘤

气管中发生的颗粒细胞瘤比舌、颈、喉发生的少。该肿瘤被认为是神经源性的,起源于施万细胞。颗粒细胞瘤恶变的确发生于其他部位,但没有在气管中被报道过。作为对这种病变的治疗,气管内镜下切除和气管部分切除术均已获得成功。内镜下切除后局部复发可能需要气管局部切除。Daniel等建议,采用气管节段切除术切除>1cm的肿瘤,因为这样大小的肿瘤会增加气管壁全层受累的风险。较小肿瘤(<1cm)很容易经内镜下Nd∶YAG激光疗法进行消融。Vander Maten确定了30例气管支气管树的颗粒细胞瘤,11例除活检证实未接受治疗,在长达6年的随访中基本仍无症状。内镜治疗适用于小型和大型肿瘤,局部复发切除的气管肿瘤恶变尚未报道过。

(二)纤维组织细胞瘤

气管纤维组织细胞瘤在组织学上属良性肿瘤,但它可以局部浸润。相关的炎症突出成分可能导致肿瘤,被称为炎性假瘤。这种气管肿瘤似乎是良性的,但由于其局部浸润,节段性切除是首选治疗。

(三)血管球瘤

血管球瘤通常是良性肿瘤,起源于包围动静脉吻合口的特殊化细胞群。Garcia-Prats 回顾文献,发现 6 例气管起源,组织学上这种肿瘤可能与类癌相混淆,建议免疫组织化学加以确认。Menaissy 回顾 9 例气管血管球瘤,指出血管球瘤可蔓延至气管壁外,建议气管节段切除,没有预期的复发。世界卫生组织指出,筋膜下的血管球瘤如果>2cm,应考虑为恶性肿瘤,包括不典型有丝分裂象,或表现为明显的核异型,伴有不同程度的有丝分裂活动。

(四)脂肪瘤

气管脂肪瘤是一种罕见的病变,只有 5 例报道。Chen 描述过 1 例气管脂肪瘤需要大段气管切除才能完全切除肿瘤,其他作者描述了内镜下切除。用内镜下切除方法来处理此肿瘤是合理的,因为它完全是一种良性肿瘤,任何局部复发都可以成功地用激光疗法进行治疗。

(五)子宫肌瘤

平滑肌瘤可以作为一种气管原发性肿瘤出现,通常在远端 1/3 气管,气管切除和内镜肿瘤切除有罕见的病例报道。

(六)神经源性肿瘤

神经纤维瘤可作为原发性肿瘤出现在气管,但它与全身性多发性神经纤维瘤无关。这种肿瘤可以浸润气管壁,节段切除是首选治疗。

Pang 介绍过 2 例气管原发性神经鞘瘤(施万细胞瘤),他回顾了 14 个其他报告病例,这些肿瘤起源于施万细胞,典型情况下生长缓慢。此肿瘤通常是宽基,经纤维支气管镜彻底切除是困难的。拥有恶性潜能的这些肿瘤可能复发,气管节段切除术是首选治疗。气管原发性神经鞘瘤在最初诊断时可能就是恶性的,节段切除加辅助放疗是首选治疗。当肿瘤累及或邻近气管手术切缘内 1mm 时,记录完整的阳性切缘。

(七)错构瘤

错构瘤是一种良性肿瘤,由正常组织构成,外观正常但不以正常的组织学形态出现。多数错构瘤发现于肺实质内,但 10% 位于主支气管或气管内,外观上表现为息肉状,可引起气道阻塞症状。CT 扫描在探查到光滑、圆形的病变内存在脂肪和钙化时就是诊断性的。错构瘤不会恶变,内镜切除是首选治疗。

五、原发性恶性气管肿瘤

成人中最常见的原发性恶性气管肿瘤是鳞状细胞癌和腺样囊性癌。Manninen 报道了芬兰气管癌症的全国注册研究,表明这一恶性肿瘤总体罕见,他们指出,气管原发癌占芬兰 1967~1985 年所有检测登记在案恶性肿瘤的 0.03%,气管恶性肿瘤不到同期呼吸道全部恶性肿瘤的 0.2%,鳞状细胞癌是最常见的肿瘤。Gaissert 回顾气管肿瘤患者 326 例,恶性气管肿瘤中腺样囊性癌和鳞状细胞癌各占 135 例。Perelman 记录了一组 144 例接受手术治疗的气管原发性肿瘤,腺样囊性癌 66 例和鳞状细胞癌 21 例。鳞状细胞癌似乎是在欧洲更加突出。Regnard 报道的 181 例气管恶性肿瘤中,鳞状细胞癌 94 例,腺样囊性癌 65 例,Gelder 和

Hetzel 在报告的 272 例病例中记录了 174 例鳞状细胞癌及 34 例腺样囊性癌(表 2-3)。

表 2-3 气管恶性肿瘤病例数

肿瘤类型	Gaissert(2004)	Gelder 和 Hetzel(1993)	Perelman 等(1996)	Regnard(1996)
腺样囊性癌	135	34	66	65
鳞状细胞癌	135	174	21	94
类癌	11	1	20	9
典型	10	—	14	—
不典型	1		6	
黏液表皮样瘤	14		1	5
血管外皮细胞瘤	—	1	2	
支气管源性肿瘤	10	13	1	4
小细胞癌	5	16	3	
纤维肉瘤	1	1	1	
黑色素瘤	1			1
软骨肉瘤	3			1
梭形细胞癌	6	2		
横纹肌肉瘤	1			
腺鳞癌	1			
浆细胞瘤	—	4	3	2
其他	3	26	3	—
总计	337	272	141	181

(一)鳞状细胞癌

气管鳞状细胞癌最常见于气管远端 1/3,常起源于后壁,男性患者数约是女性的 4 倍,可以扩散到区域淋巴结并浸润邻近纵隔结构,大约占所有原发性气管肿瘤的 50%,多数患者是重度吸烟者,这些患者中出现喉或肺的第二个原发癌并不罕见。

诊断时,50% 的患者肿瘤已侵入气管壁,33% 的患者肿瘤已蔓延至纵隔,33% 的患者肿瘤已转移至颈淋巴结。Grillo 指出,临床症状出现时大约 2/3 的鳞状细胞癌患者的病灶可以切除,切除受限包括过大的肿瘤线性范围而没有留下足够的气管以进行重建、浸润纵隔关键结构和远处转移。在鳞状细胞癌患者中,切除时纵隔淋巴结状态和手术切缘的肿瘤存在作为预后的主要决定因素。

(二)腺样囊性癌

与鳞状细胞癌相比,腺样囊性癌更多起源于气管的上 1/3,在许多报道中,它是最常见的气管恶性肿瘤。Mark 称,气管腺样囊性癌成比例地多于主支气管腺样囊性癌。此肿瘤经常被称为圆柱瘤,但应当放弃这个术语,因为它暗示肿瘤是良性的。腺样囊性癌是一种生长缓慢的肿瘤,患者在诊断前常有 1 年以上的症状。这种肿瘤起源于支气管腺体,组织学上与那些起源于唾液腺的肿瘤相同,是一个低度恶性肿瘤,由呈片状均匀排列的细胞组成,并且有边界清楚的腺腔。个别细胞排列成表皮样形态,因此,黏液分泌与表皮样细胞有关联,黏液表皮样名称就有了理由。高度恶性的腺样囊性癌有细胞学异型、核分裂和坏死区。淋巴管和血管浸润主要见于高度恶性肿瘤。烟草接触不是一个独立危险因素。

腺样囊性癌的经典表现是浸润气管黏膜下层，要比肉眼所见的距离远，这个病理特征表明气管切除时镜下手术切缘阳性的可能性增加，肿瘤经气管软骨环生长并浸润邻近气管的神经鞘，常将相邻纵隔结构推向一边而不是直接侵犯它们。腺样囊性癌较少扩散到区域淋巴结，但可以转移至肺或其他远处器官。在切除治疗多年后可以出现局部复发，因此，这类患者应终生随访。由于这些肿瘤的增长相对缓慢，切缘阳性的切除也能实现明显缓解。术后放疗是实现长期控制的决定因素。Grillo 和 Mathisen 报道称，预后可能与切缘阳性或淋巴结阳性无关。

Maziak 回顾了 38 例上段气道的腺样囊性癌患者，指出淋巴转移比较少见，随后的血行转移发生 17 例，13 例患者出现肺转移。Lin 进行 DNA 流式细胞检测分析，9 例腺样囊性癌有癌基因表达。DNA 倍体往往与肿瘤分级相关，但 HER2/neu、p53 和 COX-2 主要为阴性且对预后无影响。

(三)类癌

类癌是气管第三位最常见的恶性肿瘤，可以分为典型或不典型组织学类型。典型类癌的行为表现为"良性"方式，切缘只需稍微超过肿瘤。不典型类癌具有更大的恶性潜能，可能越过气管浸润其他组织，可能存在淋巴结转移，在这种情况下，需要更积极的手术。Gaissert 指出，气管类癌切除后的 10 年生存率为 83%。

六、其他原发性恶性气管肿瘤

(一)气管腺癌

气管腺癌约占所有原发性气管恶性肿瘤的 10%，这不包括可蔓延至下段气管或气管隆嵴的、起源于主支气管的腺癌。由于腺癌有直接扩散到纵隔并转移至区域淋巴结的倾向，其长期预后差。如果技术上可行，治疗为一期切除加随后放疗。

(二)小细胞癌

与较常见的支气管小细胞癌相比，气管小细胞癌罕见。Gelder 和 Hetzel 报道了 321 例气管恶性肿瘤中 6% 的小细胞癌发病率。需要与其他神经内分泌肿瘤相鉴别，因为治疗和预后有很大的不同。小细胞癌的预后极差，气管小细胞癌的自然史与肺小细胞癌类似，主要治疗方法是化疗和局部放疗。

(三)其他少见恶性肿瘤

其他恶性肿瘤为黏液表皮样瘤、多形性腺瘤以及包括软骨肉瘤和纤维肉瘤在内的各种间质瘤。Thedinger 报道了 1 例气管平滑肌肉瘤患者，Kaplan 介绍了气管原发性淋巴瘤，淋巴瘤的治疗不仅取决于疾病的组织学亚型还取决于疾病的分期。局限性淋巴瘤对一期放疗有效。气管浆细胞瘤也有报道，当明确诊断时，开始进行内镜切除，随后放疗，应密切监控多发性骨髓瘤的后期发展。

七、继发性恶性气管肿瘤和其他恶性肿瘤

气管易受相邻组织结构恶性肿瘤的浸润，包括喉癌、甲状腺癌、肺癌和食管癌。来自远处原发性肿瘤的转移也是可能的，包括黑色素瘤、乳腺肿瘤、肾肿瘤和胃肿瘤。

（一）继发性恶性气管肿瘤

1. 继发于喉癌

喉癌蔓延至气管上部是一个普遍现象，可通过在喉切除与终端气管造口形成过程中的手术切除加以治疗。造口处的癌症复发很少能切除治愈，最好接受姑息性放疗、化疗或这两者结合的治疗。Sisson 和 Krespi 在气管造口复发治疗中采用了一种积极的手术方法，然而，常见的胸骨切除术的发病率和死亡率很高。Ujiki 记录了在以前接受放疗的术野中采用胃移位和咽胃吻合的方法重建胃肠连续性所遭遇的主要和常见问题。

2. 继发于甲状腺癌

Zannini 和 Melloni 回顾了侵及气管的甲状腺癌，发现其发病率为 0.5%～21%。发病率的差异归因于定义气道浸润的标准以及列入各治疗组的未分化甲状腺癌病例数。美国癌症联合委员会（AJCC）把气管浸润列为 T_4。Ozaki 检查了甲状腺癌扩散到气管壁的情况，发现在气管黏膜侧的环状蔓延大于甲状腺癌外膜侧的范围。

浸润气道的甲状腺癌常无症状，这是因为肿瘤还没有突入气管腔，症状包括喘息、喘鸣、咯血和运动性呼吸困难。所推荐的诊断性评估包括能明确上气道和搜索转移性肺病的高分辨率螺旋 CT 扫描、能评估声带活动性和气管浸润可能性的喉和气管的内镜检查，以及骨转移病灶的评估。分化良好的甲状腺癌最常见的是乳头状型和滤泡型，它们浸润气管或喉的可能性并没有差异。未分化甲状腺癌和抗塑性甲状腺癌有较大的浸润气管的倾向。由甲状腺癌引起的气管浸润常常是在术中发现的。切除范围取决于预期发病率、气管浸润程度和实现气道重建的能力。切除中的剔刮技术由 McCarty 所倡导，Nishida 也指出，伴有局限性气管浸润的分化良好的甲状腺癌可以是采用气管非切除性处理而成功治疗，建议对这些患者进行术后放疗。有深度气管浸润或有腔内蔓延的患者需要气管节段切除。

前期切除过的、局部复发性甲状腺癌患者通常有症状（图 2-17）。Grillo 回顾称，最常见的情况是前期甲状腺手术患者有症状，在这些患者中，癌性腺体不得不从下面的气管上"剔"掉，该组患者往往用放射性碘或外放疗进行治疗。前期切除部位的复发特别麻烦，反复气道出血，最终肿瘤进展导致窒息。因此，复发部位的缓解和在某些情况下的治愈可通过气管节段性切除或喉气管切除重建来实现。

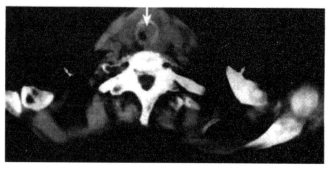

图 2-17　浸润气管的复发性甲状腺癌（箭头），临床表现为咯血和喘鸣

3. 继发于肺癌

主支气管肿瘤向近端蔓延或气管旁、气管隆嵴下淋巴结转移引起外来压迫和浸润，由肺癌累及气管及气管隆嵴，纵隔淋巴结转移病变导致的局部浸润患者，大多数不适合接受手术，然而，电灼消融、激光消融和近距离放疗可以缓解腔内阻塞性增长。必须评估新辅助多学科

治疗作用及切除。主支气管肿瘤向近端蔓延导致的气管隆嵴直接侵犯而没有纵隔淋巴结受累,这个情况是可以考虑切除的(气管袖状全肺切除术),特别是术后病死率能保持在10%范围内时。

4.继发于食管癌

食管恶性肿瘤浸润入气管常导致食管气管瘘。Burl 回顾了处理这个问题的治疗方法,许多医生推荐食管支架或出于喂饲目的推荐胃造口。通过胃或结肠旁路实施食管旷置是一种具有高手术病死率的大型手术,患者至多也只有短暂的术后生存期。

(二)其他恶性肿瘤

由远处转移至气管的病变通常用内镜下切除和 Nd:YAG 激光消融方法进行治疗,以减小病灶。同常规治疗,采用全身化疗或放疗。

八、手术治疗

(一)治疗历史

Belsey 报道了气管切除术的经验并将 2cm 列为气管能被环状切除的最大长度,Rob 和 Bateman 报道了气管壁切除部分采用自体或合成材料加以重建,这些手术常并发瘘、纵隔感染和狭窄。随后,一些医生介绍了较长的气管成功切除案例。当 Grillo 系统地描述气管经胸入路和颈纵隔入路可以被切除的份额时,气管外科之门打开了,并得出了划时代的结论,即大约一半的气管可被切除并吻合。Grillo 及同事对气管肿瘤和狭窄的切除技术及成果作了很多报道,铺就了气管切除的现代技术之路。Pearson 是第一批描述累及环状软骨的高位气管病变切除技术的医生,并在 1995 年和 Gullane 更新了气管切除技术的方法。

(二)外科手术选择

使用各种松解技术以尽量减少张力的气管切除和端-端吻合是治疗气管肿瘤的主要形式。

处理良性肿瘤必须彻底了解所要治疗的肿瘤病理,基底宽并有局部复发可能的良性肿瘤最好是经气管切除术来治疗,良性肿瘤通常累及气管1cm 的间距,切除与吻合并无困难。良性肿瘤如脂肪瘤、孤立性乳头状瘤和错构瘤,可以通过硬质支气管镜切除,Nd:YAG 激光促使这些肿瘤完全消融,内镜切除后,肿瘤基底采用激光消融。必须采用内镜监护以确定没有局部复发。

当临床研究结果表明恶性原发性气管肿瘤最有可能被切除且气管重建可以安全完成时,应当采用一期切除术进行治疗。Gaissert 和 Mathisen 报道了 1962～2002 年 360 例气管肿瘤中的 268 例切除术,包括喉气管切除、分期重建和气管隆嵴切除;共有 149 例单纯行气管切除术,其中 59 例为鳞癌,44 例为腺样囊性癌;气管重建的手术病死率为 2.7%(4/149)。

Perelman 报道了治疗恶性肿瘤的 48 例气管袖状切除与吻合,手术病死率为 4.2%(2/48)。5 例患者气管切除的长度太长以致无法吻合,采用硅胶假体,该组病死率为 40%(2/5)。Regnard 指出,气管鳞癌或腺癌的术后病死率为腺样囊性癌和其他各种肿瘤的 3 倍。气管癌最好的预后因素是手术切除的完整性,术后并发症和病死率并没有受患者年龄、切缘阳性或淋巴结转移的影响。Maziak 报道了 32 例腺样囊性癌行气管切除术,病死率为 6.3%,然而,这些患者中的 4 例采用 Marlex 网假体实施重建。Rafaely 和 Weisslierg 报道了治疗气管肿瘤的 22 例患者,其中 19 例行节段性切除,3 例还包括气管隆嵴的切除,病死率为 4.5%

(1/22)。

(三)鳞状细胞癌手术治疗

Gaissert 评估了 135 例气管鳞状细胞癌,其中 120 例被认为适合气管切除,肿瘤切除 90 例,气管袖状切除术 59 例,气管隆嵴切除 20 例,其他类型手术 11 例,鳞癌切除中的切缘阳性为 18%。Regnard 报道了 98 例气管肿瘤切除,切缘阳性为 26%。这些研究结果不仅证实了在气管癌患者中难以达到完整切除,也证实了手术时对切缘进行冷冻切片分析的必要性。因为切缘经常受限和对气管残留血供的保存否决了实施广泛整块切除的方案,因此,建议由于鳞状细胞癌而进行气管切除术的患者进行术后放疗。

(四)腺样囊性癌手术治疗

切缘阳性或淋巴结阳性仍能获得长期生存。手术切除时这个因素很重要,因为切缘肉眼阴性而冰冻切缘阳性的患者并不需要伴随着高风险吻合分离的更积极的切除。腺样囊性癌对放疗敏感且生长缓慢,因此,接受切缘阳性并避免张力吻合是合理的。如果冷冻切片显示镜下切缘阳性而仍能安全获得满意吻合,则应当再切除气管组织。然而,获得最好的长期效果是那些曾完整切除的患者。Maziak 报道称,完全和不完全切除的气管腺样囊性癌均有良好的长期效果。

Gaissert 评估了 135 例气管隆嵴的原发性腺样囊性癌,44 例单纯气管切除,41 例气管隆嵴切除,16 例伴或不伴有永久性气管造口的喉气管切除;59%腺样囊性癌患者的气道切缘阳性,表明该肿瘤有黏膜下及气管旁累及,根据这一发现,Gaissert 建议,无论近期手术的切缘是否阳性,都应给予所有气管腺样囊性癌切除者术后放疗。

(五)其他恶性肿瘤手术治疗

所有其他类型的原发性气管恶性肿瘤,只要技术上可行,就应当予以手术切除。术后放疗与否取决于手术切除的完整性和肿瘤的组织学类型,切缘阴性的不典型类癌不是辅助放疗的指征。

九、预后

(一)鳞状细胞癌

Gaissert 报道称,所有气管鳞状细胞癌切除的 5 年和 10 年生存率分别为 39%和 18%,这些结果包括了气管隆嵴切除和喉切除的患者。影响鳞状细胞癌患者 5 年生存率的负面因素是淋巴结阳性(12.5%)和切缘的镜下肿瘤存在(26.6%)。Grillo 和 Mathisen 称,与鳞状细胞癌的单纯放疗相比,切除加放疗提供了 3 倍的存活时间,鳞状细胞癌切除加术后放疗的中位生存期为 38 个月,而不能手术切除的鳞状细胞癌的中位生存期为 8.8 个月。Perelman 报道称,已切除的气管鳞状细胞癌的 3 年生存率为 27%,5 年和 10 年生存率为 13%。Pearson 报道了 9 例中有 4 例气管鳞状细胞癌患者切除后存活 6~56 个月。

据 Regnard 的报道,在其多中心回顾性分析中,已切除的气管癌的 5 年生存率和 10 年生存率分别为 47%和 36%,他们的数据显示,术后放疗并没有提高已完全切除的气管肿瘤患者的存活率,术后放疗的确明显提高了不完全切除患者的生存率。该研究中的一个有趣发现是已切除的气管肿瘤有淋巴结转移并不影响长期生存,然而,80%的这些患者在淋巴结阳性时接受了术后放疗。

(二)腺样囊性癌

腺样囊性癌是一种切除后多年可复发的气管恶性肿瘤,它在黏膜下蔓延,也扩散入气管周围软组织。因此,鉴于术后 10 年或 15 年有局部复发的可能性,准确报告最终结果有些困难。尽管切缘上的肿瘤发生率增加(59%),但 Gaissert 报道 101 例切除术的 5 年生存率和 10 年生存率分别为 52%和 29%,平均生存期为 69 个月。Perelman 报道,已切除的气管腺样囊性癌的 3 年总生存期为 71%,5 年总生存期为 66%,10 年总生存期和 15 年总生存期为 56%。Maziak 报道 32 例腺样囊性癌切除术,其中 16 例完全和潜在治愈,该组有 2 例手术死亡,其余 14 例患者的平均生存期为 9.8 年,接受不完整切除的存活患者平均中位生存期为 7.5 年。在接受一期切除治疗的 32 例患者中,计算出的 10 年精算存活率为 51%,5 例患者的区域淋巴结发现转移性肿瘤。Regnard 报道称,已切除的气管腺样囊性癌的 5 年和 10 年生存率分别为 73%和 57%,与那些不完全切除患者相比,完全切除患者的生存率并无显著差异。也有学者指出,术后放疗既没有提高完全的生存率,也没有提高不完全切除的生存率,尽管如此,这份报告仍建议对已切除的腺样囊性癌行术后放疗。

同期转移性肺癌减少了平均存活时间,也发生在后期病程中。腺样囊性癌患者的长期预后明显好于鳞状细胞癌患者。Maziak 介绍,晚期转移性病变最常发生于肺,也可以发现于骨骼和肝脏中,完全切除的确能提高生存率,但切缘阳性患者也可存活数年。这证实了这一说法,即伴有阳性切缘的无张力吻合比会造成严重术后并发症的张力下吻合要好。

(三)放疗对预后的影响

对于不符合切除条件的气管原发性恶性肿瘤患者,放疗可以是另一种替代治疗形式,虽然它似乎没有能提供长期控制的一期切除那样有效。Rostom 报道了 39 例气管原发性恶性肿瘤的放疗,其中 28 例鳞状细胞癌,3 例腺样囊性癌;在这 31 例患者中,5 例在治疗后处于无病状态 4~11 年,6 例死于无关的原因,其余死于局部复发或转移。放疗剂量为 5000~7000cGy 不等。病变局限于气管的患者有一个更好的预后,58%(11/19)局限于气管的肿瘤,在死亡时或在最后一次随访评估(3~16 年)时局部受到控制。

Fields 报道了 24 例接受放疗作为全部或部分治疗的气管原发性恶性肿瘤,该组患者包括 13 例鳞状细胞癌和 4 例腺样囊性癌。精算中位生存期为 10 个月,5 年和 10 年生存率分别为 25%和 13%。对于受到单纯放疗治疗的患者,反应与剂量有关,超过 6000Gy 的剂量对于实现完全反应有统计学意义。但是,5 例患者发生严重的并发症,包括无名动脉破裂、气管食管瘘和食管狭窄。该组病例显示,就局限化病变而言,放疗的生存期并不优于手术,原发性肿瘤控制很少考虑晚期病变。腺样囊性癌患者的生存期显著好于鳞状细胞癌患者,中位生存期分别为 12.6 和 6.5 个月。

Grillo 和 Mathisen 将接受切除和术后放疗的患者与仅接受放疗的患者比较,显然切除加术后放疗获得了较好的结果。Maziak 报道了 6 例把放疗作为主要治疗的气管腺样囊性癌患者,平均生存期为 6.2 年,2 例患者在放疗后 7 年和 8 年因局部复发发生气道阻塞。Grillo 报道了 12 例接受单纯放疗的腺样囊性癌患者,仅 3 例健在,无发病证据,然而,这些肿瘤在诊断开始时就已经广泛波及。Gaissert 指出,不能切除的腺样囊性癌的平均生存期为 41 个月。

Jeremic 采用单纯放疗治疗了 22 例不能手术的气管鳞状细胞癌患者,9 例患者接受 60Gy 治疗,13 例患者 70Gy 治疗,中位生存期为 24 个月,5 年生存率为 27%。70Gy 组的生存率略高于 60Gy 组,但差异无统计学意义,与其他治疗组的低放疗剂量相比,这些结果强调最少需要 60Gy 剂量,才能提供肿瘤控制的潜能。治疗相关性不良反应的发生与高放疗剂量有关,这些并发症包括食管炎引起的吞咽困难、软骨软化、坏死性气管炎和气管狭窄。

通过 CT 制订治疗计划以及采用现代给药技术和超分割手段的中子疗法可提高恶性原发性气管肿瘤的放疗效果,放化疗已在临床上成功地控制了晚期肺癌,也可用于治疗气管癌。但是目前,只有当技术因素使得肿瘤无法切除或者当患者的身体条件不适合手术时,才考虑把放疗作为主要的治疗形式。

(四)内镜治疗对预后的影响

阻塞性或出血性气管恶性肿瘤的姑息治疗可通过多种内镜手术来实现。基本支气管镜技术是用空心支气管镜剜除肿瘤与用大活检钳清创肿瘤。气管肿瘤腔内切除的好处是缓解症状、通过消除远端感染来改善通气以及在大范围切除前稳定病情,放疗或放化疗期间并发症发病率也减少了。Nd:YAG 激光切除术对于在阻塞性气管肿瘤患者中建立开放气道特别有价值。冷冻疗法利用一个经空心支气管镜的探头冻结组织以达到破坏组织的目的,确实会发生肿瘤坏死和血管血栓形成,而气管的基本结构得到了保护。光动力疗法包括使用卟啉类光敏化剂,接触适当波长的光线,形成有毒的氧自由基并破坏肿瘤。近距离放疗在一个局限化放疗野能够有效提供高剂量放疗,在内镜清创后,高活性核素铱-192(^{192}Ir)被放置在一根正确处于肿瘤腔位置的导管内。不考虑手术切除时,可以在内镜消除腔内肿瘤后放置气管内支架以保持气道通畅。

(五)侵及气管的继发性肿瘤

气管节段切除或喉气管切除重建术可以对原发性和复发性甲状腺癌都达到明显的长期生存。完全切除确实提供了最好的生存结果,建议在一期切除时就用于气管浸润的治疗。较为保守的剔除技术是用于甲状腺癌气管浅表性浸润的气管"削痂",这种类型的切除常伴随辅助放疗,但局部复发确实发生。Gaissert 评估 1964~2005 年 113 例侵犯上气道的甲状腺癌,82 例患者完成切除,其中 69 例切除重建术、8 例颈剔除术、5 例喉切除术;癌症种类为 55 例乳头状癌、7 例滤泡状癌、7 例组织间变性肿瘤和 13 例其他种类;46 例患者因为复发而转诊,特别需要指出的是,本组病例中,最初切除时就从气管剔除肿瘤为 33 例,手术病死率为 1.2%(1/82),发生吻合口并发症为 4.3%(3/69);在接受重建的 69 例患者中,平均生存期为 9.4 年,10 年生存率为 40%;补救切除组的平均生存期为 5.6 年,10 年生存率为 15%;复发病变和补救手术与生存率降低有关,甲状腺切除时的气管切除术或此后不久的气管切除术以及完整切除都与预后的改善有关,甲状腺切除术时就接受气管切除术的患者群有最佳的总存活数。

Grillo 强调,包括气管在内的完整切除局部病变,能提供最佳的长期治疗,剔除手术加随后的放疗并不能提供令人满意的长期治疗。

相反,McCarty 报道 35 例甲状腺癌气管浅表浸润接受剔除手术和随后辅助放疗的患者,其中的 25 例患者存活,平均随访 81 个月没有复发性病变;有 6 例出现局部区域的复发,接受了另一次外科手术或重复放疗。这些患者平均随访 5 年仍然无病变,共有 5 例患者存在甲状腺癌的腔内浸润,全部接受喉气管重建,平均随访 5 年,其中 4 例患者没有病变。

Nishida 报道了 13 例有气管浅表浸润的甲状腺癌患者,这些患者接受非切除治疗(剔除手术),已切除甲状腺的气管侧癌在组织学上表现出癌症,但肉眼病灶并没有留在后面。在平均随访 7.2 年中,共 9 例患者健在,无复发迹象,3 例患者死于癌症,有 1 例手术死亡。这些结果与一组因气管深部浸润而接受气管切除的 40 例患者进行了比较,经鉴定,在局部、区域或远处复发等方面无统计学差异。得出的结论是甲状腺癌浅表浸润入气管可以实施非切除治疗,深度浸润最好接受气管切除术治疗。

浸润气管的甲状腺未分化癌必须被视为一个单列问题,因为这些患者常死于广泛性切除后不久就出现的转移性病变。Ishihara 介绍了 60 例晚期甲状腺癌患者,这些患者的肿瘤连同部分气管一起切除,34 例实现完整切除,该组 5 年存活率为 78%;接受不完全切除的患者,其 5 年存活率为 44%。浸润性甲状腺癌患者接受部分气管或喉的切除或这两者的一并切除,不仅能获得治愈的可能,而且也能明显获得缓解,免于出血和阻塞。

在罕见的情况下,气管受累是食管恶性肿瘤的唯一壁外蔓延结果,可以完成伴有气管肌皮瓣气管重建的部分气管切除术,该手术常与全喉-食管切除术有关,其中的重建是颈或纵隔气管造口术的一部分。

第四节　肺癌

一、流行病学

肺癌是当前世界范围内男性和女性致死率最高的恶性肿瘤。在美国,因肺癌死亡的人数多于乳腺癌、前列腺癌和大肠癌死亡人数的总和。世界卫生组织公布的数据表明,2008 年全世界被诊断为肺癌的人数为 1.61 亿人,占恶性肿瘤总发病人数的 13%,居第一位,其中 55% 在发展中国家。在世界范围内,男性肺癌发病率为女性的 2.5 倍,但不同地区男性肺癌发病率的差异达到 20 倍之多,男性的年龄标准化病死率以每年 1%~5% 的速度逐年增长,而且女性肺癌的病死率也在快速增加。从我国近年来城乡前 10 位恶性肿瘤构成来看,肺癌已代替肝癌成为我国首位恶性肿瘤死亡原因,占全部恶性肿瘤死亡的 22.7%。且发病率和病死率仍在迅速上升。目前我国肺癌发病率每年增长 26.9%,如不及时采取有效的控制措施,预计到 2025 年,我国肺癌患者将达到 100 万,成为世界第一肺癌大国。

二、病因

目前认为吸烟是肺癌的最重要的高危因素,和不吸烟者相比,吸烟者的肺癌发病率约是不吸烟者的 20 倍。职业接触导致新发肺癌,暴露于石棉、氡、沥青、煤烟、砷、铬、镍等被证实会导致肺癌。空气污染、放射线、饮食习惯等也与肺癌有关。

三、病理类型

(一)肺腺癌

目前是肺癌最常见的组织学类型,占所有肺癌的 30%~50%。肺腺癌发病年龄较小,多见于女性,一般生长缓慢,但有时在早期即可发生血行转移,临床治疗效果及预后不如鳞癌。肺腺癌不同的组织亚型在临床影像学、病理学和遗传学上有很大差异。原来的分类,包括 2004 年世界卫生组织分类既不能很好地反映肿瘤分子生物学、病理学和影像学的新进展,也不能满足临床治疗和预测预后的需要。为此,国际肺癌研究学会(IASLC)、美国胸科学会(ATS)和欧洲呼吸学会(ERS)于 2011 年 2 月公布了肺腺癌的国际多学科分类(表 2-4):①废除细支气管肺泡癌(bronchioloalveolar carcinoma,BAC)诊断术语;②提出原位腺癌(adenocarcinoma in situ, AIS)新概念,并将其与非典型腺瘤样增生(atypical adenomatous hyperplasia, AAH)一并归入浸润前病变;③区分出微浸润性腺癌(micro invasive adenocarcinoma, MIA),定义为≤3cm 的孤立性小腺癌,肿瘤细胞明显沿肺泡壁生长,伴病变内 1 个或多个直径≤0.5cm 的浸润灶;④浸润性腺癌分类中,不再推荐使用混合性亚型浸润性腺癌,并独立列出贴壁状为主的腺癌、微乳头状为主的浸润性腺癌的亚型;⑤原黏液性 BAC 依据沿肺泡壁生长还是浸润性生长,分为黏液性 AIS、黏液性 MIA 和浸润性黏液腺癌;⑥浸润性腺癌中其他亚型也稍有变化,黏液性囊腺癌归入胶样腺癌中,透明细胞腺癌和印戒细胞腺癌不作为单独组织学亚型,但若出现,应报告其成分和百分比,同时将胎儿型腺癌分为低度恶性和高度恶性两类。

表 2-4　肺腺癌的 IASLC/ATS/ERS 分类(2011 年)

浸润前病变
　非典型腺瘤性增生
　原位腺癌[≤3cm 原来的细支气管肺泡癌(bronchioloalveolar carcinoma, BAC)]
　　非黏液性
　　黏液性
　　黏液/非黏液混合性
微浸润性腺癌(micro invasive adenocarcinoma, MIA)(≤3cm 贴壁状为主的肿瘤,浸润灶≤5mm)
　非黏液性
　黏液性
　黏液/非黏液混合性
浸润性腺癌
　贴壁状为主(原来的非黏液性 BAC 生长方式,浸润灶>5mm)
　腺泡性为主
　乳头状为主
　微乳头状为主
　实性为主伴黏液产物
浸润性腺癌变型
　浸润性黏液腺癌(原来的黏液性 BAC)
　胶样型
　胎儿型(低度和高度恶性)
肠型

(二)鳞癌

约占原发性肺癌的 20%～35%,多发于 50 岁以上的老年男性,并且与吸烟有密切关系。直到 20 世纪后半叶,鳞癌仍然是全世界最多见的肺癌类型,后来腺癌发病率增高超过鳞癌。鳞癌可分为中央型和外周型,其中超过 2/3 为中央型病灶,细胞易脱落,痰液中找到癌细胞可明确诊断。鳞癌生长缓慢、转移较晚,早期侵犯支气管黏膜导致管壁逐渐增厚、管腔狭窄,进而堵塞,出现阻塞性肺癌、肺不张、肺实变等表现。10%～20% 的外周型鳞癌会出现癌灶中央坏死形成空洞。

(三)细胞癌

细胞癌是肺癌中恶性程度最高的病理类型。细胞癌生长快,早期就有淋巴或者血行转移,仅有少数小细胞癌患者有机会接受外科手术。细胞癌被纳入神经内分泌癌,细胞质中有嗜银颗粒或神经分泌颗粒。细胞癌分两个亚型,一是典型的小细胞癌,细胞内有较多的神经内分泌颗粒和高浓度的多巴脱羧酶,预后较好。另一种是变异的小细胞癌,倍增时间短,预后差,存活时间短。

(四)未分化大细胞癌

发生在肺的末梢支气管和亚段区,多为球形,呈膨胀性生长,中心有坏死,但多无胸膜凹陷。未分化大细胞癌,细胞较大,但大小不一,常呈多角形或不规则形,呈实性巢状排列,常见大片出血性坏死;癌细胞核大,核仁明显,核分裂象常见,胞质丰富,可分为巨细胞型和透明细胞型。

(五)肺腺鳞癌

占肺癌的 0.6%~2.3%,肿瘤必须含有至少 10% 的腺癌或鳞癌成分时才能诊断为腺鳞癌,常位于外周并伴有中央瘢痕形成。

(六)类癌

类癌是神经内分泌细胞的低度恶性肿瘤,占所有肺部肿瘤的 1%~2%,分为典型类癌和非典型类癌,后者有更高的恶性组织学和临床表现。典型类癌多为中心型,淋巴结转移少,恶性程度低。不典型类癌约占所有类癌的 10%,多为周围型,易出现淋巴结转移,预后差。

四、肺癌的转移途径

(一)直接蔓延扩散

癌肿在支气管壁发生后可向支气管腔内生长,导致管腔狭窄或完全阻塞。癌肿向支气管外长大即侵入肺组织,再蔓延扩展侵及邻近的器官组织。中央型肺癌蔓延扩展入肺门、纵隔后即可压迫或侵犯淋巴、血管、神经以及位于纵隔的多种器官和组织。靠近肺边缘部位的周围型肺癌则常侵及胸膜,引起胸膜腔积液和胸壁转移。癌肿尚可穿越肺叶间裂侵入相邻的其他肺叶。巨大的癌肿由于中心部分缺血,组织坏死、液化,形成癌性空洞。

(二)淋巴转移

淋巴转移是支气管肺癌常见的主要扩散途径。小细胞癌在较早阶段即可经淋巴道转移,鳞癌淋巴结转移较晚。淋巴结转移先局部后纵隔。

(三)血行转移

肺癌发生血行转移者病变已进入晚期。小细胞癌可较早呈现血行转移。腺癌经血行转移较为多见。最常见的转移部位有脑、骨骼、肾上腺等,脑转移多为多发转移。

(四)气道播散

少数肺癌病例脱落的癌细胞可经气管扩散植入同侧或对侧其他肺段或肺叶,形成新的癌灶。细支气管肺泡癌较常发生气道播散。

五、临床表现

肺癌的临床表现比较复杂,症状和体征的有无、轻重以及出现的早晚,取决于肿瘤发生部位、病理类型、有无转移及有无并发症,以及患者的反应程度和耐受性的差异。肺癌早期常无症状。中央型肺癌症状出现早且重;周围型肺癌常在体检时被发现,症状出现晚且较轻,甚至无症状。

1. 咳嗽

是最常见的症状,以咳嗽为首发症状者占 24%~68%。癌瘤长于管径较大、对外来刺激敏感的段以上支气管黏膜时,可产生类似异物样刺激引起的咳嗽,典型的表现为阵发性刺激性干咳,一般止咳药常不易控制。肿瘤生长在段以下较细小支气管黏膜时,咳嗽多不明显,甚至无咳嗽。

2. 痰中带血

也是肺癌的常见症状,以此为首发症状者约占 30%。由于肿瘤组织血供丰富,质地脆,剧咳时血管破裂可致出血,一般痰血量少,可持续数日。

3. 胸痛

以胸痛为首发症状者约占 25%。常表现为胸部不规则的隐痛或钝痛。

4. 发热

以此为首发症状者占 20%~30%。肺癌所致的发热原因有两种,一为炎性发热,中央型肺癌肿瘤生长时,常先阻塞段或支气管开口,引起相应的肺叶或肺段阻塞性肺炎或不张而出现发热,但多在 38℃左右,很少超过 39℃;抗生素治疗可能奏效,但因分泌物引流不畅,常反复发作,约 1/3 的患者可在短时间内反复在同一部位发生肺炎。二为癌性发热,多由肿瘤坏死组织被机体吸收所致,此种发热抗感染药物治疗无效,激素类或吲哚类药物有一定疗效。

5. 胸闷、气急

约有 10% 的患者以此为首发症状,多见于中央型肺癌,特别是肺功能较差的患者。

6. 其他

由于肺癌所产生的某些特殊活性物质(包括激素、抗原、酶等),患者可出现一种或多种肺外症状,临床上以肺源性骨关节增生症较多见。

肿瘤外侵和转移,可出现胸腔积液、心包积液、上腔静脉阻塞综合征、黄疸、消瘦等症状。

六、诊断和术前分期

(一)诊断

1. 胸部 X 线检查

是肺癌最基本的检查,由于胸部 X 线正侧位片敏感性为直径 1cm 以上的结节性病变,故对肺癌早期诊断的作用有限。

2. 胸部 CT 检查

对肺内小结节的检出率有较高的敏感性,可以较早发现和清楚显示肿瘤的大小、形态,以及和胸膜、胸壁、大血管等的关系,评估局部淋巴结及纵隔淋巴结有无转移,在肺门、肺内及纵隔内病变的大小、形状和范围,有助于判断肺癌是否能切除。低剂量 CT 也用于早期肺癌筛查。

3. 痰细胞检查

通过痰检可使部分肺癌患者获得确诊,有痰血的中央型肺癌患者容易确诊。

4. 纤维支气管镜检查

可以获取病理学诊断,对确定病变范围、明确手术指征与方式有帮助,尤其是对于中央型肺癌,是不可或缺的诊断方法。

5. 经皮肺穿刺活检

可用于痰细胞学和支气管镜检查无法获得阳性结果的周围型肺癌,是一种有创性检查。

上腔静脉综合征、肺动脉高压、肺囊肿等是禁忌证，可出现气胸、血胸等并发症，但不严重。

6. 正电子发射计算机断层扫描（positron emission tomography，PET）

PET 在肺癌中的应用越来越普遍，PET 利用转化细胞能过度蓄积[18]F 标记二磷酸果糖（FDG）的原理，探测正电子放射核素在机体中的分布状况，提供局部组织代谢的信息，对肿瘤进行定性定位诊断。相对 CT 检查，PET 可以提供更准确的术前分期，肿块的定位定性，有无淋巴结及远处转移。PET 应用于肺癌早期诊断，其敏感度为 95%，但由于一些炎症细胞也可以蓄积 FDG，特异性仅为 85%。

7. 纵隔镜检查

纵隔镜检查术因其高敏感性和特异性，目前仍是肺癌纵隔淋巴结分期的金标准。

8. EBUS-TBNA

是一种新的肺癌微创诊断分期方法，2004 年首次应用于临床后在各大医学中心普及。EBUS-TBNA 在肺癌诊断以及纵隔淋巴结分期中具有很高的敏感度（89%～99%）、特异度（100%）和准确度（92%～99%），且在超声图像实时监视下穿刺活检大大提高了安全性，目前尚无明显相关并发症的报道。

（二）肺癌的术前分期

肺癌的术前分期对选择治疗方案和判断预后至关重要，常用的无创分期技术包括胸部螺旋 CT、PET-CT、头颅 MRI、上腹部 CT 或超声以及全身骨显像（ECT）等。对于已确诊或高度怀疑肺癌的患者，应常规行胸部及上腹部（包括肝脏和双侧肾上腺）增强 CT 扫描、头颅 MRI 及全身骨显像检查，以除外肺外远处转移。

对于无远处转移的非小细胞肺癌（NSCLC），相比术前 T 分期，术前的淋巴结（N）分期仍具有挑战性。据报道，10%～30%的临床 N_0 肺癌患者术后病理分期升级到 N_1 或 N_2，因此，早期 NSCLC 术前 N 分期有重要意义。肺癌的术前 N 分期主要依靠影像学诊断方法（CT 或 PET-CT）。CT 检查主要依靠淋巴结的大小判断转移，准确性不高但经济易行。PET-CT 在淋巴结分期上优于 CT，文献报道 PET-CT 评价肺癌 N 分期的敏感性和特异性分别为 74%和 85%。美国临床肿瘤指南（NCCN）已将 PET-CT 作为肺癌术前临床分期非创伤性方法之一。

对影像学怀疑纵隔淋巴结转移的肺癌患者，需进一步行有创性检查。纵隔镜检查术因其高敏感性和特异性，目前仍是肺癌纵隔淋巴结分期的金标准。但纵隔镜需要全身麻醉，检查创伤较大且可能发生严重并发症。EBUS-TBNA 是一种新的肺癌微创诊断分期方法。2011年 ANNEMA 等报道了这一领域证据可信度级别最高、入组病例数最多的一项多中心随机对照临床研究，对比了内镜超声技术（EUS-FNA 和 EBUS-TBNA）联合外科手术分期（纵隔镜等）与纵隔镜检查术在 NSCLC 纵隔淋巴结分期中的应用价值。结果显示，纵隔镜检查组和单纯应用内镜超声技术组的敏感性（85% vs 79%，$P=0.47$）和阴性预测价值（85% vs 86%，$P>0.99$）相似，不必要的开胸手术率相似（12% vs 18%，$P=0.22$），但内镜超声技术的安全性更高，并发症更少（1% vs 6%，$P=0.03$）；而内镜超声技术联合外科手术分期（内镜超声检查阴性者进一步接受纵隔镜等检查）则可明显提高分期的敏感性（94% vs 79%，$P=0.02$），减少不必要的开胸手术率（7% vs 18%，$P=0.22$）。

由此可见，内镜超声技术（EBUS-TBNA 等）更加微创安全且具有很高的敏感性，可以最大限度地减少外科分期方法的应用,但 EBUS-TBNA 目前无法完全替代纵隔镜等外科手段,对于 EBUS-TBNA 阴性结果的患者尚需进一步行纵隔镜、胸腔镜等外科检查方法。

七、肺癌的 TNM 分期

2015 年,国际肺癌研究学会(International Association for the Study of Lung Cancer,IASLC)对肺癌分期系统进行了更新,制订了第八版国际肺癌 TNM 分期标准,目前第八版肺癌分期修订稿已发表于 *Journal of Thoracic Oncology*,目前临床应用第 8 版肺癌 TNM 分期系统(表 2-5～表 2-8)。肺癌新 TNM 分期系统如下。

表 2-5 IASLC 第八版 TNM 分期

T 分期:

T_X:未发现原发肿瘤,或者通过痰细胞学或支气管灌洗发现癌细胞,但影像学及支气管镜无法发现

T_0:无原发肿瘤的证据

T_{is}:原位癌

T_1:肿瘤最大径≤3cm,周围包绕肺组织及脏层胸膜,支气管镜见肿瘤侵及叶支气管,未侵及主支气管

T_{1a}:肿瘤最大径在≤1cm

T_{1b}:肿瘤最大径>1cm,≤2cm

T_{1c}:肿瘤最大径>2cm,≤3cm

T_2:肿瘤最大径>3cm,≤5cm;侵犯主支气管(不常见的表浅扩散型肿瘤,不论体积大小,侵犯限于支气管壁时,虽可能侵犯主支气管,仍为 T_1),但未侵及隆突;侵及脏层胸膜;有阻塞性肺炎或者部分或全肺肺不张。符合以上任何一个条件即归为 T_2

T_{2a}:肿瘤最大径>3cm,≤4cm

T_{2b}:肿瘤最大径>4cm,≤5cm

T_3:肿瘤最大径>5cm,≤7cm。直接侵犯以下任何一个器官,包括:胸壁(包含肺上沟瘤)、膈神经、心包;同一肺叶出现孤立性癌结节。符合以上任何一个条件即归为 T_3

T_4:肿瘤最大径>7cm;无论大小,侵及以下任何一个器官,包括:纵隔、心脏、大血管、隆突、喉返神经、主气管、食管、椎体、膈肌;同侧不同肺叶内孤立癌结节

表 2-6 N 分期

N_X:区域淋巴结无法评估

N_0:无区域淋巴结转移

N_1:同侧支气管周围及(或)同侧肺门淋巴结以及肺内淋巴结有转移,包括直接侵犯而累及的

N_2:同侧纵隔内及(或)隆突下淋巴结转移

N_3:对侧纵隔、对侧肺门、同侧或对侧前斜角肌及锁骨上淋巴结转移

表 2-7 M 分期

M_X:远处转移不能被判定

M_0:没有远处转移

M_1:远处转移

M_{1a}:局限于胸腔内,包括胸膜播散(恶性胸腔积液、心包积液或胸膜结节)以及对侧肺叶出现癌结节(许多肺癌胸腔积液是由肿瘤引起的,少数患者胸液多次细胞学检查阴性,既不是血性也不是渗液,如果各种因素和临床判断认为渗液和肿瘤无关,那么不应该把胸腔积液纳入分期因素)

M_{1b}:远处器官单发转移灶为 M_{1b}

M_{1c}:多个或单个器官多处转移为 M_{1c}

表 2-8　第八版肺癌 TNM 分期组合

M_0	亚组	N_0	N_1	N_2	N_3
T_1	$T_{is(mis)}$	Ⅰa_1			
	$T_{1a} \leqslant 1cm$	Ⅰa_1	Ⅱb	Ⅲa	Ⅲb
	$1cm \leqslant T_{1b} \leqslant 2cm$	Ⅰa_2	Ⅱb	Ⅲa	Ⅲb
	$2cm < T_{1c} \leqslant 3cm$	Ⅰa_3	Ⅱb	Ⅲa	Ⅲb
T_2	$3cm < T_{2a} \leqslant 4cm$	Ⅰb	Ⅱb	Ⅲa	Ⅲb
	$4cm < T_{2b} \leqslant 5cm$	Ⅱa	Ⅱb	Ⅲa	Ⅲb
T_3	$5cm < T_3 \leqslant 7cm$	Ⅱb	Ⅲa	Ⅲb	Ⅲc
T_4	$7cm < T_4$	Ⅲa	Ⅲa	Ⅲb	Ⅲc
M_1	M_{1a}	Ⅳa	Ⅳa	Ⅳa	Ⅳa
	M_{1b}	Ⅳa	Ⅳa	Ⅳa	Ⅳa
	M_{1c}	Ⅳb	Ⅳb	Ⅳb	Ⅳb

(一)原发肿瘤 T 定义

新分期标准所采纳的数据资料来自 16 个国家的 35 个数据库,包含了 1999～2010 年的 94 708 例肺癌病例,囊括了回顾性及前瞻性研究数据,其中可用于分析的有效病例 77 156 例,非小细胞肺癌(NSCLC)70 967 例(92%),小细胞肺癌(SCLC)6189 例(8%)。①将 T_1 分为 T_{1a}(≤1cm),T_{1b}(>1cm 至≤2cm),T_{1c}(>2cm 至≤3cm)。②T_2 分为 T_{2a}(>3cm 至≤4cm)和 T_{2b}(>4cm 至≤5cm)。③重新分类>5cm 且≤7cm 的肿瘤为 T_3。④重新分类超过 7cm 或更大的肿瘤为 T_4。⑤支气管受累距隆突<2cm,但不侵犯隆突,和伴有肺不张/肺炎则归为 T_2。⑥侵犯膈肌分为 T_4。⑦删除纵隔胸膜浸润这一 T 分期术语。

(二)区域淋巴结 N 定义

第 1 组:上界为环状软骨下缘,下界为双侧锁骨,正中为胸骨切迹上缘,气管中线将此区域淋巴结分为 1R 和 1L。

第 2 组:2R 上界为右肺尖和胸膜顶,中间为胸骨切迹上缘,下界为无名静脉与气管交叉处下缘,内界为气管左侧缘;2L 上界为左肺尖和胸膜顶,中间为胸骨切迹上缘,下界为主动脉弓上缘。

第 3 组:右侧上界为胸膜顶,下界为气管隆突水平,前界为胸骨后,后界为上腔静脉前缘;左侧上界为胸膜顶,下界为气管隆突水平,前界为胸骨后,后界为左颈总动脉;3p 上界为胸膜顶,下界为隆突水平。

第 4 组:4R 包括右侧气管旁和气管前淋巴结,上界为无名静脉与气管交叉处下缘,下界为奇静脉下缘;4L 在气管左侧缘和动脉韧带之间,上界为主动脉弓上缘,下界为左肺动脉干上缘。

第 5 组:动脉韧带外侧淋巴结,上界为主动脉弓下缘,下界为左肺动脉干上缘。

第 6 组:升主动脉和主动脉弓前外侧淋巴结,上界为主动脉弓上缘切线,下界为主动脉弓下缘。

第 7 组:上界为气管隆突,左侧下界为下叶支气管上缘,右侧下界为中间干支气管下缘。

第 8 组:位于食管表面,除外隆突下淋巴结,左侧上界为下叶支气管上缘,右侧上界为中间干支气管下缘,下界为膈肌。

第 9 组:肺韧带内淋巴结,上界为下肺静脉,下界为膈肌。

第 10 组:紧邻主支气管和肺门血管(包括肺静脉和肺动脉干远端),右侧上界为奇静脉下缘,左侧上界为肺动脉上缘,下界为双侧叶间区域。

第 11 组:叶支气管开口之间,11s 位于右侧上叶和中间干支气管之间,11i 位于右侧中叶和下叶支气管之间。

第 12 组:紧邻叶支气管淋巴结。

第 13 组:段支气管周围淋巴结。

第 14 组:紧邻亚段支气管淋巴结。

提出了转移淋巴结的位置:nN(单站与多站),存在和不存在跳跃式淋巴结转移,pN_{1a},pN_{1b},pN_{2a1},pN_{2a2} 和 pN_{2b} 可能对预后的评价更为精确。

(三)远处转移 M 定义

将 M_1 分为 M_{1a},M_{1b} 和 M_{1c}:①M_{1a} 局限于胸腔内,包括胸膜播散(恶性胸腔积液、心包积液或胸膜结节)以及对侧肺叶出现癌结节归为 M_{1a};②远处器官单发转移灶为 M_{1b};③多个或单个器官多处转移为 M_{1c}。

八、手术适应证

(一)肿瘤学评估

由于分期决定着 NSCLC 的疗效,因此术前需精确分期。除组织诊断外,分期手段应包括胸部(或胸腹部)CT、腹部(或腹部、双锁骨上区)B 超、脑 MRI(或至少脑部 CT)、骨扫描(有症状者加做骨 MRI 或骨 CT)、纤维支气管镜,有条件者可加做 PET-CT。怀疑有纵隔淋巴结转移的患者可行支气管超声内镜(EBUS)、纵隔镜明确有无转移。通常 Ⅰ、Ⅱ 期 NSCLC 为早期肺癌,大部分数据证实手术疗效较好,5 年生存率分别为 ⅠA 期 73%、ⅠB 期 58%、ⅡA 期 46%、ⅡB 期 36%。但 ⅢA 期病变手术疗效则极具争议。

1. N_2 NSCLC 的外科治疗

ⅢA-N_2 NSCLC 的治疗一直存在争议。在 20 世纪 80 年代以前,只要临床病理诊断为 ⅢA-N_2 的 NSCLC,就被视为外科手术禁忌证。近年来,随着外科技术的发展,以及多学科综合治疗理论和技术在肺癌中的应用,ⅢA-N_2 肺癌的治疗观念已经有了很大的改变,已不再被视为外科手术的禁忌证。从临床治疗的角度,ⅢA-N_2 NSCLC 包括 $Ⅲ_{A1}$:即切除标本最后病理学检查偶然发现的 N_2 转移;$Ⅲ_{A2}$:术中发现的单站纵隔淋巴结转移;$Ⅲ_{A3}$:术前分期(纵隔镜、PET-CT 或其淋巴结活检)发现的单站或多站纵隔淋巴结转移;$Ⅲ_{A4}$:巨块或固定的多站 N_2 淋巴结转移(CT 扫描图上短径>2cm 的淋巴结)。对于可切除的 ⅢA-N_2 NSCLC 患者,关键问题是要确定哪一部分患者是属于有潜在可能治愈的病例,哪一部分患者可能对外科治疗无效。此外,还需要考虑的问题是,哪些患者可以先行手术治疗,哪些患者可能需要先行术前新辅助化疗或新辅助放化疗,然后再根据术前新辅助治疗的结果,选择恰当的患者施行外科手术治疗。

可切除 ⅢA-N_2 NSCLC 主要指 $Ⅲ_{A1}$、$Ⅲ_{A2}$ 和部分选择性的 $Ⅲ_{A3}$。$Ⅲ_{A1}$ 和 $Ⅲ_{A2}$ NSCLC 一般无大的争议,这两类患者术前临床诊断为 $N_{0\sim1}$ 术中或术后诊断为意外 N_2,手术效果好,主张先行手术治疗,术后补充辅助化疗和(或)放疗,术后 5 年生存率可达 50%。而对术前临床分期为 N_2 的 $Ⅲ_{A3}$ 患者,可在术前行新辅助化疗,其术后 5 年生存率可达 34%,多因素分析显示化疗后分期的降期和单组 N_2 是预后良好的预测因子。而对大块融合 N_2 的 $Ⅲ_{A4}$ 患者则因手术疗效较差,5 年生存率低于 20%,应慎重选择手术治疗。

在局部 T_4 但淋巴结无转移或仅有肺门淋巴结转移者(N_1)，在强大的外科多学科团队的支撑下只要达到 R_0 切除，即可获得较好的疗效。

2.对侵犯周围组织或器官(T_3 或 T_4)肺癌的手术根治性评估

目前临床手术切除的决定必须依赖于术前客观可信的检查结果及具有根治性切除的可能性，且需谨记非根治性切除则无手术必要性。胸内其他结构受累常需一并切除。因此，术前手术方案的制订十分重要，需与其他领域，如心血管科、骨科及整形科医生进行商榷。

(1)肿瘤粘连椎体(T_3 病变)或者侵犯(T_4 病变)椎体：总体来说，与椎旁筋膜关系密切但尚无椎体破坏的肿瘤可被完整切除，然而对肿瘤粘连或侵犯椎体的 NSCLC 而言，外科治疗效果并不理想。当患者出现脊柱区域持续疼痛时，应怀疑相应椎体受侵的可能。胸部 MRI 是判断椎体受侵范围的最佳影像诊断方法，可以分辨肿瘤仅与椎前筋膜粘连，抑或侵犯椎体横突、椎体以及椎间孔。

一般而言，即便肿瘤累及椎体横突或椎体侧方仍然可以根治性切除。然而临床实践中，若肿瘤直接侵犯椎体或累及椎管，对于许多胸外科医师而言已属绝对禁忌证。此类肿瘤的外科治疗需要联合神经外科或骨科医生进行多学科合作，拟定并实施治疗方案。姑息性切除并不能改善预后，并且对于是否有助于缓解症状也无定论。

(2)气管隆突受侵(T_4 期)：多数情况下，由于肿瘤累及气管隆突或气管下段，因而无法行根治性切除，然而，少数情况下肿瘤起源于上叶支气管或主支气管开口，因较局限可以完整切除并重建(图 2-18～图 2-20)。

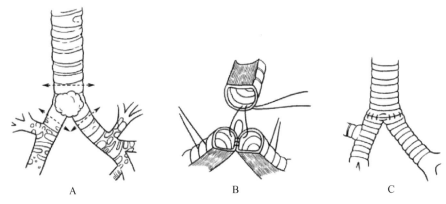

A   B   C

图 2-18 气管隆突切除并隆嵴重建术

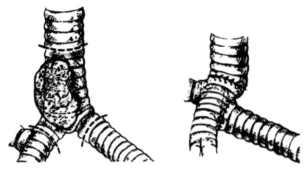

图 2-19 切除气管隆突及气管

注：术中游离右肺门上提右主支气管与气管行端-端吻合；左主支气管与右侧中间干支气管行端-侧吻合

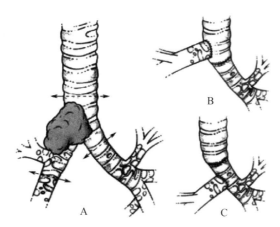

图 2-20 肺叶并气管隆突切除

A. 右肺上叶肿物侵犯隆突及气管下段;B. 将右肺中间干支气管于气管与左主支气管吻合口水平以上再次吻合(疗效不佳,因此不予推荐);C. 将右肺中间干支气管于气管与左主支气管吻合口水平以下 1cm 处吻合

气管袖状切除并全肺切除是一项操作技术要求较高的手术,存在较高的并发症风险。因此术前通过纤维支气管镜检查确定手术适应证尤其重要。如认为有袖状全肺切除可能时,应对距肿瘤至少 2cm 的近端气管黏膜及黏膜下组织进行随机活检;如肿瘤侵犯隆突上气管超过 3cm 或 4 个软骨环,或侵犯对侧支气管超过 1.5cm 则难以完成无张力重建,并且切缘常为阳性。

(3)心脏和大血管受侵(T_4 期):若肿瘤直接侵犯心脏,无论是心房还是心室均无法手术切除。此种情况可由术前胸部 CT、MRI 及经食管超声心动图的检查结果综合判断。少数肿瘤沿肺静脉侵犯部分左心房者,可以切除部分左心房再行成形术。

同样,主动脉受侵通常也为手术禁忌证,个别情况下如仅为主动脉外膜受侵可以将肿瘤剥离下来。这些情况在术前较难判断,通常是在术中将肺及受侵心血管结构完全游离后得以明确。

如术前怀疑心脏或主动脉受侵,决定手术需十分谨慎。手术方案计划需要心脏外科医生参与;心脏受侵大多数是由局部转移淋巴结引起而非原发肿瘤直接侵犯。一般而言,不建议进行创伤性很大的操作,例如心肺转流。

(4)上腔静脉受侵(T_4 期):若右肺上叶前段肿瘤局部侵犯上腔静脉,可尝试以侧壁钳切除部分上腔静脉,或者分别夹闭远、近端,切除一段上腔静脉并行重建以达到根治。然而,这些技术只适用于一些特定的患者,即其上腔静脉受侵是根治性切除的唯一限制因素。大部分情况下,上腔静脉受累是由转移性淋巴结所致而不是原发肿瘤的直接侵犯。

术前通常可通过胸部增强 CT 或上腔静脉血管造影检查以明确。若已经出现上腔静脉综合征,则是手术的绝对禁忌证。

(5)食管受侵(T_4 期):单纯侵犯食管的 T_4 期肿瘤很少见,个别情况下游离食管周围组织时发现肿瘤固定于食管上。如果肿瘤尚未侵透食管黏膜,可行食管肌层切除。食管全层受侵是手术绝对禁忌证。术前食管受侵通常由食管造影或食管镜明确。

(二)术前全面评估

高龄并非手术禁忌。对于 70 岁以上甚至 80 岁以上的高龄患者,生理年龄小、无严重合并症、心肺功能良好者应尽量争取手术。但应尽量避免全肺切除,Pagni 报道 24 例 70 岁以上患者行全肺切除术后病死率为12.5%,远高于低龄全肺切除患者4.3%的病死率。

虽然评估肺功能的系统很多,但是尚无一项可以精确预测患者的手术风险。因此应综合分析多种不同的肺功能指标,以便为每位患者作出可靠的、可重复的评估结果。将患者的肺功能的好坏分为低风险、高风险、极高风险或手术禁忌(表2-9)。常规肺功能检查是剖胸手术前必不可少的检查项目,是对术后是否发生呼吸衰竭等并发症的初步筛选。一般认为,当VC占预计值百分率(VC%)<50%、MVV占预计值百分率(MVV%)<50%、FEV_1<1L或FEV_1%<50%时剖胸手术的风险颇大。有人以MVV作为通气障碍的指标来判断手术的危险性,认为MVV%>70%时无手术禁忌,69%～50%者应慎重考虑,49%～30%者应尽量保守或避免手术,30%以下者为手术禁忌。Miller等连续分析了500例肺癌切肺手术的资料,提出了不同手术切除范围的肺功能指标的要求,即全肺切除需MVV%>50%、FEV_1>2L;肺叶切除MVV%>40%、FEV_1>1L;楔形或肺段切除MVV%>40%、FEV_1>0.6L。动脉血气一般要求氧饱和度90%以上,$PaCO_2$在50mmHg以下可考虑剖胸手术。这样可在最大限度地降低术后并发症可能性的同时保证了患者最大的手术机会。

表2-9　患者术后并发症及死亡风险的预测指标

肺功能指标	低风险	高风险	极高风险或手术禁忌
双肺功能			
临床因素			
气短(0～4级)	0～1	2～3	3～4
目前吸烟	0	++	++
排痰量(1～4级)	0	1～2	3～4
肺活量测定			
FEV_1	>2L	0.8～2L	<0.8L
FVC	>3L	1.5～3L	<1.5L
	>50%预期值	<50%预期值	<30%预期值
FEV_1/FVC	>70%	<70%	<50%
支气管扩张剂的效果	>15%	1%～15%	未改善
气体交换			
静息PO_2(mmHg)	60～80	45～60	<45
静息PCO_2(mmHg)	<45	45～50	>50
静息DLCO	>50%预期值	30%～50%预期值	<30%预期值
负荷试验(亚极量试验)			
爬楼梯(层)	>3	≤3	≤1
运动血氧检测			静息氧饱和度<90% 运动中下降>4%
极量试验			
运动氧耗(Vo_2max)	>20mL/(min·kg) >75%预期值	11～19mL/(min·kg)	<10mL/(min·kg) <60%预期值
分肺功能			
预计FEV_1	>1.2L	0.8～1.2L	<0.8L
预计DLCO			<40%预计值

3个月内有心肌梗死史,房室完全传导阻滞者不宜行外科手术。单纯脑转移应先处理脑转移瘤再考虑是否行肺切除术。

(三)肺癌外科手术术式的选择及评价

早期 NSCLC 治疗首选外科手术,通常可获得最佳长期生存率及根治率。根据第 7 版 UICC 肺癌分期系统数据,Ⅰ、Ⅱ、Ⅲ 期患者术后 5 年生存率分别达 70%、50% 和 25%。外科治疗首要目的是根治性切除肿瘤及区域淋巴结,其评价等级包括:R$_0$ 指全部切缘在肉眼及镜下均未见肿瘤细胞;R$_1$ 指切缘在镜下可见癌残留;R$_2$ 指肉眼可见明显癌残留。常见手术方式包括肺楔形切除、肺段切除、肺叶切除、全肺切除及袖式切除。此外,通过系统性淋巴结切取活检或切除清扫,也有助于对疾病进行准确的病理分期,进而根据分期制订后续治疗及判断预后。

1. 选择手术方式的指征

手术切除范围需要兼顾切缘无残留与保留患者肺功能。评估切缘需要同时重视支气管断端与肺实质边缘。肺叶切除术后支气管断端显微镜下未见癌残留即可;肉眼难以准确判断切缘;有研究结果表明低倍镜下肿瘤周边半径 1.5cm 范围切缘阴性率为 93%,因此推荐切缘需距离肿瘤边缘达 1.9cm;鉴于腺癌倾向沿支气管远端周围蔓延,而鳞癌更倾向朝支气管近端发展,因而也有学者建议扩大腺癌的切除范围(切缘距离 2cm),而鳞癌则可适当缩小切除范围(切缘距离 1.5cm)。由于肺叶部分切除术(包括肺段切除及楔形切除)可尽可能地保留术后肺功能及生活质量,因此推荐应用于心肺功能代偿能力有限的外周型 NSCLC 患者。

符合以下条件的推荐解剖性肺段切除术:①ⅠA 期肺癌(病灶直径 2～3cm)并且切缘距离超过 1cm;②肺功能代偿能力较差的 ⅠA 期肺癌患者;③既往已行肺叶切除术。

符合以下条件的推荐肺楔形切除术:①ⅠA 期肺癌(病灶直径<2cm);②病灶直径 2cm 以内的外周型腺癌,并且高分辨 CT 影像具有磨玻璃样特征表现。

2. 肺楔形切除术

选择楔形切除的患者通常心肺功能代偿能力有限,病灶较小且呈周围型分布。胸腔镜辅助肺楔形切除术同传统开胸术比较,患者术后住院时间缩短,而且术后并发症发生率降低。楔形切除术后复发率与肿瘤大小及淋巴结受累情况相关。对于淋巴结阴性的 T$_1$ 及 T$_2$ 肺癌患者,长期局部复发率范围为 5%～12%,同时远处转移率范围为 7%～30%。而对于 N$_1$ 及 N$_2$ 患者,局部复发率范围分别为 9%～28% 及 13%～17%,远处转移率分别为 22% 及 61%。总体而言,术后死亡原因更倾向心肺功能恶化而非肿瘤复发。术中或术后放疗、^{125}I 粒子植入等降低局部复发率的尝试,尚处于临床探索阶段。

3. 肺段切除术

肺段切除术适合 Ⅰ、Ⅱ 期 NSCLC 伴肺功能衰减,或者同时性或异时性肺癌。回顾性研究结果证实肺段切除与肺叶切除术后生存率相近。常见并发症包括术后长期漏气(发生率为 5%～16%)及术后高复发率(11%～16%)。术后复发的危险因素包括切缘距离<1cm 以及病灶邻近肺门。由于降低了术后肺功能损减程度,肺段切除术后 30 天并发症发生率明显低于肺叶切除(1.1% vs 3.3%)。而且胸腔镜辅助解剖性肺段切除术可进一步有助于患者耐受术后辅助化疗,从而使预后较传统开胸术更好。常用肺段切除术式包括保留舌段的左肺上叶切除术、舌段切除术、背段切除术及基底段切除术。上叶前段或后段切除术较少应用。

从外科病理分期角度评价,肺段切除术中也可对肺门、主支气管周围及段支气管周围淋巴结进行切除活检,如活检淋巴结有肿瘤转移则应选择肺叶切除。因而只要切缘距离充分

（＞2cm 或＞肿瘤直径），肺段切除也能达到肺叶切除的治疗效果。鉴于 NSCLC 患者每年出现新发肿瘤率为 1%～2%，若对初治病例行肺段切除，则为第二次手术保留尽可能多的肺功能储备。多次肺切除术后病死率与切除范围有关，研究结果表明全肺切除、肺叶切除、段切除及楔形切除术后再次手术相关病死率分别为 34%、7%、0 及 6%。

4. 肺叶切除术

是治疗肺癌的标准手术方式，但是随着胸腔镜辅助技术的问世，胸腔镜肺叶切除得到普及。胸腔镜辅助肺叶切除术具有如下优势：术后疼痛减轻；胸腔引流量减少并且拔管时间提前；术中出血量减少；肺功能衰减程度较轻；术后住院日缩短；恢复正常活动速度加快。胸腔镜辅助肺叶切除术与传统开胸肺叶切除术比较，两者治疗 I 期 NSCLC 术后 3 年及 5 年生存率分别为 90% vs 93% 和 90% vs 85%。胸腔镜辅助技术也使得患者术后辅助化疗耐受性进一步提高，推迟化疗率降低（18% vs 58%，$P<0.001$），全剂量耐受率提高（60% vs 40%，$P=0.03$）。新近出现的机器人辅助肺叶切除术正在国内数家机构开展，并且同胸腔镜辅助肺叶切除术相比较，疗效相近。

5. 全肺切除术

指切除全部左侧或右侧肺脏。术后危险因素包括右全肺切除术、高龄（年龄≥70 岁）、医院每年开展全肺切除手术量较少。全肺切除术后长期并发症包括肺动脉高压、肺气肿、右心负荷增加。全肺切除仅当袖式切除技术难以实现时才予以考虑。同肺叶切除术相比，全肺切除术后并发症及死亡发生率均明显增加，并且长期生存率较差。术前肺功能评估提示弥散功能减低、合并心肺疾病、围术期过度液体输注及术前贫血均是致命的危险因素。

术前新辅助放化疗联合全肺切除的疗效也值得关注。研究结果表明，接受诱导放化疗联合全肺切除术后 30 天和 100 天后病死率分别为 6% 和 10%。新辅助放化疗联合全肺切除术后 1 年和 5 年生存率分别为 74% 和 46%，同比单纯全肺切除术后分别为 72% 和 34%。各项关于全肺切除的临床研究多为回顾性并且受主观因素干扰，因此数据结果迥异。此外，包括胸腔闭式引流方式选择、疼痛管理、激素使用及液体量控制等围术期处理也会对研究结果产生影响。

6. 袖式切除术

支气管袖式肺叶切除术最早于 1947 年由 Clement Price-Thomasin 爵士开创，旨在保证切缘距离充分的前提下，尽可能保留健康的肺组织。肺癌手术过程中需要行支气管成形的占 3%～13%，并且相应地降低了全肺切除率。研究结果表明袖式切除同全肺切除相比，肿瘤学预后未受影响，而术后并发症发生率、病死率及长期生存率均明显改善（病死率为 5.5%，1 年和 5 年生存率分别为 84% 和 42%），因此，袖式切除问世后随即成为全肺切除的替代方法，尤其对于那些肺功能代偿能力有限的高龄患者。支气管袖状切除适用于一侧肺任何叶或段的切除，以避免全肺切除。

术前行纤维支气管镜检查判断肿瘤在气管内的侵犯范围，借此拟订手术方案，还需通过胸部 CT 肺血管重建或肺血管造影以明确是否需要行肺动脉成形。是否行支气管袖状切除通常根据术中情况决定，例如肺叶切除时残端阳性（镜下或肉眼）、气管腔外受侵以及某些情况下的 N_1 淋巴结阳性等。尽管术前新辅助化疗可能降低支气管断端周围黏膜血供并导致伤口愈合延迟，但是临床研究结果已证实新辅助化疗后袖式切除术是安全的。

　　由于支气管成形较肺叶切除术后更容易发生并发症,因此,在术后早期需要格外地重视。早期关注问题包括部分肺不张、肺叶萎陷、肺炎、漏气、血管壁线结周围组织坏死以及暂时性声带麻痹。肺不张的常见原因为积血或黏液阻塞,因此术中或术后拔管前需要定期行纤维支气管检查并常规盥洗。鉴于高龄患者术后肺部清除能力低下,需要更积极的物理治疗(例如雾化吸入)支持。

第三章　消化道肿瘤

第一节　胃癌

胃癌是目前全球最常见的恶性肿瘤之一。2018年全球数据显示胃癌新发病例约为103.3万例,死亡病例约为78.3万例,分别位于恶性肿瘤发病率第5位、死亡率第2位。

另据全国肿瘤登记中心的最新数据,2015年中国胃癌新发病例约为67.9万例,其中男性47.8万例,女性20.1万例;胃癌死亡病例约为49.8万例,其中男性33.9万例,女性15.9万例;发病人数和死亡人数均居所有恶性肿瘤第2位。

尽管近年来胃癌一级和二级防治工作的开展使早期胃癌的检出率提高,但中晚期患者仍占70%左右。中晚期胃癌无根治性手术指征,5年生存率低。因此有必要了解胃癌的临床特点及诊疗规范,提高早诊早治率,改善胃癌患者的生存状况。

一、诊断要点

(一)临床表现

胃癌早期常无特殊的症状,进入进展期后才会出现临床症状且特异性不高。

1. 上腹不适和疼痛

上腹不适是最早出现和最常见的症状之一,通常不为患者注意,这也是胃癌早期诊断困难的原因之一。当肿瘤侵犯胃壁神经后,会出现无规律性中上腹隐痛。最初,服用抑酸或解痉药物可能得到暂时缓解,使患者误认为是胃炎或胃溃疡。随后由于病情的进展,疼痛可能会加重或转为持续性。

2. 恶心和呕吐

胃癌的早期会出现食后饱胀感和轻度恶心感,随着病情进展,此症状加重。当出现消化道梗阻时,会出现持续呕吐。贲门部肿瘤可导致进食困难,而胃窦部或幽门部肿瘤往往引起呕吐宿食,伴有上腹部饱胀感。

3. 出血和黑便

肿瘤部位发生破溃出血。少量出血可能仅表现为大便隐血阳性或少量黑便。出血量大时会发生呕血和较明显的黑便,甚至出现失血性休克。更多见的情况是慢性失血或消耗而导致的贫血。

4. 乏力、消瘦

由于进食量减少,还会出现乏力和消瘦,这是进展期胃癌常见的症状。因此,对近期体重减轻的患者应注意胃部检查。

5. 胃癌转移导致的症状

胃癌发生转移时会出现转移部位肿瘤的相应症状,如腹水、锁骨上淋巴结肿大,盆腔转移导致的腹胀、腹痛、排便困难等。

(二)辅助检查

1. 实验室检查

早期胃癌实验室检查多为正常,中晚期胃癌可有不同程度的贫血,肝转移患者可伴有肝功能异常。

2. 胃镜检查

是目前明确胃癌诊断的最主要手段,特别是对发现早期胃癌具有重要作用。通过胃镜活检可以鉴别良恶性溃疡,排除胃炎,明确胃癌的病理类型。通过超声内镜检查还可以了解病变的范围,有助于术前分期,协助确定手术的可行性和方式。

3. CT 和 MR 检查

增强型 CT 或 MR 检查可清晰地显示胃壁侵犯的范围、肿瘤侵犯邻近组织的程度、淋巴结转移情况,是否存在腹盆腔转移。胸部 CT 可以帮助了解是否存在肺转移。CT 或 MR 检查应该作为胃癌术前的常规检查。

4. PET-CT 检查

肝转移、淋巴结转移时,^{18}F-FDG 摄取往往增加,这可用于鉴别病灶良恶性,帮助鉴别远处转移,但其对印戒细胞癌腹腔内播散转移,假阴性率可以达到 30%。推荐辅助胃癌分期,但不作为常规检查。

5. 肿瘤标志物

目前在胃癌的诊断中无特异性较高的肿瘤标志物,CEA、CA19-9、CA125 等可供参考,对预测复发和评估疗效有一定参考价值。

6. 体格检查

胃癌患者体检时应注意锁骨上淋巴结的检查,术前还应行直肠指检,帮助判断是否存在盆腔转移。

(三)TNM 分期

1. 胃癌 TNM 分级标准

见表 3-1。

表 3-1 胃癌 TNM 分级标准(AJCC/UICC 第 8 版)

原发肿瘤(T)		区域淋巴结(N)		远处转移(M)	
T_x	原发肿瘤无法评价	N_x	区域淋巴结无法评价	M_0	未发现远处转移
T_0	切除标本中未发现肿瘤	N_0	区域淋巴结无转移	M_1	有远处转移
T_{is}	原位癌,肿瘤位于上皮内,未侵犯黏膜固有层	N_1	1~2 个区域淋巴结转移		
T_1	肿瘤侵犯黏膜固有层或黏膜肌层;肿瘤侵犯黏膜下层	N_2	3~6 个区域淋巴结转移		
		N_3	7 个及以上区域淋巴结转移		
T_2	肿瘤侵犯固有肌层	N_{3a}	7~15 个区域淋巴结转移		
T_3	肿瘤穿透浆膜下层结缔组织,未侵犯脏、腹膜或邻近结构	N_{3b}	16 个及以上区域淋巴结转移		
T_{4a}	肿瘤侵犯浆膜(脏、腹膜)				
T_{4b}	肿瘤侵犯邻近组织结构				

注:AJCC,美国癌症联合委员会;UICC,国际抗癌联盟。

2. 胃癌 TNM 分期

临床分期见表 3-2,病理分期见表 3-3,新辅助治疗后分期见表 3-4。

表 3-2　临床分期(cTNM)

分期	T	N	M
0	T_{is}	N_0	M_0
I	T_1	N_0	M_0
	T_2	N_0	M_0
II A	T_1	$N_{1\sim3}$	M_0
	T_2	$N_{1\sim3}$	M_0
II B	T_3	N_0	M_0
	T_{4a}	N_0	M_0
III	T_3	$N_{1\sim3}$	M_0
	T_{4a}	$N_{1\sim3}$	M_0
IV A	T_{4b}	任何 N	M_0
IV B	任何 T	任何 N	M_1

表 3-3　病理分期(pTNM)

分期	T	N	M
0	T_{is}	N_0	M_0
I A	T_1	N_0	M_0
I B	T_1	N_1	M_0
	T_2	N_0	M_0
II A	T_1	N_2	M_0
	T_2	N_1	M_0
	T_3	N_0	M_0
II B	T_1	N_{3a}	M_0
	T_2	N_2	M_0
	T_3	N_1	M_0
	T_{4a}	N_0	M_0
III A	T_2	N_{3a}	M_0
	T_3	N_2	M_0
	T_{4a}	N_1	M_0
	T_{4a}	N_2	M_0
	T_{4b}	N_0	M_0
III B	T_1	N_{3b}	M_0
	T_2	N_{3b}	M_0
	T_3	N_{3a}	M_0
	T_{4a}	N_{3a}	M_0
	T_{4b}	N_1	M_0
	T_{4b}	N_2	M_0

续表

分期	T	N	M
	T_3	N_{3b}	M_0
ⅢC	T_{4a}	N_{3b}	M_0
	T_{4b}	N_{3a}	M_0
	T_{4b}	N_{3b}	M_0
Ⅳ	任何 T	任何 N	M_1

表 3-4 新辅助治疗后分期(ypTNM)

分期	T	N	M
Ⅰ	T_1	N_0	M_0
	T_2	N_0	M_0
	T_1	N_1	M_0
Ⅱ	T_3	N_0	M_0
	T_2	N_1	M_0
	T_1	N_2	M_0
	T_{4a}	N_0	M_0
	T_3	N_1	M_0
	T_2	N_2	M_0
	T_1	N_3	M_0
	T_{4a}	N_1	M_0
	T_3	N_2	M_0
	T_2	N_3	M_0
	T_{4b}	N_0	M_0
Ⅲ	T_{4b}	N_1	M_0
	T_{4a}	N_2	M_0
	T_3	N_3	M_0
	T_{4b}	N_2	M_0
	T_{4b}	N_3	M_0
	T_{4a}	N_3	M_0
Ⅳ	任何 T	任何 N	M_1

二、治疗原则

胃癌的治疗强调多学科合作的综合治疗,确定治疗方案的基础则为患者的年龄、身体状态、胃癌病理诊断、临床分期及分子病理分型等。采取 MDT 模式(包括胃肠外科、消化内科、肿瘤内科、病理科、内镜中心、放疗科、介入科、影像科、康复科、营养科、分子生物学、生物信息学等),有计划、合理地应用手术、化疗、放疗和生物靶向等治疗手段,达到根治或最大限度地控制肿瘤、延长患者生存期、改善生活质量的目的。

对早期胃癌不伴淋巴结转移者可根据侵犯深度考虑内镜下治疗或手术治疗,术后无须进行辅助放疗或化疗;对局部进展期胃癌或伴有淋巴结转移的早期胃癌者应采取以手术为主的综合治疗手段,根据肿瘤病理特征、侵犯深度及是否伴有淋巴结转移等因素综合判断是直接进行根治性手术还是术前进行新辅助化疗,待肿瘤降期后再行根治性手术。对成功实施根治性手术的局部进展期胃癌患者,需根据术后病理及分期决定辅助治疗方案(辅助化疗,必要时考虑辅助放疗);对转移性胃癌患者应采取以化疗为主的综合治疗手段,在恰当的时机给予姑息性手术、放疗、介入治疗、射频治疗等局部治疗手段,同时也应积极给予止痛、心理辅导、营养等最佳支持治疗。临床分期同病理分期存在不一致性,或治疗过程中病情发生变化,因此不论分期如何,均应在治疗过程中重新评估患者病情,调整治疗目标,采取更适宜的治疗策略和方法。

对早期胃癌和局部进展期胃癌患者应以治愈为治疗目的,而对转移性胃癌患者应以改善生活质量及尽可能地延长生存期为治疗目的,因此两者的治疗理念及策略也完全不同。对局限于黏膜层的早期胃癌推荐行内镜下黏膜切除术(EMR),对有黏膜下侵犯的患者推荐根治性手术治疗。对于可手术切除的进展期胃癌患者应行根治性切除。对于晚期无法行根治性切除的患者,如果有梗阻、出血或穿孔倾向,可以行姑息性手术干预。

胃癌根治术后的随访:胃癌根治术后应定期随访,访视频率为术后第 1~3 年每 3~6 个月一次,第 3~5 年每 6~12 个月一次,5 年之后视情况每年访视一次。访视内容包括血常规、肿瘤标志物检查,视临床情况行放射影像学或内镜检查;对手术切除的患者监测维生素 B_{12} 缺乏情况,如有指征,应予治疗;胃癌根治术后患者或内镜黏膜下剥离术(ESD)、EMR 术后患者需进行 Hp 检测,如为阳性,则给予清除;全胃切除或复发转移性胃癌患者可不常规检测及清除 Hp。

三、治疗策略

(一)新辅助化疗

新辅助化疗是指能够获得根治性手术的患者在术前接受的化疗。新辅助化疗不同于已经存在广泛转移的晚期胃癌的姑息化疗,其治疗是以根治肿瘤为目的,希望能够在保证安全性的前提下,通过化疗使原发病灶缩小,减少病灶向腹腔内侵犯,与周围脏器界线清晰,减少手术难度,短期内实现肿瘤降期,此时再行手术以提高 R0 切除率;同时能够控制微小转移病灶,减少术后的复发转移,以延长患者总生存期和无病生存期。新辅助治疗不仅可以提高手术根治性切除率,同时还可以获得明确的疗效判断,为术后辅助化疗方案的选择提供了依据,是患者术后辅助化疗方案选择的最重要决定因素之一。新辅助化疗的方案有以下几种。

1. ECF 方案

表柔比星 $50mg/m^2$,静脉推注,第 1 天。顺铂 $60mg/m^2$,静脉滴注,第 1 天(水化)。氟尿嘧啶 $200mg/(m^2 \cdot d)$,持续静脉滴注,第 1~21 天。每 21 天重复。

2. DCF 方案

多西他赛 $75mg/m^2$,静脉滴注,第 1 天。顺铂 $60mg/m^2$,静脉滴注,第 1 天(水化)。氟尿嘧啶 $1000mg/(m^2 \cdot d)$,持续静脉滴注(46 小时),第 1~5 天。每 3 周重复。

3. EOX 方案

表柔比星 $50mg/m^2$,静脉推注,第 1 天。奥沙利铂 $130mg/m^2$,静脉滴注(2 小时),第 1

天。卡培他滨 $825mg/m^2$ ，口服，每日 2 次，第 1～14 天。每 3 周重复。

4. XELOX 方案

奥沙利铂 $130mg/m^2$ ，静脉滴注（2 小时），第 1 天。卡培他滨 $800～1000mg/m^2$ ，口服，每日 2 次，第 1～14 天。每 3 周重复。

5. mFOLFOX6 方案

奥沙利铂 $85mg/m^2$ ，静脉滴注（2 小时），第 1 天。醛氢叶酸 $400mg/m^2$ ，静脉滴注（2 小时），第 1 天。氟尿嘧啶 $400mg/m^2$ ，静脉推注，第 1 天。氟尿嘧啶 $2400mg/m^2$ ，持续静脉滴注（46 小时）。每 2 周重复。

6. FLOT 方案

多西他赛 $50mg/m^2$ ，静脉滴注，第 1 天。醛氢叶酸 $200mg/m^2$ ，静脉滴注（2 小时），第 1 天。氟尿嘧啶 $2600mg/(m^2 \cdot d)$ ，持续静脉滴注（46 小时）。奥沙利铂 $85mg/m^2$ ，静脉滴注（2 小时），第 1 天。每 2 周重复。

因为新辅助化疗的目的是要在短期内实现肿瘤降期，因此选择化疗药物时的首要原则为选择高效低毒的联合化疗方案，避免选择单药。ECF 方案已有循证医学依据。在晚期胃癌的 REAL-2 研究中比较了 ECF、EOF、ECX 和 EOX 方案，结果显示奥沙利铂替代顺铂、卡培他滨替代 5-FU 均具有类似或更优的疗效和安全性，因此上述 4 种方案均可用于胃癌的新辅助化疗。除此以外，国内外的临床研究探索初步显示，以紫杉类药物为基础的联合化疗方案如 DCF、PCF、DX、PX，以及奥沙利铂为基础的两药联合方案如 FOLFOX、XELOX 等有提高手术切除率的作用，而对于术后长期生存的影响还需要随机对照研究证实。大型前瞻性Ⅲ期研究 FLOT4-AIO 的结果显示，与 ECF/ECX 方案相比，FLOT 方案（多西他赛联合奥沙利铂及 5-FU/LV）可进一步改善 3 年总生存时间（OS）和无病生存期（DFS），具有更好的病理缓解率和 R0 切除率，因此，FLOT 方案也可以作为胃癌术前化疗推荐方案。

关于新辅助化疗周期数，目前尚无定论，在没有远处转移的局部进展期患者中，T_3N_1 患者需要 8～9 周的术前辅助化疗；对于 T_3N_2 或 T_4 以上分期的患者应适当延长，需要 8～9 周或更多。但应注意及时评估疗效，部分无效的患者应尽快转入手术程序。未来的辅助化疗仍应根据患者的肿瘤侵犯情况、淋巴结转移情况、分子分型、标志物筛选等指标进行人群的细化筛选，并且要求手术质量高，避免新辅助化疗成为非标准手术的挽救手段。

（二）辅助化疗

在现有循证医学依据下，目前对于早期胃癌患者，即便不接受辅助化疗，术后 5 年生存率也达 90%～95%，因此不推荐术后进行辅助化疗。而对于 $pT_2N_0M_0$ 患者，传统意义上的高危因素，如低分化、淋巴管、血管、神经受侵，年龄＜50 岁，术后辅助放化疗也可能获得生存期延长，但尚缺乏证据支持。INT0116 研究纳入部分 $pT_2N_0M_0$ 患者，发现他们也从辅助放化疗中获益，但由于 INT0116 研究中胃癌根治术式为 D_0+D_1 者高达 90%，而 D_2 根治术仅占 10%，日本 JCOG 9206-1 研究及韩国 Kim 研究显示辅助化疗不能为 D_2 根治术后 $pT_2N_0M_0$ 患者带来生存益处。因此，对于 $pT_2N_0M_0$ 患者，如不具有上述高危因素，或手术规范（D_2 术式），一般不推荐术后辅助化疗。

对于腹膜转移风险高的患者，术后或术中腹腔化疗或热灌注化疗的诸多临床研究初步结果显示了很好的临床应用前景，5-FU、顺铂、紫杉类药物是常选择的腹腔化疗药物，但用药时机、剂量、与全身化疗如何联合及对生存状态的影响等问题尚未解决，仍需要继续探索。

而对于术前曾经接受新辅助化疗的患者,在根治手术后如原方案治疗有效,仍可采用原方案进行辅助化疗,但要根据术后消化道重建原因对患者身体状况的影响来调整治疗方案和剂量。辅助化疗始于患者术后体能状况基本恢复正常时,一般在术后4周开始。应特别注意患者术后进食需恢复,围术期并发症需缓解。辅助化疗期间需规范、合理地调整剂量,密切观察患者的营养及体能状况,务必保持体重,维持机体免疫功能。联合化疗不能耐受时可减量或调整为单药,在维持整体状况时尽量保证治疗周期。

辅助化疗的方案有以下四种。

1. XELOX方案

见新辅助化疗。

2. mFOLFOX6方案

见新辅助化疗。

3. 替吉奥(S-1)单药

替吉奥40mg/m²,口服,每日2次,第1~28天。每6周重复,或服2周停1周。

4. 替吉奥联合多西他赛

替吉奥80~120mg/d,口服,每日2次,第1~14天,第1周期。多西他赛75mg/m²,每3周重复。后序贯替吉奥单药。

ACTS-GC及CLASSIC两项大样本Ⅲ期对照临床研究显示,即使实行了D_2淋巴结清扫术,但对于AJCC 6.0 TNM分期系统下的Ⅱ期、ⅢA期和ⅢB期胃癌术后患者,接受替吉奥单药或XELOX的辅助化疗仍然可以显著改善远期生存,使之成为标准术后辅助化疗方案。如术前未能进行新辅助化疗,对术后病理分期为Ⅱ期或Ⅲ期的胃癌患者,原则上均应给予术后辅助化疗。根据这两项研究的结果,对于胃癌根治术后(D_2淋巴结清扫术)的患者,Ⅱ期患者可采用替吉奥单药辅助治疗1年或XELOX术后8个周期(6个月),这两种治疗方案都可以接受;但对于ⅢB期患者,倾向于推荐后者。最新JACCRO GC-07研究提示,在Ⅲ期胃癌术后使用多西他赛联合替吉奥较单药替吉奥预后改善,多西他赛联合替吉奥有可能成为辅助化疗的另一个选择。当然,由于胃癌根治术是需要消化道重建的大手术,每例患者的基础疾病、术后恢复情况及体能状况等均存在较大差别,需结合具体情况选择术后辅助化疗方案。

(三)晚期/复发胃癌的化疗

对于无手术根治机会或转移性胃癌患者,目前公认应采取以全身药物治疗为主的综合治疗,并辅以如姑息手术、放疗、射频消融、腹腔灌注化疗及动脉化疗栓塞等局部治疗手段,若人群选择得当,也有助于延长生存期和提高生活质量,因此,仍需要强调在治疗过程中贯穿MDT的理念。胃是重要的消化器官,原发病灶的存在直接影响患者的营养摄入,同时可能导致大出血、消化道梗阻或穿孔、胆管梗阻等各种并发症,因此,在整个抗肿瘤治疗过程中,需要特别关注患者营养状况的维持、并发症的积极预防和及时处理,尽量维持患者的生活质量。

晚期/复发胃癌的化疗目的为缓解肿瘤导致的临床症状、改善生活质量及延长生存期。适用于全身状况良好、主要脏器功能基本正常的无法切除、术后复发转移或姑息性切除术后患者。禁用于严重器官功能障碍、不可控制的合并疾病及预计生存期不足3个月者。胃癌是异质性较强的恶性肿瘤,治疗困难,应积极鼓励患者尽量参加临床研究。晚期胃癌的化疗药物主要包括氟尿嘧啶类、铂类、紫杉类和伊立替康及表柔比星等。目前主要的几类胃癌治疗药物见表3-5。

表 3-5　治疗胃癌的常用药物

分类	药物
5-FU 类药物	5-FU 卡培他滨(capecitabine,Cap,Xeloda) 替吉奥(S-1,TS-1)
紫杉类	紫杉醇(paclitaxel,Taxol,TAX,PCT) 多西他赛(docetaxel,Taxotere,TXT,DCT) 白蛋白结合型紫杉醇
铂类	顺铂(cisplatin) 奥沙利铂(oxaliplatin,Eloxatin,L-OHP,OXA)
拓扑异构酶Ⅰ抑制剂	伊立替康(irinotecan,campto,IRI,CPT-11)
蒽环类药物	表柔比星
靶向药物	曲妥珠单抗 阿帕替尼

1. 一线化疗

(1)DCF 方案:见新辅助化疗。

(2)EOX 方案:见新辅助化疗。

(3)ECF 方案:见新辅助化疗。

(4)XELOX 或 FOLFOX:见新辅助化疗。

(5)XP 方案:顺铂 $80mg/m^2$,静脉滴注,第 1 天(水化)。卡培他滨 $825mg/m^2$,口服,每日 2 次,第 $1\sim14$ 天。每 3 周重复。

(6)SP 方案:替吉奥 $40mg/m^2$,口服,每日 2 次,第 $1\sim21$ 天。顺铂 $80mg/m^2$,静脉滴注,第 8 天。每 5 周重复。

(7)以上化疗方案联合曲妥珠单抗(限 HER-2 阳性患者)

对每一位晚期胃癌患者都应该首先筛选 HER-2 状态,如果为 HER-2(＋＋＋),或为 HER-2(＋＋)同时 *FISH* 显示基因扩增,应首先选择曲妥珠单抗联合化疗,联合的化疗方案推荐选择氟尿嘧啶或卡培他滨联合顺铂或联合奥沙利铂。对于不能耐受联合化疗的老年胃癌 HER-2 阳性患者,可以使用单药氟尿嘧啶类药物联合曲妥珠单抗。

氟尿嘧啶类药物联合铂类药物成为晚期胃癌的一线选择,含紫杉类的单药、两药或三药联合方案也已成为治疗胃癌的基本方案,但适应人群并不相同。三药联合方案仅适用于身体状况良好、肿瘤负荷量较大、需要短期内降期或减少瘤负荷的患者,但不良反应较大,应注意及时处理和预防不良反应,特别是骨髓抑制和黏膜炎。化疗方案选择应依据患者年龄、体能状况(PS)、伴随疾病、既往治疗情况、患者意愿、经济状况等综合考虑。

2. 二线治疗

(1)多西紫杉醇单药:多西紫杉醇 $75mg/m^2$,静脉滴注,第 1 天。每 21 天重复。

在 COUGAR-02 研究中,与最佳支持治疗(BSC)比较,OS 5.2 个月 *vs* 3.6 个月($P=$ 0.01),推荐用于氟尿嘧啶和铂类药物治疗的进展胃癌患者。

(2)紫杉醇单药:紫杉醇 $135\sim175mg/m^2$,静脉滴注(3 小时),第 1 天。每 21 天重复。或紫杉醇 $80mg/m^2$,静脉滴注,第 1、第 8、第 15 天。每 28 天重复。

推荐用于氟尿嘧啶和铂类药物治疗的进展胃癌患者,周疗法更适合 PS 评分＞2 分的患者。

(3)伊立替康单药:伊立替康 150~180mg/m²,静脉滴注,第 1 天。每 14 天重复。或伊立替康 125mg/m²,静脉滴注,第 1、第 8 天。每 21 天重复。

在 AIOⅢ期研究中,采用二线伊立替康对比 BSC,OS 4.2 个月 *vs* 2.4 个月(*P*=0.012)。

(4)白蛋白紫杉醇单药:白蛋白紫杉醇 100mg/m²,静脉滴注,第 1、第 8、第 15 天。每 28 天重复。

在日本开展的一项Ⅲ期多中心临床研究中(ABSOLUTE),对比白蛋白紫杉醇周方案、3 周方案和常规紫杉醇方案,结果表明,主要终点指标 OS 方面,白蛋白紫杉醇周方案非劣效于常规紫杉醇方案(11.1 个月 *vs* 10.9 个月,*P*=0.0085)。

(5)赫赛汀+紫杉醇(多西紫杉醇):赫赛汀初始负荷剂量为 8mg/kg,随后 6mg/kg,静脉滴注,第 1 天。紫杉醇(多西紫杉醇)见胃癌二线单药。每 21 天重复。

HER-2 阳性并且一线没有使用抗 HER-2 治疗的患者,如果一线氟尿嘧啶联合铂类治疗失败,可以选择赫赛汀联合紫杉类方案。一项单臂研究(JFMC45-1102)证实,对于 HER-2 阳性并且一线没有使用抗 HER-2 治疗的患者,给予赫赛汀联合紫杉醇方案,中位 OS 为 16.8 个月。

(6)PD-1 单抗治疗:帕博利珠单抗 200mg,静脉滴注,第 1 天。每 21 天重复。

KEYNOTE-016 研究证实,帕博利珠单抗用于错配修复蛋白缺失/高度微卫星不稳定(dMMR/MSI-H)肿瘤一线治疗失败患者,总部分缓解(PR)率为 53%,其中完全缓解(CR)率为 21%,OS 未达到。

3.三线治疗

(1)甲磺酸阿帕替尼胶囊:阿帕替尼胶囊 750~850mg,口服,每日 1 次,餐后半小时以温开水送服。每 28 天为 1 个周期。

根据国内一项Ⅲ期临床研究,纳入二线及以上化疗失败后的晚期患者共 273 例,结果显示甲磺酸阿帕替尼组与对照组的中位无进展生存期(PFS)分别为 2.6 个月和 1.8 个月,疾病控制率(DCR)分别为 42.05% 和 8.79%(*P*<0.0001)。

(2)TAS-102(Trifluridine/tipiracil):TAS-10 235mg/m²,口服,第 1~5 天,第 8~12 天。每 28 天重复。

TAGS 是一项随机、双盲、安慰剂对照的Ⅲ期国际多中心试验,主要终点指标为 OS,与 BSC 对照差异显著(5.7 个月 *vs* 3.6 个月,*P*<0.001,死亡风险下降了 31%)。

(3)帕博利珠单抗:帕博利珠单抗 200mg,静脉滴注,第 1 天。每 21 天重复。

用于肿瘤细胞 PD-L1 阳性表达(PD-L1 表达>1%)胃癌二线治疗失败患者,根据 KEYNOTE-059 研究,259 例既往至少二线治疗失败的晚期胃癌患者接受帕博利珠单抗单药,PD-L1 阳性表达者客观缓解率(ORR)达 16%。

(4)纳武单抗:纳武单抗 3mg/kg,静脉滴注,第 1 天。每 14 天重复。

ATTRACTION-2 研究表明,胃癌二线治疗失败的患者采用单药纳武单抗对比 BSC,中位 OS 5.26 个月 *vs* 4.14 个月(*P*=0.0001),无论 PD-L1 表达如何,均有显著差异。

(四)转化治疗

对于初始不可切除但不伴有远处转移的局部进展期胃癌患者,可考虑化疗或同步放化疗,争取肿瘤缩小后转化为可切除。转化治疗的循证医学证据更多来源于晚期胃癌的治疗经验,只有肿瘤缩小后才可能实现 R0 切除,故更强调高效缩瘤,在患者能耐受的情况下,可相对积极地考虑三药化疗方案。初始诊断时不伴有其他非治愈因素而仅有单一远处转移,且技术上可切除的胃癌,是一类特殊疾病,如仅伴有肝转移、卵巢转移、第 16 组淋巴结转移、腹膜脱落细胞学阳性或局限性腹膜转移。队列研究显示,通过转化治疗使肿瘤缩小后,部分患者实现 R0 切除术,但目前仅推荐在临床研究中积极考虑。在临床实践中,必须由多学科团队全面评估,综合考虑患者的年龄、基础疾病、身体状况、依从性、社会支持度、转移部位、病理类型、转化治疗的疗效和不良反应及手术之外的其他选择等,谨慎判断手术的获益和风险。

经过转化治疗后,推荐由多学科团队再次评估根治手术的可行性及可能性,需与患者及家属充分沟通治疗风险及获益。围术期的疗效评估、安全性管理等同新辅助化疗。

第二节 大肠癌

大肠癌是较常见的胃肠道恶性肿瘤,在经济发达的国家和地区十分常见,如北美、西欧、澳大利亚、新西兰等地。大肠癌的粗发病率可达每年(50～60)/10 万,居常见肿瘤的第 2～4 位。2000 年的统计资料表明,大肠癌居美国癌症发病及死亡的第 3 位,在我国居第 4～6 位。近年来,我国大肠癌的发病率逐年上升,且有年轻化的趋势,在大城市的发病率已居恶性肿瘤的第 2～3 位。

一、临床诊断

(一)临床表现

1. 便血

是大肠癌最常见的症状之一,往往是直肠癌首发症状,常为鲜血;由于粪便在乙状结肠内停留的时间较长,乙状结肠癌便血的颜色会变黯,以至排出绛紫色或黑紫色的大便;降结肠以上部位肿瘤的便血往往与大便相混,不易察觉,大便隐血试验有助于诊断。

2. 排便习惯改变

包括排便时间、次数的改变,以及便秘或不明原因的腹泻。患者大便次数增多,但每次排便量不多,可为黏液血便、黏液脓血便或溏薄的稀便,可伴有里急后重感。部分患者以腹泻为首发症状,或反复交替出现便秘与腹泻。

3. 粪便形状异常

正常的大便呈圆柱形,癌肿突出在直肠腔内,压迫粪便,大便会出现压痕或变细,同时伴有大便困难。

4. 腹痛

部分患者以腹部隐痛为首发或突出的症状,另一些患者表现为典型的不完全性肠梗阻性腹痛,即疼痛为阵发性绞痛,并伴有腹胀。

5.乏力、贫血

大肠上段特别是升结肠部位肿瘤的出血不易被发现,由于长期的便血及毒素吸收,患者会出现不同程度的贫血、乏力等全身症状。

(二)辅助检查

1.直肠指检

是一种简单但非常重要的诊断方法。因为人的手指可触及直肠内 7~8cm 的病变,半数以上直肠癌位于这一范围内,因此应将此简易方法作为临床常规的初筛方法和程序。检查时应注意肿块基底部是否固定,前列腺与膀胱是否受累。当癌表面已发生溃破时,指套上常染有血液及黏液。

2.肿瘤标志物检查

目前有多种肿瘤标志物应用于大肠癌的诊断,CEA 是应用较早、较多的一种,但其敏感性、特异性均不高,CEA 的升高与大肠癌预后有一定关系。CA19-9 可用于大肠癌的诊断,但其特异性也不强。虽然两个肿瘤标志物的敏感性均不高,但两者联合检测对大肠癌的诊断和随访观察有一定意义。

3.钡剂灌肠

特别是气钡双重对比结肠造影,可以清晰地显示肠黏膜的溃疡型、隆起型病灶和狭窄等病变。大肠癌在 X 线下的表现常为钡剂的充盈缺损、边缘不整齐、龛影、肠壁僵直、黏膜破坏、肠腔狭窄等。但发生于盲肠、脾曲、乙状结肠悬垂部的肿物,以及直径<0.5cm 的肿物常常漏诊,宜进一步进行肠镜检查。

4.影像学检查

B 超、CT 等影像学检查对大肠癌本身确诊意义不大,但在确定邻近脏器侵犯、远隔脏器转移、淋巴转移、术后复查等方面有其优越性,是钡灌肠造影、纤维结肠镜诊断大肠癌的重要补充手段。

5.结肠镜检查

近年来,结肠镜的诊断价值逐步提高,在临床检查中要尽可能做全结肠检查。漏诊情况与肠道准备是否充分及检查者的技术水平有很大关系。当不具备纤维结肠镜检查条件、患者不能耐受、肿瘤或其他原因造成肠腔狭窄时,不能继续进镜,故有可能遗漏狭窄部位以上的肿瘤;单纯的结肠镜检查有时对肿瘤定位不准确,同时与下消化道造影检查相互补充往往会作出更准确的诊断。

(三)分期

1.大肠癌 TNM 分级标准

见表 3-6。

表 3-6　大肠癌 TNM 分级标准(AJCC 第 8 版)

原发肿瘤(T)		区域淋巴结(N)		远处转移(M)	
T_x	原发肿瘤无法评价	N_x	区域淋巴结无法评价	M_x	远处转移无法评价
T_0	无原发肿瘤证据	N_0	无区域淋巴结转移	M_0	无远处转移

原发肿瘤(T)		区域淋巴结(N)		远处转移(M)	
T_{is}	原位癌:局限于上皮内或侵犯黏膜固有层	N_1	有1~3个区域淋巴结转移	M_1	有远处转移
T_1	肿瘤侵犯黏膜下层	N_{1a}	有1个区域淋巴结转移	M_{1a}	远处转移局限于单个器官或部位(如肝、肺、卵巢、非区域淋巴结)
T_2	肿瘤侵犯固有肌层	N_{1b}	有2~3个区域淋巴结转移		
T_3	肿瘤穿透固有肌层到达浆膜下层,或侵犯无腹膜覆盖的结直肠旁组织	N_{1c}	浆膜下、肠系膜、无腹膜覆盖结肠/直肠周围组织内有肿瘤种植,无区域淋巴结转移	M_{1b}	远处转移分布于一个以上的器官或部位,没有腹膜转移
		N_2	有4枚以上区域淋巴结转移	M_{1c}	腹膜转移伴或不伴其他器官转移
T_{4a}	肿瘤穿透腹膜脏层	N_{2a}	4~6枚区域淋巴结转移		
T_{4b}	肿瘤直接侵犯或粘连于其他器官或结构	N_{2b}	7枚及更多区域淋巴结转移		

2.大肠癌 TNM 分期

见表3-7。

表3-7 大肠癌 TNM 分期

分期	T	N	M
0	T_{is}	N_0	M_0
I	T_1	N_0	M_0
	T_2	N_0	M_0
IIA	T_3	N_0	M_0
IIB	T_{4a}	N_0	M_0
IIC	T_{4b}	N_0	M_0
IIIA	$T_{1\sim2}$	N_1/N_{1c}	M_0
	T_1	N_{2a}	M_0
IIIB	$T_{3\sim4a}$	N_1	M_0
	$T_{2\sim3}$	N_{2a}	M_0
	$T_{1\sim2}$	N_{2b}	M_0
IIIC	T_{4a}	N_{2a}	M_0
	$T_{3\sim4a}$	N_{2b}	M_0
IVA	任何 T	任何 N	M_{1a}
IVB	任何 T	任何 N	M_{1b}
IVC	任何 T	任何 N	M_{1c}

二、治疗

(一)治疗原则

大肠癌的治疗方法有手术、化疗、放疗、靶向治疗及免疫治疗等,其中以外科手术为最主要的治疗手段。大肠癌的内科治疗主要有以下几种:新辅助放化疗、辅助化疗、转化治疗和晚期大肠癌的姑息治疗、免疫治疗。

1.新辅助放化疗

主要用于局部晚期直肠癌,通常与放疗联合应用于直肠癌(T_3、T_4 或$\geqslant N_1$),可以提高保肛率,改善患者的生活质量,减少术后复发,新辅助放化疗结合手术是局部晚期直肠癌的首选方案。

2.辅助化疗

是大肠癌综合治疗的一个重要组成部分,其机制在于消灭根治术后的残留病灶。

(1)$pT_{1\sim2}N_0M_0$,Ⅰ期患者,建议不考虑辅助化疗,术后观察。

(2)$pT_3N_0M_0$,Ⅱ期无高危因素的患者,建议常规免疫组化检测 MMR,或者微卫星不稳定检测,如果是错配修复蛋白缺失(dMMR)或者高度微卫星不稳定(MSI-H),建议术后观察,不考虑氟尿嘧啶类单药(卡培他滨或 5-FU/LV)化疗。如果不属于 dMMR 或者 MSI-H,考虑氟尿嘧啶类单药(卡培他滨或 5-FU/LV)化疗。

(3)$pT_{3\sim4}N_0M_0$,Ⅱ期伴高危因素的患者(高危因素包括肠梗阻、肠穿孔、T_4、低分化肿瘤、有脉管或神经侵犯、病理学检查淋巴结<12 枚)。常规行术后辅助化疗,化疗方案以 5-FU/LV 为基础联合奥沙利铂,或卡培他滨联合奥沙利铂,即 FOLFOX 或 CapeOX 方案。尚未证实在 5-FU/LV 方案中增加奥沙利铂可以使 70 岁或以上Ⅱ期老年患者受益。

(4)$pT_{1\sim3}N_1M_0$,低危Ⅲ期患者,建议术后行 FOLFOX 或 CapeOX 方案的辅助化疗。根据 IDEA 研究结论,CapeOX 方案 3 个月的 DFS 非劣效于 6 个月;而 FOLFOX 方案 3 个月对比 6 个月的非劣效性未被证实。因此针对低危Ⅲ期患者,术后辅助化疗,FOLFOX 方案建议 6 个周期或 12 个周期,CapeOX 方案 4 个周期。

(5)pT_4 和(或)N_2M_0,高危Ⅲ期患者,建议术后行 FOLFOX 或 CapeOX 方案的辅助化疗。根据 IDEA 研究结论,FOLFOX 方案的 3 个月 DFS 劣效于 6 个月;但 CapeOX 方案的 3 个月对比 6 个月的非劣效性未得到证实,而 3 个月组的 3 度以上神经毒性显著低于 6 个月组(FOLFOX 方案分别为 3% *vs* 16%,CapeOX 方案组则为 3% *vs* 9%)。因此针对高危Ⅲ期患者,术后辅助化疗,FOLFOX 方案建议 12 个周期,CapeOX 方案 4 个周期或 8 个周期。

(6)直肠癌辅助治疗,对术后 T_3、T_4 或 N 阳性,术前未行放化疗的患者,建议行术后补救性放化疗。通常补救性放疗放在术后辅助化疗中间进行。

3.转化治疗

主要针对晚期结直肠癌肝转移,且评估为潜在可切除的患者,通过术前化疗±靶向治疗,转化为可切除病灶。通过术前的转化治疗,可显著提高 R0(尤其是肝脏转移灶)切除率。

4.姑息治疗

一些在诊断时已出现远处转移或术后复发转移的大肠癌患者,通过化疗联合靶向治疗可延长生存期,提高生活质量。

5.免疫治疗

对于 dMMR/MSI-H 晚期肠癌患者,可以在常规治疗失败后,选用针对免疫检查点的免疫治疗,如帕博利珠单抗和纳武单抗。

(二)治疗策略

1.直肠癌新辅助放化疗

(1)XRT+5-FU 连续输注:氟尿嘧啶 225mg/(m² · d),持续静脉滴注(24 小时),每日 1 次,每周 5 天。放疗 50.4Gy。

(2)XRT+5-FU/叶酸:亚叶酸钙 20mg/m²,静脉推注,每日 1 次,4 天,放疗的第 1、第 5 周给予。氟尿嘧啶 400mg/(m² · d),静脉推注,每日 1 次,4 天,放疗的第 1、第 5 周给予。放疗 50.4Gy。

（3）XRT＋卡培他滨：卡培他滨 825mg/m²，口服，每日 2 次，每周 5 天。放疗 50.4Gy。

（4）方案四：卡培他滨 1000mg/m²，口服，每日 2 次，第 1～14 天，每 3 周重复。放疗 50.4Gy。

主要针对局部晚期直肠癌患者，T_3、T_4 或者 N 阳性，目的是降低局部复发率、提高保肛率、提高患者生活质量。卡培他滨/长程放疗或 5-FU 输注/长程放疗为首选方案。欧洲肿瘤内科学会（ESMO）指南推荐，对于低危患者（危险因素主要包括 cT、cN 分期较晚，低位、直肠系膜筋膜侵犯阳性、直肠壁外血管侵犯阳性等），如果保证手术质量可以不做术前治疗。中国临床肿瘤协会（CSCO）指南将术前同步放化疗作为局部进展期直肠癌的 I 级推荐，将低危患者不做术前治疗作为 II 级推荐。

2. 大肠癌术后辅助化疗

（1）改良 FOLFOX6（mFOLFOX6）方案：奥沙利铂 85mg/m²，静脉滴注，第 1 天。LV 400mg/m²，静脉滴注，第 1 天。5-FU 400mg/(m²·d)，静脉推注，第 1 天，然后 1200mg/(m²·d)×2 天，持续静脉滴注（总量 2400mg/m²，持续静脉滴注 46～48 小时）。每 2 周重复。

该方案是在 FOLFOX6 方案基础上的改进，减少了奥沙利铂的用量，安全性更好。

（2）CapeOX 方案：奥沙利铂 130mg/m²，静脉推注，第 1 天。卡培他滨 1000mg/m²，口服，每日 2 次，第 1～14 天。每 3 周重复。

诸多的临床实验证明，卡培他滨与持续静脉滴注氟尿嘧啶的疗效相当，虽然手足综合征发生的比例升高，但大部分患者能够耐受，而且对骨髓的抑制较轻，对老年或体质差的患者使用更加安全。用药方便也是卡培他滨相对于静脉用药的优势之一。

（3）改良 De Gramont 方案：LV 400mg/m²，静脉滴注，第 1 天。5-FU 400mg/(m²·d)，静脉推注，第 1 天，然后 1200mg/(m²·d)×2 天，持续静脉滴注（总量 2400mg/m²，46～48 小时）。每 2 周重复。①对于不能耐受强化疗或对奥沙利铂过敏的患者，可以单独应用氟尿嘧啶/亚叶酸钙或氟尿嘧啶衍生药物，以确保安全。②氟尿嘧啶的持续给药比静脉注射有更大的优势，因此产生了此方案，该方案是在 De Gramont 方案基础上的改良。静脉注射的 Mayo Clinic 方案和 Roswell Park 方案已不再被推荐用于临床。

（4）卡培他滨单药：卡培他滨 1000～1250mg/m²，口服，每日 2 次，第 1～14 天。每 3 周重复×24 周。

适用于不能耐受强化疗或对奥沙利铂过敏的患者。

3. 晚期大肠癌的一线化疗

（1）mFOLFOX6 方案：方案见辅助治疗。

（2）FOLFOX 方案＋贝伐珠单抗：FOLFOX 同辅助治疗。贝伐珠单抗 5mg/kg，静脉滴注，第 1 天。每 2 周重复。①贝伐珠单抗联合化疗可以作为一线或二线用药，贝伐珠单抗的应用必须联合有效的化疗药物，因此不推荐在三线应用。②对 65 岁以上患者，如果既往有高血压、出血、血栓、蛋白尿事件，谨慎应用。③术前、术后 6～8 周尽量避免应用，以免伤口愈合障碍。

（3）FOLFOX 方案＋西妥昔单抗（仅 *KRAS/NRAS* 野生型）：FOLFOX 同辅助治疗。西妥昔单抗 400mg/m²，静脉滴注（第一次注射大于 2 小时），然后 250mg/m²，静脉滴注（注射超过 60 分钟），每周重复。或西妥昔单抗 500mg/m²，静脉滴注，第 1 天，每 2 周重复。①目前西妥昔单抗可以联合化疗应用于肠癌的治疗,也可单药或联合伊立替康应用于化疗耐药的患者。目前西妥昔单抗可以和 FOLFOX 或 FOLFIRI 方案联合,但不推荐和 CapeOX 方案或卡培他滨联合。联合应用时,化疗剂量不变,对于体质较差、不能耐受化疗的患者,可以西妥昔单抗单药应用。②只有 *RAS* 和 *BRAF* 野生型患者才能从西妥昔单抗的治疗中获益,因此,所有应用西妥昔单抗的患者必须检测 *RAS* 和 *BRAF* 状态。③与西妥昔单抗有关的不良反应主要为痤疮样皮疹,有资料显示,皮疹的发生可以预测疗效,皮疹的严重程度与生存的延长有一定相关性。

(4)CapeOX 方案:奥沙利铂联合方案中,那些体质较弱的患者可采用卡培他滨替代 5-FU/LV,疗效不受影响,且对骨髓抑制较轻。

(5)CapeOX 方案＋贝伐珠单抗:贝伐珠单抗 7.5mg/kg,静脉滴注,第 1 天。每 3 周重复。

(6)FOLFIRI 方案:伊立替康 180mg/m²,静脉滴注(注射时间大于 30～90 分钟),第 1 天。LV 400mg/m²,静脉滴注(配合伊立替康注射时间),第 1 天。5-FU 400mg/(m²·d),静脉推注,第 1 天,然后 1200mg/(m²·d)×2 天,持续静脉滴注(总量 2400mg/m²,46～48 小时)。每 2 周重复。

奥沙利铂为主的联合方案与伊立替康为主的联合方案可以互为一、二线用药,凡能完成这两种方案的患者,其中位生存期可以达到 20 个月。

(7)FOLFIRI 方案＋贝伐珠单抗:FOLFIRI 方案同上。贝伐珠单抗 5mg/kg,静脉滴注,第 1 天。每 2 周重复。

(8)FOLFIRI 方案＋西妥昔单抗(仅 *KRAS/NRAS* 野生型):FOLFIRI 方案同上。西妥昔单抗 400mg/m²,静脉滴注(第一次注射大于 2 小时),然后 250mg/m²,静脉滴注(注射超过 60 分钟),每周重复。或西妥昔单抗 500mg/m²,静脉滴注,第 1 天,每 2 周重复。

(9)FOLFOXIRI 方案:伊立替康 165mg/m²,静脉滴注,第 1 天。奥沙利铂 85mg/m²,静脉滴注,第 1 天。LV 400mg/m²,静脉滴注,第 1 天。5-FU 1600mg/(m²·d)×2 天,持续静脉滴注(总量 3200mg/m²,大于 48 小时)。每 2 周重复。

FOLFOXIRI 方案能显著提高近期有效率、转移灶的根治性切除率,从而延长无进展生存期。体质强、有希望通过接受强力化疗缩小病灶而获得手术机会的患者可以采用该方案。但该方案不良反应较大,对于体质弱,或者估计不能获得根治机会的患者临床上不推荐使用。

(10)FOLFOXIRI 方案＋贝伐珠单抗:FOLFOXIRI 方案同上。贝伐珠单抗 5mg/kg,静脉滴注,第 1 天。每 2 周重复。

三药(FOLFOXIRI)方案＋贝伐珠单抗较两药(FOLFOX/CapeOX/FOLFIRI 方案)＋贝伐珠单抗或 FOLFOXIRI 方案可进一步提高疗效,但不良反应大,临床主要应用于以缩瘤为目的、体能评分 0～1 分的患者的治疗(主要用于晚期肠癌转化治疗)和 *BRAF* 突变患者的标准治疗。

(11)简化的双周 5-FU 输注/LV 方案(LV/5-FU):LV 400mg/m²,静脉滴注,第 1 天。5-FU 400mg/(m²·d),静脉推注,第 1 天,然后 1200mg/(m²·d)×2 天,持续静脉滴注(总量 2400mg/m²,46～48 小时)。每 2 周重复。

(12)卡培他滨:卡培他滨 1000～1250mg/m²,口服,每日 2 次,第 1～14 天。每 3 周重复。

(13)卡培他滨＋贝伐珠单抗:贝伐珠单抗 7.5mg/kg,静脉滴注,第 1 天。每 3 周重复。

(14)伊立替康:伊立替康 125mg/m²,静脉滴注(注射时间大于 30～90 分钟),第 1、第 8

天,每3周重复。或伊立替康180mg/m²,静脉滴注(注射时间大于30～90分钟),第1天,每2周重复。或伊立替康300～350mg/m²,静脉滴注(注射时间大于30～90分钟),第1天,每3周重复。

(15)伊立替康＋西妥昔单抗(仅 KRAS/NRAS 野生型):西妥昔单抗 400mg/m²,静脉滴注(第一次注射时间大于 2 小时),然后 250mg/m²,静脉滴注(注射时间超过 60 分钟),每周重复。或西妥昔单抗 500mg/m²,静脉滴注,第 1 天,每 2 周重复。

(16)西妥昔单抗(仅 KRAS/NRAS 野生型):西妥昔单抗 400mg/m²,静脉滴注(第一次注射时间大于 2 小时),然后 250mg/m²,静脉滴注(注射时间超过 60 分钟),每周重复。或西妥昔单抗 500mg/m²,静脉滴注,第 1 天,每 2 周重复。

对于体能状况评分差、不能耐受强化疗的患者,可以考虑单药氟尿嘧啶类(5-FU/LV 或卡培他滨)±贝伐珠单抗,伊立替康±西妥昔单抗,或西妥昔单抗单药,或减量的双药化疗。

结合 ESMO 指南、NCCN 指南和 2017 年 Annals of Oncology 发表的对左右半结直肠癌的预后预测价值的特别文章,总结不同治疗目标、原发灶、RAS、BRAF 状态下推荐的不同大肠癌治疗策略,如表 3-8 所示。

表 3-8　基于不同治疗目标、原发灶、RAS、BRAF 状态的大肠癌治疗策略

转移性结直肠癌 (mCRC)类型	目标	
	缩小肿瘤	疾病控制
左半 RAS 野生型	首选 两药化疗＋EGFR 单抗 可选 FOLFOXIRI 方案±贝伐珠单抗	首选 两药化疗＋EGFR 单抗 可选 两药化疗＋贝伐珠单抗
右半 RAS 野生型	首选 FOLFOXIRI 方案±贝伐珠单抗 可选 两药＋EGFR 单抗/贝伐珠单抗	首选 两药化疗＋贝伐珠单抗 可选 FOLFOXIRI 方案±贝伐珠单抗
RAS 突变	首选 FOLFOXIRI 方案±贝伐珠单抗 可选 两药化疗＋贝伐珠单抗	首选 两药化疗＋贝伐珠单抗 可选 FOLFOXIRI 方案±贝伐珠单抗
BRAF 突变	FOLFOXIRI 方案±贝伐珠单抗	

4.晚期大肠癌的一线维持化疗

(1)卡培他滨。

(2)5-FU/CF。

(3)贝伐珠单抗＋卡培他滨。

(4)西妥昔单抗。①目前一线维持治疗被证实可以延长 PFS,未证实可以延长 OS。中国多中心Ⅲ期研究证实,卡培他滨一线维持对比观察组,延长 PFS 达 2.6 个月。②AIO0207 是一项在标准氟尿嘧啶类/奥沙利铂/贝伐珠单抗一线治疗 mCRC 后评估贝伐珠单抗/氟尿嘧啶类、贝伐珠单抗单药维持治疗或无治疗的非劣效性Ⅲ期研究,结果发现化疗联合贝伐珠单抗的一线化疗后,氟尿嘧啶类＋贝伐珠单抗作为一线维持方案比贝伐珠单抗单药更有优势。

5.晚期大肠癌的二线化疗

奥沙利铂为主的联合方案与伊立替康为主的联合方案可以互为一、二线用药,顺序不影响疗效。

(1)FOLFIRI/FOLFOX 方案＋贝伐珠单抗:ML18147 研究说明,一线进展后持续贝伐珠单抗联合不同化疗方案能使 mCRC 患者获益,并显著延长二线 OS。PD 后继续使用贝伐珠单抗不增加不良事件。

（2）mXELIRI 方案±贝伐珠单抗：伊立替康 200mg/m²，静脉滴注，第 1 天。卡培他滨 800mg/m²，口服，每日 2 次，第 1～14 天。贝伐珠单抗 7.5mg/kg，静脉滴注，第 1 天。每 3 周重复。

AXEPT 研究证实，改良的 XELIRI 方案±贝伐珠单抗的疗效非劣于二线标准 FOLFIRI±贝伐珠单抗方案，mXELIRI±贝伐珠单抗在 OS 上更有优势（16.8 个月 vs 15.4 个月），总体不良事件更少，腹泻可控，因此被写入泛亚太地区 ESMO 指南。

（3）FOLFIRI/FOLFOX 方案＋西妥昔单抗：①2016 ASCO（美国临床肿瘤学会）及 2017 ESMO 公布了 PRODIGE 18 研究的结果，既往一线化疗＋贝伐珠单抗的 *RAS* 野生型 mCRC 患者二线予 FOLFIRI/FOLFOX 方案＋西妥昔单抗和 FOLFIRI/FOLFOX6 方案＋贝伐珠单抗，两者 PFS 和 OS 均无明显差异，该研究提示，一线应用贝伐珠单抗联合化疗出现疾病进展后，二线换为含西妥昔单抗治疗并不优于持续贝伐珠单抗治疗，继续予以贝伐珠单抗进行跨线治疗是合理的选择；②目前抗 EGFR 的靶向药物无跨线使用证据。

（4）VIC 方案：*BRAF V600E* 突变：伊立替康 180mg/m²，静脉滴注，第 1 天，每 2 周重复。西妥昔单抗 500mg/m²，静脉滴注，第 1 天，每 2 周重复。维罗非尼 960mg，口服，每日 2 次。①*BRAF V600E* 突变型 mCRC 患者使用标准化疗方案疗效差，且对 *BRAF* 抑制剂维罗非尼反应差。②2017 ASCO 报道了 SWOGS 1406 研究，予曾接受过 1～2 种治疗方案的 *BRAF V600E* 突变型 mCRC 患者伊立替康＋西妥昔单抗联合或不联合维罗非尼治疗，结果显示 VIC 三药联合（维罗非尼、西妥昔单抗和伊立替康）较 IC 组显著改善 ORR、PFS 和 OS，证实了 VIC 在难治性 *BRAF V600E* 突变型 mCRC 中的临床获益。目前 VIC 方案已作为 *BRAF V600E* 突变型 mCRC 的二线标准治疗被写入 2018 年的 NCCN 指南。

6.晚期大肠癌的三线化疗

（1）西妥昔单抗±伊立替康（仅 *RAS*、*BRAF* 野生型）：同为三线方案，建议先用瑞戈非尼，再用西妥昔单抗±伊立替康。2018 ASCO GI（美国临床肿瘤学会消化肿瘤研讨会）和 2018 ASCO 报道了 REVERSE 研究，该研究入组氟尿嘧啶/奥沙利铂/伊立替康治疗失败、既往未行抗 EGFR 治疗的 101 例 mCRC，对比了瑞戈非尼与西妥昔单抗±CPT-11 不同顺序，即分为 R-C 组和 C-R 组。结果发现 R-C 方案组显著延长 OS，治疗失败时间（time to treatment failure，TTF）及两组生活质量（quality of life，QOL）评分相当。

（2）瑞戈非尼单药：瑞戈非尼 160mg，口服，每日 1 次，第 1～21 天，每 28 天重复。或可采用剂量滴定的方法：第 1 周 80mg/d，第 2 周 120mg/d，第 3 周 160mg/d。后续疗程：根据滴定最终耐受剂量，瑞戈非尼 120mg 或 160mg，口服，每日 1 次，第 1～21 天。每 28 天重复。

瑞戈非尼于 2017 年 3 月被国家食品药品监督管理总局（CFDA）批准作为氟尿嘧啶、奥沙利铂、伊立替康，或抗 VEGF、抗 EGFR 靶向药物等现有标准治疗失败后的三线用药，以中国为主的亚洲临床研究（CONCUR）证明了瑞戈非尼的生存期延长较西方人群更有优势。瑞戈非尼第 1 周期可采用剂量滴定的方法探索最佳耐受。

（3）呋喹替尼单药：呋喹替尼，5mg，口服，每日 1 次，第 1～21 天，每 28 天重复。

呋喹替尼是 2018 年 9 月获得 NMPA 批准的另一个晚期结直肠癌的小分子抗血管生成靶向药物。适用于既往接受过氟尿嘧啶类、奥沙利铂和伊立替康为基础的化疗，以及既往接受过或不适合接受抗血管内皮生长因子（VEGF）治疗、抗表皮生长因子受体（EGFR）治疗

(RAS 野生型)的转移性结直肠癌患者。

(4)帕博利珠单抗:帕博利珠单抗 2mg/kg,静脉滴注,第 1 天,每 3 周重复。

KEYNOTE-016 及后续的系列研究证实,帕博利珠单抗对既往接受过治疗的晚期 dM-MR/MSI-H 肿瘤(包括结直肠癌和非结直肠癌)患者能提供持久的临床获益,缓解率和持续缓解时间均优于既往的标准治疗,因此美国 FDA 于 2017 年 5 月 23 日批准 PD-1 抑制剂帕博利珠单抗用于 dMMR/MSI-H 亚型的实体瘤患者。

(5)纳武单抗:纳武单抗 3mg/kg,静脉滴注,第 1 天,每 2 周重复。或纳武单抗 240mg,静脉滴注,第 1 天,每 2 周重复。

2017 年发布了一项Ⅱ期开放临床研究,其使用另一种 PD-1 抑制剂纳武单抗单药治疗 dMMR/MSI-H 的至少接受过一线治疗(氟尿嘧啶、奥沙利铂、伊立替康)的 mCRC 患者,为既往治疗过的 dMMR/MSI-H 的 mCRC 患者提供了可持续的疗效。基于该研究,2017 年 8 月 1 日美国 FDA 批准纳武单抗治疗 dMMR/MSI-H 的成人和 12 岁及以上 mCRC 儿童患者。

第三节　肝癌

一、原发性肝癌

(一)概述

肝癌分为原发性肝癌和转移性肝癌。原发性肝癌为起源于肝脏组织的恶性肿瘤,转移性肝癌为全身多个器官起源的恶性肿瘤侵犯肝脏。原发性肝癌包括肝细胞肝癌(hepatocellular carcinoma,HCC)、肝内胆管细胞癌(intrahepatic cholangiocarcinoma,ICC)和 HCC-ICC 混合型等不同类型,其中 HCC 最常见,占原发性肝癌的 90% 以上。本节以下内容中肝癌特指 HCC。肝癌的全球发病率呈逐年上升趋势,每年新发病例超过 70 万例,居恶性肿瘤第 5 位。世界范围内肝癌高发于东亚、东南亚、东非、中非和南非等,英国、美国(阿拉斯加除外)、加拿大、澳大利亚、北欧地区等则为肝癌低发区。我国是肝癌高发国,发病率和死亡率均居世界首位。我国肝癌发病率在所有恶性肿瘤中居第 3 位;死亡率在所有肿瘤相关死亡率中居第 2 位,每年有近 40 万人死于肝癌,约占全世界肝癌死亡人数的 55%。

近年来肝癌的治疗效果无明显进步。但是早期肝癌的疗效优于中晚期肝癌。除了手术、放疗、介入等常规治疗外,肝癌的治疗还包括射频消融、瘤内无水乙醇注射、聚焦超声热疗等局部治疗手段,这些新的治疗方法使部分患者获益。另外,分子靶向治疗也已经应用于晚期肝癌,为改善肝癌的预后带来一线曙光,但是目前其疗效仍有待进一步提高,方案也尚需优化。

(二)危险因素

肝癌的主要病因有以下几方面:病毒性肝炎、化学致癌物、饮用水污染、烟酒,以及遗传因素等。其中慢性乙型肝炎病毒(hepatitis B virus,HBV)感染是亚洲(除日本)和非洲肝癌发生的主要危险因素;慢性丙型肝炎病毒(hepatitis C virus,HCV)感染以及烟酒是西方国家和日本肝癌发生的主要危险因素。

预防肝炎病毒感染和经有效抗病毒治疗阻断或延缓疾病进展是肝癌最有效的预防措施。乙肝疫苗的接种能够有效预防 HBV 感染。对于已知的 HBV 感染者,应根据其 HBV DNA

水平、谷丙转氨酶(ALT)水平、是否已进展为肝硬化等指标给予抗病毒治疗。经母婴垂直传播的 HBV 感染者在 40 岁左右会达到 HCC 高发期,对于这部分患者,更应加强监测和抗病毒治疗。目前,尚无有效的丙肝疫苗,但是 HCV 感染已有有效的抗病毒治疗,治愈率接近100%,因此所有 HCV 感染者均应接受抗病毒治疗,以预防疾病进展至肝硬化和肝癌。戒酒则是预防酒精性肝硬化、肝癌发生最有效的手段。避免食用霉变食品和改善饮食饮水卫生在肝癌预防中也能起到积极作用。

(三)病理学

原发性肝癌按病理组织学类型可分为 HCC、ICC 和混合型肝癌。HCC 最为常见,占原发性肝癌的90%。我国 HCC 患者中85%～90%合并肝硬化背景,其中多数为乙型肝炎相关性肝硬化。日本及西方国家 HCC 患者则多合并有 HCV 感染后肝硬化和酒精性肝硬化。HCC又可分为:梁索型、腺样型、实体型、硬化型、纤维板层型。纤维板层型肝癌好发于青年,多无肝硬化背景,预后较好。ICC 占原发性肝癌的5%,多无肝硬化或病毒性肝炎背景。

我国肝癌病理协作组将 HCC 大体分型分为 4 类:①块状型;②结节型;③小癌型;④弥漫型。组织学分型根据分化程度从高到低将 HCC 分为Ⅰ级、Ⅱ级、Ⅲ级和Ⅳ级。

早期肝癌或小肝癌(≤3cm)的病理特点:常为单个结节,多无血管侵犯,常有包膜,细胞分化较好,癌栓发生率较低,二倍体较多。

(四)临床表现

肝癌起病隐匿,早期多无症状和体征;有症状的早期患者临床表现主要来自于肝炎和其肝硬化背景。因此出现临床表现时,肝癌已多处在中晚期。

1.症状

早期肝癌多无症状,中晚期肝癌症状多但无特异性。右上腹疼痛或不适多为肝癌的首发症状,多位于剑突下或右肋部,呈间歇性或持续性钝痛或刺痛,若肿瘤位于肝右叶近膈顶部,疼痛常可放射至右肩或右背部。其他症状还有纳差、腹胀、乏力、消瘦、腹部肿块、发热、黄疸、下肢水肿等,但这些多属中晚期症状;有时还可出现腹泻、出血倾向等,少部分左肝外叶肿瘤压迫贲门引起进食哽噎症状。有时远处转移为首发症状。

2.体征

最常见的体征为进行性肝脾肿大。其他还有上腹肿块、黄疸、腹水、下肢水肿、肝掌、蜘蛛痣、腹壁静脉曲张等常见肝硬化表现。若肝癌破裂,可引起急腹症、失血性休克等体征。门静脉瘤栓、肝癌浸润可以引起顽固性或癌性腹水。

3.副肿瘤综合征

副肿瘤综合征是指由于癌组织本身产生或分泌影响机体代谢的异位激素或生理活性物质而引起的一组特殊症候群。最常见为红细胞增多症、低血糖症。发生率较低,机制尚不明确。可能原因是肿瘤细胞分泌促红细胞生成素和胰岛素样活性物质,以及肝脏对其代谢、灭活减低等有关。其他副肿瘤综合征还表现为高钙血症、男性乳房发育、高纤维蛋白原血症、高胆固醇血症、血小板增多症、高血压、高血糖症等。

4.转移的表现

HCC 多通过血行转移,其次为淋巴转移,也有直接蔓延、浸润或种植。血行转移中以肝内转移最为常见,肝外转移常见部位依次为肺、骨、肾上腺、横膈、腹膜、胃、肾、脑、脾以及纵隔。淋巴转移首先见于肝门淋巴结,有时可见左锁骨上淋巴结。ICC 常以淋巴转移居多。肝癌还可直接侵犯邻近脏器,如膈、肾上腺、结肠、胃、网膜等。

5.并发症

由肿瘤本身因素或肝硬化引起。上消化道出血为肝癌最常见的并发症,可由门静脉或肝静脉瘤栓加重门静脉高压致食管胃底静脉曲张破裂出血,也可由应激下胃黏膜糜烂溃疡所导致。肝癌破裂出血常因肿瘤生长迅速,肿瘤坏死或挤压外伤所致;常引起休克,大部分无手术机会,短期内死亡。肝性脑病为终末期表现,多由肿瘤或瘤栓及其他诱发因素引起肝功能衰竭所致,常反复发作,预后极差。

(五)分期

1.美国癌症联合委员会(AJCC)肝癌 TNM 分期第 8 版

肝癌的临床分期存在多种不同标准,目前国际上获得广泛认同并应用的是第 7 版 AJCC 肿瘤 TNM 分期标准。该分期系统仅适用于原发性肝癌,包括肝细胞肝癌、肝内胆管癌及混合型肝癌,肝脏的原发性肉瘤及转移性肝癌不包含在内。

肝癌的 TNM 分期包括 3 部分:原发肿瘤、区域淋巴结和转移部位。

原发肿瘤:肝癌的原发肿瘤分类是基于肝癌切除术后对影像因素的多因素分析的结果,该分类考虑了有无血管侵犯(影像学或病理证实)、肿瘤数目(单发或多发)以及最大肿瘤的直径(≤5cm 与>5cm)。对于病理分类而言,血管侵犯包括肉眼能看到的以及镜下发现的。大血管的侵犯(T_4)定义为侵犯了门静脉主干的分支(门静脉右或左支),不包括扇支或段支的侵犯或侵犯了 3 支肝静脉(右支、中支、左支)中的 1 支或以上。多发肿瘤包括卫星灶、多灶肿瘤和肝内转移瘤。T_4 包括胆囊以外邻近器官的侵犯或穿透脏层腹膜者,肿瘤可穿破肝包膜侵犯邻近器官(肾上腺、膈肌、结肠)或发生破裂,引起急性出血和腹膜肿瘤种植转移。

区域淋巴结:肝癌转移的区域淋巴结包括有:肝门淋巴结、肝十二指肠韧带淋巴结、腔静脉淋巴结,其中最突出的是肝动脉和门静脉淋巴结。

转移部位:肝癌主要通过肝内门静脉系统和肝静脉系统播散。肝内静脉播散不能与肝内卫星病灶或多灶性肿瘤相区别,因此被归入多发肿瘤。最常见的肝外播散部位是肺和骨(表 3-9)。

表 3-9　肝癌 TNM 分期

原发肿瘤(T)

　T_x:原发肿瘤无法评估

　T_0:没有原发肿瘤的证据

　T_1:孤立肿瘤≤2cm,或>2cm 不合并血管侵犯

　　T_{1a}:孤立肿瘤≤2cm

　　T_{1b}:孤立肿瘤>2cm 不合并血管侵犯

　T_2:孤立肿瘤>2cm 合并血管侵犯或多发肿瘤最大径≤5cm

　T_3:多发肿瘤,至少 1 枚最大径>5cm

　T_4:肿瘤侵犯门静脉或肝静脉分支,或肿瘤直接侵犯邻近器官(除外胆囊)或者穿透脏层腹膜

区域淋巴结(N)

　N_x:淋巴结转移无法评估

　N_0:无区域淋巴结转移

　N_1:有区域淋巴结转移

远处转移(M)

　M_x:远处转移无法评估

M_0:无远处转移

M_1:有远处转移

分期

分期	T	N	M
ⅠA	T_{1a}	N_0	M_0
ⅠB	T_{1b}	N_0	M_0
Ⅱ	T_2	N_0	M_0
ⅢA	T_3	N_0	M_0
ⅢB	T_4	N_0	M_0
ⅣA	任何 T	N_1	M_0
ⅣB	任何 T	任何 N	M_1

2.巴塞罗那临床肝癌分期系统(BCLC)

BCLC 分期系统是由巴塞罗那肝癌小组于 1999 年提出的,是目前唯一将肿瘤分期治疗方案与预期生存结合起来的临床分期方法。由于其对治疗的指导作用以及对早期患者的鉴别作用,临床实用性很强,得到了越来越多学者的认可(表 3-10)。

表 3-10　肝癌 BCLC 分期

分期	一般状况(ECOG)	肿瘤分期	肝功能
0:极早期肝癌	0	单个病灶,<2cm	
A:早期肝癌			
A_1	0	单个病灶,<5cm	无门静脉高压,胆红素正常
A_2	0	单个病灶,<5cm	门静脉高压,但胆红素正常
A_3	0	单个病灶,<5cm	门静脉高压,胆红素升高
A_4	0	3 个病灶,<3cm	Child-Pugh A-B
B:中期肝癌	0	多发性大病灶	Child-Pugh A-B
C:晚期肝癌	1～2	累及血管或肝外播散	Child-Pugh A-B
D:终末期肝癌	3～4	任何	Child-Pugh C

3.Okuda 分期

根据以下四点判断肿瘤分期:①肿瘤占肝脏体积,>50％为阳性,<50％为阴性;②腹水,有腹水为阳性,无腹水为阴性;③白蛋白,<30g/L 为阳性,>30g/L 为阴性;④胆红素,>51.3μmol/L为阳性,<51.3μmol/L为阴性。

Ⅰ期:均为阴性;Ⅱ期:1 项或 2 项阳性;Ⅲ期:3 项或 4 项阳性。

(六)诊断

1.肝癌的早期诊断

从 20 世纪 70 年代起,甲胎蛋白(alpha fetoprotein,AFP)应用于临床以及实时超声和 CT 的逐步普及,极大地促进了肝癌的早期诊断。随着早期诊断率的提高,手术切除率也随之提高,预后也获得明显改善。故肝癌的诊断,尤其是早期诊断,是肝癌临床诊疗的关键。

就早期诊断而言,患者的肝病背景应予充分重视。我国的肝癌患者中,90％有 HBV 感染背景,10％有 HCV 感染背景。因此,HBV 或 HCV 感染者应定期筛查 HCC,当出现 AFP 升高或肝区占位性病变时,不可掉以轻心。此外,还应特别关注下列高危人群:中老年男性中 HBV DNA 水平高者、HCV 感染者、HBV 和 HCV 重叠感染者、嗜酒者、合并糖尿病或肥胖者以及有直系亲属肝癌家族史者。35～40 岁以上的 HBV、HCV 感染者,应每 6 个月做 1 次 AFP 检查和肝脏超声检查。

2.肝癌的肿瘤标志物

(1)AFP:AFP 是胎儿蛋白,也是一种糖蛋白。分子量为 70 000 道尔顿。其主要合成于卵黄囊、胚胎肝和胎儿胃肠道。妊娠 4 周后的胎儿血清中就可检测到 AFP,并在 12～16 周时血清 AFP 水平达到高峰,以后逐渐下降,胎儿出生数月至 1 年后体内的 AFP 水平接近成人。多年来的临床应用已证实,AFP 是诊断原发性肝癌的最好指标,也是目前用于早期癌诊断的较好指标。据有关文献报道,应用这项指标可在临床症状出现前 6～12 个月作出诊断。

正常成人 AFP 实验室参考范围是＜20ng/mL(ELISA 法)。在肝癌诊断方面:临床一般以≥400ng/mL 作为原发性肝癌的诊断临界值,但一部分原发性肝癌患者的 AFP 也在正常范围内。一般认为 AFP 的含量与肿瘤的分化程度有关。中等分化程度的肝癌多合成 AFP,而高分化和低分化肝癌很少或不合成 AFP。因此临床检测 AFP 的数值对于病情的评估和治疗效果的评价有一定意义。

AFP 虽然是较好的肝癌早期诊断指标,但在临床应用上还存在一定的局限性。据报道,AFP 对 ICC 和纤维板层型 HCC 没有诊断价值。另外有部分 HCC 患者的血清 AFP 浓度持续在 20～200ng/mL,难以依据 AFP 水平对其作出早期诊断。但是以下两种情况时可以考虑肝癌诊断:①血清 AFP≥500ng/mL 持续 1 个月,排除其他相关疾病,尤其要与肝硬化鉴别;②AFP≥200ng/mL 持续 2 个月不下降,再参考血清生化肝功能指标异常。

肝癌患者中有 30%～40%血清 AFP 检测为阴性,其他的标志物对 AFP 阴性的肝癌患者有一定参考价值。如:血清生化肝功能指标 γ-谷氨酰转移酶(γ-glutamyltransferase,γ-GT)在活动性肝癌患者血清中显著升高。

近晚期的肝癌患者的血清 AFP 的升高并不一定同肿瘤的生长相关。相反,由于肝脏代谢紊乱、肝功能衰竭、肝细胞的坏死会导致 AFP 的浓度下降。

除了用于肝癌的诊断,AFP 的水平也可以用于肿瘤治疗期间的疗效评价。但值得注意的问题是在治疗(手术、放疗、化疗)的初期常会有患者出现血清 AFP 水平的短暂升高,这是因为手术的创伤、药物及放射线的作用会使肿瘤细胞急性坏死甚至导致肿瘤溶解综合征而引起 AFP 释放。这种情况的半衰期＜5 天。如 AFP 水平能够迅速降至正常或比治疗前水平低,则表明治疗的有效性。

(2)血清铁蛋白(Ferritin,Fer):血清铁蛋白是人体内一种水溶性的铁储存蛋白,也是重要的铁储存形式。其结构是由脱铁蛋白组成的具有大分子结构的糖蛋白,分子量为 450kD。铁蛋白存在于各组织体液中,在 1965 年 Richter 等从恶性肿瘤细胞株中将其分离出来。自此,铁蛋白的多种作用获得了更加深入的认识,例如参与细胞内代谢、细胞增殖和免疫调控。

在临床上,血清铁蛋白的检测一方面用于评估患者体内铁储存情况,这对诊断缺铁性贫血、铁负荷过度等有重要的意义;另一方面,作为恶性肿瘤的标志物,血清铁蛋白对于临床诊断某些恶性肿瘤具有一定的价值,例如原发性肝癌、肺癌、胰腺癌、卵巢癌、白血病等恶性肿瘤时血清铁蛋白都可见升高。在肝癌患者血清 AFP 测定值低时,血清铁蛋白的检测可作为补充参考。在某些良性疾病(肝炎、心肌梗死、肝硬化、输血后含铁黄素沉积、继发性血红蛋白沉着症等)时,循环血中血清铁蛋白的水平也增高。由于血清铁蛋白临床诊断特异性不高,因此,单纯血清铁蛋白的增高不能作为恶性肿瘤的诊断依据。

（3）α-L-岩藻糖苷酶（α-L-fucoxidase，AFU）：AFU 是与含有岩藻糖的糖脂、糖蛋白等的分解代谢有关的一种溶酶体酸性水解酶，广泛存在于哺乳动物各组织细胞和体液中。AFU 是近年来应用于临床的一项标志物，主要用于辅助诊断原发性肝癌，尤其对 AFP 阴性或浓度较低的原发性肝癌的诊断更有意义。有研究显示，诊断原发性肝癌时 AFU 的特异性仅次于 AFP，其敏感性为 $79.5\%\sim81.2\%$。假阳性率相对较高。恶性肿瘤除原发性肝癌外，转移性肝癌、子宫癌、胃癌、胰腺癌、白血病等，血清中 AFU 都可见升高。一些良性疾病血清中 AFU 也有不同程度的升高，常见于肝硬化、慢性肝炎、糖尿病等。一般临床应用时常将 AFU、AFP、γ-GT 等联合检测，以提高其诊断的敏感性和特异性。

（4）γ-GT：γ-GT 是参与 γ-谷氨酰循环的一种酶，其天然底物是谷胱甘肽，具有氨基转移酶的作用。在人体各器官中主要存在于肾、前列腺、胰腺、肝脏、盲肠和脑组织细胞中。尤其以肾脏组织中含量高。因经尿液排出，所以检测尿中的 γ-GT 可监测肾脏疾病。血清（血浆）中的 γ-GT 主要来源于肝胆系统。临床常见肝胆良恶性疾病时血清 γ-GT 水平均升高。肝胆恶性疾病的患者血清 γ-GT 升高更加明显，如肝癌、胰头癌、阻塞性黄疸、胆汁淤积性肝硬化、胆管炎时 γ-GT 明显升高，病毒性肝炎、肝硬化、胰腺炎时 γ-GT 轻度升高。因此 γ-GT 具有肝胆系统疾病的临床诊断价值。

在肝脏中 γ-GT 主要位于胆小管内上皮细胞及肝细胞的滑面内质网中。当胆汁淤积时导致 γ-GT 合成增加，胆汁促使 γ-GT 从膜结合部位溶解释放出来。有文献报道，高浓度的胆汁反流入血，以及细胞破坏和通透性改变导致血清中 γ-GT 活性增高，这是各种肝胆系统疾病血清中 γ-GT 升高的原因。肝癌患者癌细胞的浸润使正常的肝组织细胞受到损伤致使 γ-GT 释放，循环血中 γ-GT 水平增高。

3.肝癌的影像学诊断方法

（1）B超：B超扫描是目前最常用的肝癌定位诊断方法，也是肝癌普查的首选方法。其应用价值包括：①确定肝内有无病灶（可检出 $0.7\sim1cm$ 的小肝癌）；②鉴别占位性质；③肿瘤定位（包括穿刺或局部治疗定位）；④明确肝内肿瘤与血管和邻近脏器的关系。术中超声扫描在肝脏外科有重要地位，其作用包括：①有助于深部肿瘤的术中定位；②可能发现微小转移灶；③明确与周围血管关系进行可切除性判断；④有助于引导术中局部治疗或估计手术切除范围。实时超声造影灰阶成像技术（简称超声造影）可显著增强超声对肝脏病变诊断的准确性，可提高小肝癌和微小转移灶的检出率。超声扫描的应用既有优点也有缺点。其优点为：①无创性检查，可多次重复；②价格低廉；③无放射性损害；④敏感度高。缺点为：①存在难以测到的盲区；②检查效果受操作者解剖知识、经验等影响较大。

（2）CT：CT 为肝癌定位的常规检查方法，可检出 $1\sim2cm$ 的小肝癌。原发性肝癌 CT 平扫多为低密度占位，部分有晕圈征，大肝癌中央常有坏死或液化。典型的 HCC 螺旋 CT 扫描征象为：双期增强扫描显示为快进快出的表现，即平扫呈低密度灶；动脉期呈全瘤范围强化，强化密度高于肝脏而低于同层主动脉；门静脉期肿瘤密度迅速降至低于肝脏。CT 检查有助于了解肿瘤的位置、大小、数目、与血管的关系；其与超声相比，互为补充。CT＋门静脉造影有助于微小肝癌（<1cm）的检出。

（3）磁共振成像（magnetic resonance imaging，MRI）：MRI 是一种非侵入性、无放射性损害的检查方法。与 CT 等相比较，在观察肿瘤内部结构和血管关系方面 MRI 有独特优点，在鉴别肝内良性病变方面可能优于 CT，对血管瘤的鉴别具有特异性。高场强 MRI 有助于肝癌和癌前病变的早期检出和诊断。通常肝癌结节在 T_1 加权像呈低信号强度,在 T_2 加权像呈中-高信号强度。

(4)放射性核素显像:近年来由于超声、CT、MRI 等检查的日趋完善,放射性核素应用于肝癌检查相对减少。肝血池显像有助于鉴别肝血管瘤。骨扫描有助于发现肝外骨转移。正电子发射型计算机断层显像(positron emission computed tomography,PET)可早期探测 HCC 在远处脏器的转移灶,对肝癌的临床分期的判断、治疗方案的选择具有重要参考价值;其缺点为价格昂贵,因此临床应用受限。

(5)肝动脉造影:肝动脉造影属侵入性检查,随着非侵入性检查的发展,目前应用也减少,仅在上述检查仍未能定位时用,常用于介入治疗前的定位诊断,也有一定的定性诊断价值。肝动脉造影的指征:①肝内占位病变的良恶性用常规方法难以鉴别者;②病灶较大,边界不清者;③怀疑有肝内卫星转移或多个原发灶者;④拟行肝动脉化疗栓塞者,栓塞前常规行肝动脉造影检查。

4. 鉴别诊断

(1)AFP 阳性患者的鉴别诊断:除 HCC 外,下列情况也可引起 AFP 升高,需注意与 HCC 鉴别。

1)慢性肝病:如病毒性肝炎、肝硬化等,对患者血清 AFP 水平进行动态观察,肝病活动时 AFP 多与 ALT 同向活动,多为一过性升高或呈反复波动性,一般不超过 400ng/mL,时间也较短暂;如 AFP 与 ALT 异向活动和(或)AFP 持续高浓度,则应警惕 HCC 可能。

2)妊娠:大约妊娠 12 周时 AFP 以胎肝合成为主;在妊娠 13 周,AFP 即占血浆蛋白总量的1/3。在妊娠 30 周达最高峰,以后逐渐下降,出生时血浆中浓度为高峰期的 1% 左右,出生后急剧下降,5 周内降至正常。母体血中 AFP 升高还可见于异常妊娠,如胎儿脊柱裂、无脑儿、胎儿脑积水、十二指肠和食管闭锁、肾变性,胎儿宫内窒息,先兆流产和双胎等。

3)生殖腺或胚胎型肿瘤:血清 AFP 升高,还可出现于畸胎瘤、睾丸和卵巢肿瘤等。鉴别主要通过病史、体检以及腹盆腔 B 超、CT 检查。

4)某些消化系统肿瘤:某些发生于胃、胰腺、肠道的肿瘤也会引起血清 AFP 升高。由于胃、胰腺等器官和肝组织均是由胚胎期的原始前肠演化而来,在起源上有密切的关系。上述部位原发性肿瘤的发生过程中细胞分化发生差错,某些基因被抑制,导致部分出现肝样分化。被抑制的基因在细胞癌变时被激活,其产生 AFP 的潜在能力得到充分表达,导致大量 AFP 产生。

鉴别诊断除详细的病史、体检和影像学检查外,测定血清 AFP 异质体则有助于鉴别肿瘤的来源。如产 AFP 胃癌中 AFP 以扁豆凝集素非结合型为主,与胚胎细胞合成相似;而原发性肝癌血清 AFP 升高,AFP 异质体以结合型为主。

(2)AFP 阴性的 HCC 患者鉴别诊断:尽管 AFP 是目前特异性和敏感性最好的肿瘤标志物之一,但在 HCC 中其阳性率也仅为 70%。有些 HCC 患者 AFP 检测呈阴性,如肝癌中特殊类型纤维板层型肝癌,AFP 检测基本为阴性。这类患者 AFP 呈阴性的机制尚不十分清楚,可能是由于肝癌细胞遗传基因活化程度过低,表达 AFP 的基因失活,导致肝癌细胞不产生 AFP,因此血清中检测不到 AFP。对这类患者可依据其慢性肝病病史和肝区疼痛、食欲减退、消瘦、乏力、肝肿大等典型肝癌临床表现作出肝癌的诊断。对那些没有明显症状和体征的肝癌,可以借助 B 超、CT、肝动脉造影以及导引下穿刺活检等检查手段确诊。对于 AFP 阴性的其他肝占位病变主要和以下病变相鉴别。

1)转移性肝癌:多见于消化道肿瘤肝转移,多无肝病背景,病史可能有便血、饱胀不适、贫血、体重下降等消化道肿瘤症状,肿瘤标志物检查 AFP 阴性,而 CEA、CA19-9、CA242 等消化道肿瘤标志物可能升高。影像学检查有一定特点:①常为多发占位,而肝细胞肝癌多为单发;②典型转移瘤影像可见牛眼征(肿物周边有晕环,中央因乏血供而呈低回声或低密度);③CT 增强或肝动脉造影可见肿瘤血管较少,血供较 HCC 少;④消化道内镜或造影可能发现胃肠道的原发病变。

2)ICC:ICC 也属于原发性肝癌,起源于胆管细胞,基本为腺癌,多无肝病背景,病史中伴有或不伴有黄疸病史,AFP 多为阴性,但 CEA、CA19-9 等肿瘤标志物可能升高。影像学检查最有意义的是 CT 增强扫描,肿物血供不如 HCC 丰富,且纤维成分较多,呈快进慢出状,周边有时可见扩张的末梢胆管,肝十二指肠韧带淋巴结转移也较 HCC 多见。

3)肝肉瘤:常无肝病背景,AFP 阴性,影像学检查显示为血供丰富的均质实性占位,不易与 AFP 阴性的 HCC 相鉴别。

(3)肝良性肿瘤。

1)肝腺瘤:常无肝病背景,女性多,常有口服避孕药史,与高分化的 HCC 不易鉴别,对鉴别较有意义的检查是 ^{99m}Tc 核素扫描,肝腺瘤细胞接近正常细胞,能摄取核素,但无正常排出通道,故延迟相呈强阳性显像。

2)肝血管瘤:常无肝病背景,女性多见,病程长,发展慢,CT 增强扫描可见自占位周边开始强充填,与 HCC 的快进快出征象不同,呈快进慢出,MRI 可见典型的灯泡征。

3)肝脓肿:常有痢疾或化脓性疾病病史而无肝病史,有或曾经有感染表现,超声在未液化或脓稠时常与肝癌混淆,在液化后则呈液平面,应与肝癌中央坏死鉴别。肝动脉造影无肿瘤血管与染色。

4)肝包虫:常具有多年病史、病程呈渐进性发展,有牧区生活以及狗、羊接触史,肿物较大时体检可触及,叩诊有震颤,此包虫囊震颤为特征性表现,包虫皮内试验(卡索尼试验)为特异性试验,阳性率达 90%～95%,B 超检查在囊性占位腔内可发现漂浮子囊的强回声,CT 有时可见囊壁钙化的头结。由于会诱发严重的过敏反应,不宜行穿刺活检。

近年来针对早期 HCC 的一些新型肿瘤标志物的研究有一定进展,如 AFP 异质体、高尔基体蛋白 73、异常凝血酶原、肝细胞生长因子、血管内皮生长因子,以及传统的血清铁蛋白等肿瘤标志物可帮助提高 HCC 诊断的特异性和敏感性。

综上所述,不能凭单纯的 AFP 阳性,就诊断为肝癌,也不能因 AFP 检测阴性而排除肝癌的可能,临床上应紧密结合肝癌的典型临床表现、其他实验室检查以及影像学检查,才能正确地诊断肝癌。

(七)治疗

肝癌治疗的主要目标是根治,其次为延长生存期,第三为减轻痛苦、提高生活质量。治疗原则为早期诊断、早期治疗。手术切除仍是肝癌最主要、最有效的治疗方法,目前的肝癌治疗模式为以外科为主的多种方法的综合与序贯治疗。

1.肝脏的外科解剖

精确掌握肝脏和胆道的解剖知识是安全实施肝脏手术必不可少的。由 Couinaud 在 1957 年对肝脏解剖结构的描述是完整、准确的,是指导外科医生实践最有用的解剖体系。该解剖体系依据门静脉走行将肝脏分为8段,这样每段均可手术切除,同时可保证残肝的入肝血流、静脉流出道和胆管引流。以尾状叶为1段开始,从前面观以顺时针方向排列。这些段组合成扇区,由包含三条肝静脉主干的肝裂作为分界,三条肝静脉主干在肝脏后上方直接汇入下腔静脉。

肝脏从形态上被镰状韧带分为两个叶。然而,从实用的观点看,这样的外形分叶并没有真正体现肝脏内部结构和更细的分区。从功能上讲,以3条主要肝静脉为基础将肝分为段和半肝。这些静脉包裹在鞘内,将肝脏分为四段,每段均有门静脉蒂,组成每个蒂的门静脉、肝动脉和胆管都被由格利森鞘形成的外膜包裹在内。格利森鞘是一种薄的纤维,覆盖包裹住了大部分肝脏。右门静脉在肝门外的行程较短,进入肝脏实质后分为右前和右后支;左门静脉在肝门处行程较长,然后分为前支和尾支进入脐裂。虽然门静脉蒂分支的解剖变异超出了本节的范围,但是作为外科医生应该对这些变异有透彻的认识,因为这是安全实施肝脏手术的关键。

肝中裂包含肝中静脉,对应Cantlie线,解剖学上为左右半肝的分界线。这些功能性的左、右半肝有完全独立的门静脉和动脉血管和胆管引流。此外,左右半肝是不对称的,右肝约占肝脏总体积的2/3,而左肝占1/3,尾状叶(Ⅰ段)是一个独立的解剖单位,约占肝脏体积的1%。

右叶间裂连同肝右静脉将右肝分为两部分,即右前叶(第Ⅴ和Ⅷ段)和右后叶(第Ⅵ和Ⅶ段)。左叶间裂连同左肝静脉将左肝分为两部分,即前叶(第Ⅳ和Ⅲ段)和后叶(第Ⅱ段),另外,在2000年国际肝胆胰协会(International Hepato-Pancreato-Biliary Association,IHPBA)在澳大利亚布里斯班(Brisbane)提出了国际统一的肝脏解剖及外科手术命名方法。IHPBA解剖命名中,左门静脉将左肝分为左内叶(Ⅳ段)和左外叶(Ⅱ、Ⅲ段),值得注意的是,从胚胎和功能上看,Ⅰ段(尾状叶)是独立的,它的血管和胆管引流独立于门静脉和肝静脉。尾状叶是由门静脉左右支的小分支提供营养,动脉供血,胆管引流为右后支及左侧主干。静脉直接回流入腔静脉。

尽管上述简要地介绍了常见的肝脏的功能解剖,但是肝脏在解剖学上尚存在很多变异。所有的肝脏手术时,外科医生不仅要对功能性外科解剖学有透彻了解,而且也要明确地了解常见和不常见的功能变异,这对肝脏手术切除后最终的疗效具有重大的影响。术前和术中获得高质量的影像学资料是外科医生的一盏指路明灯,可以帮助获得解剖信息,并帮助制订决策。外科医生依据术前的横截面影像,无论是CT或MRI检查,并结合术中超声,几乎可以鉴别所有有意义的变异,保证术中在横断肝实质时不会有更多的意外,从而可以获得最佳的手术效果。

2.外科治疗

(1)肝部分切除。

基本原则:最大限度地完整切除肿瘤,最大限度地保留正常肝组织。

适应证:患者全身情况良好,无严重的心、肺、肾等重要脏器功能障碍,肝功能分级Child-Pugh A级或B级,影像学上提示肿瘤局限,有切除或姑息性外科治疗可能,且预计残肝体积充足(无肝硬化者至少20%,有肝硬化但肝功能Child-Pugh A级者至少30%~40%)。

禁忌证:有严重的心、肺、肾等重要脏器功能障碍;肝功能失代偿,有明显的黄疸和腹水(Child-Pugh C级);有广泛远处转移者。

切除术式的选择:根据切除是否彻底分为根治性切除与姑息性切除;根据切除是否按解剖结构进行可分为规则性切除(也称解剖性切除)与非规则性切除,规则性切除又根据解剖范围分为左外叶切除、左半肝切除、右半肝切除、右前叶切除、尾状叶切除等;多数医疗机构常规采用开腹肝切除术,对于腹腔镜经验丰富、技术条件好者,可选择性采取腹腔镜肝切除术。

无肝硬化或轻度肝硬化的病例首选解剖性肝切除术。合并肝硬化但肝功能代偿良好而不适合肝移植的患者可行不规则肝切除或亚段肝切除。对于不能手术的巨大或多灶性肝癌,可降期治疗后行二期切除。对于肿瘤较大且与周围脏器组织致密粘连或侵犯周围脏器者,可采用逆行法肝切除术。即先将肿瘤与肝脏分离再连同周围脏器一并切除的方法。该方法可降低术中出血以及感染的机会。

(2)肝癌的二期切除:HCC 患者就诊时大多数已处于中晚期,约 80% 左右的患者就诊时已无法行根治性手术切除。巨大的无法切除的肝癌经综合治疗后肿瘤缩小或残肝体积代偿增大,从而获得重新手术的机会,称为肝癌的二期切除。

经皮穿刺肝动脉化疗栓塞术(TACE)及经手术肝动脉结扎、置管化疗栓塞(HALCE)是目前肝癌二期手术前最常采用的治疗方法,经治疗后如肿瘤坏死、缩小或形成包膜或远离重要血管,则可能获得二期手术机会。通过治疗可使 8%～18% 的肝癌患者获得手术切除机会,而手术时机多选择于末次治疗后 2 个月左右,此时肿瘤周围的炎性反应及纤维化均已减轻,也避免了间隔时间太久导致存活癌细胞继续增长、扩散。如考虑术后残肝体积不足,可于术前采用门静脉栓塞(portal vein embolization,PVE)以使对侧肝脏体积增生,一般认为二期手术间隔 2～3 周为宜。

无法行根治性手术的患者 5 年生存率不到 10%,行根治性切除肝癌患者的 5 年生存率可达 50% 以上,不能切除肝癌缩小后部分可转化为可切除,5 年生存率取决于手术切除时肿瘤的大小而并不取决于行肿瘤缩小治疗前肿瘤的大小,因此其 5 年生存率可与小肝癌相媲美。肝癌的二期切除,可使部分不治肝癌变为可治,对提高肝癌的总体生存率具有重要意义。

(3)肝癌术后复发的治疗:手术切除是治疗 HCC 的首选方法,但目前患者术后复发率仍较高,大肝癌术后 5 年复发率高达 80% 左右,小肝癌术后 5 年复发率为 40%～60%。因此,肝癌复发后的治疗也是肝癌治疗的难点之一,严重影响肝癌的总体疗效和预后。

手术切除仍是肝癌术后局部复发和(或)肺局部转移的首选治疗,可使患者再次获得根治的机会,能够获得较长期生存。目前认为,与肝癌首次手术切除相比,肝癌局部复发再次手术切除后的生存率并无显著差异,疗效优于其他非手术治疗。但应当注意到,虽然肝癌局部复发后的再手术治疗适应证与首次手术相同,由于首次手术及术后 TACE 等一系列治疗后肝功能进一步受损,再次手术的风险较大,故而应更加严格掌握手术指征。

除手术外,复发性肝癌也可选择行 TACE、射频消融、微波消融、无水乙醇注射、冷冻治疗、放疗、靶向治疗等多种治疗方法。

任何单一的治疗方法均有一定的局限性,综合、序贯利用各种治疗方式则可相互弥补不足、发挥协同治疗作用,从而更大程度地提高疗效,改善肝癌术后复发患者的预后。

(4)肝移植:肝移植可以彻底消除肝内微转移的隐患以及具有恶变潜能的硬化肝脏,是可能永久治愈肝癌的方法。肝移植治疗小肝癌疗效良好,对于处于肝硬化失代偿期、不能耐受肝切除的患者,首选肝移植在国内外已成为共识。

肝癌肝移植适应证:1996 年,Mazzaferro 等提出米兰标准(CMC)。①单个肿瘤结节≤

5cm;②如多发,总数≤3个,每个最大直径≤3cm;③无肝内大血管浸润,无肝外转移。2002年旧金山大学Francis以影像学分期为依据对米兰标准进行了改良,即UCSF标准:①单个肿瘤结节≤6.5cm;②如多发,总数≤3个,每个直径≤5cm,且直径合计≤8cm;③无肝内大血管浸润,无肝外转移。匹兹堡标准只将出现大血管浸润、淋巴结受累或远处转移这三项中任一项作为肝移植禁忌证,而不将肿瘤的大小、数量及分布作为排除标准,由此扩大了肝癌肝移植的适用范围。

3. 局部消融治疗

目前肝癌的手术切除率仅有20%左右,很大一部分无法手术或复发患者需要进行非切除性的方法进行治疗。肝癌的局部治疗作为综合治疗的一部分,目前得以广泛使用。射频消融、无水乙醇瘤内注射、超声聚焦刀、微波固化、冷冻等多适用于直径<3cm的肿瘤病灶,治疗小肝癌疗效与手术相当。

(1)射频消融:射频消融是通过高频电流在组织内传导时离子发生摩擦产热杀灭肿瘤。可经皮、术中或腹腔镜进行。优点:操作简单,损伤小,需要治疗的次数少,肿瘤坏死完全。该方法是目前除手术和肝移植外唯一可能使患者获得根治的治疗手段。适应证:适用于不宜手术切除的肝癌,肿瘤的直径应在5cm以内;最佳治疗大小在3cm以内;更大的病灶也可治疗,但多针穿刺易存留肿瘤,效果不佳。

(2)无水乙醇瘤内注射:无水乙醇瘤内注射是通过注射乙醇使细胞脱水、蛋白变性、细胞凝固坏死,同时使血管内皮细胞坏死,血栓形成,使肿瘤组织缺血坏死。优点:简便,安全,肿瘤完全坏死率高。适应证:适用于不宜手术切除的肝癌,肿瘤的直径应在5cm内,病灶数目不超过3个。

4. 介入治疗

由于原发性肝癌的血供几乎全部来自肝动脉(95%以上),且化疗药物的疗效与肿瘤局部药物浓度成正相关。因此选择性阻断供应肿瘤的动脉,并同时经动脉导管灌注化疗药物,即TACE,可以使肿瘤坏死缩小,并减少对正常肝组织和全身其他脏器的损伤。

TACE的适应证:①原发性肝癌不愿接受手术切除或无法手术切除的进展期肝癌(无肝肾衰竭,无门静脉阻塞,肿瘤体积小于肝脏体积的70%);②原发性肝癌肿瘤体积较大,先行栓塞缩小肿瘤,便于手术切除;③根治性和非根治性肝肿瘤切除术后的辅助治疗预防复发;④HCC破裂出血和肝动静脉瘘的治疗。

TACE的禁忌证:①肝衰竭和肝硬化:Child-Pngh C级(重度黄疸和腹水);②门静脉主干完全阻塞,无充足的侧支循环;③肿瘤体积大于肝脏体积的70%;④白细胞总数<1000×10^6/L,血小板计数<100 000×10^6/L;⑤肿瘤广泛转移或恶病质。

TACE常用的药物与技术:常用的栓塞剂包括碘化油、明胶海绵、微球、中药材料等。肝癌TACE常用的化疗药物包括顺铂(DDP)、表柔比星(EPI)、吡柔比星(THP)、丝裂霉素(MMC)、5-氟尿嘧啶(5-FU)等。碘化油可作为化疗药物的载体,使得化疗药物在肿瘤内缓慢释放。主要的栓塞技术包括:①超选择TACE;②肝动脉及门静脉双栓塞技术;③肝静脉暂时阻断后肝动脉灌注化疗栓塞术。

TACE的不良反应及并发症:化疗药物的不良反应包括轻度的消化道反应、白细胞下降、脱发、乏力和短暂的肝功能改变。其他常见的不良反应有发热、腹痛、黄疸、腹水。并发症包括肝脓肿、胆管损伤、非靶器官栓塞、肿瘤破裂、肝动脉损伤、麻痹性肠梗阻等。

5. 放疗

既往由于认识的局限性以及放疗技术的原因，HCC 一度被认为仅能行姑息放疗。现代放射生物学研究证实，HCC 的放射敏感性相当于低分化鳞癌。同时，近年来随着放疗技术的快速发展，如三维适形或调强放疗技术的出现，国内外广泛开展了有关肝癌放疗的研究，结果显示放疗对肝癌的作用已从早年的姑息性转向根治性治疗。对于晚期肝癌患者，TACE 基础上进一步放疗，可以弥补单纯介入治疗的不足，从而可以进一步提高 HCC 患者的疗效。对于更晚期的 HCC 患者，如同时出现门静脉和下腔静脉瘤栓的患者，放疗也可以延长其生存率。HCC 同时出现腹腔和腹膜后淋巴结转移时放疗同样有效，也有临床研究报告，HCC 有远处转移，如肾上腺、骨转移时，放疗仍然可以达到缓解症状的姑息性治疗目的。

结合目前的研究证据，原发性肝细胞性肝癌放疗的适应证包括：①肿瘤局限，但由于肿瘤邻近或侵及周围大血管，或由于肝功能差，或患者有严重合并症，如心肺功能差而无法接受手术切除，或者患者拒绝手术治疗；②手术切除不彻底的患者；③介入治疗后，尤其是介入治疗后仍有病变残留和复发的肝癌患者；④有门静脉、肝静脉或下腔静脉瘤栓的肝癌患者，有腹腔或腹膜后淋巴结转移的患者；⑤有远处转移的肝癌患者，如肾上腺、骨转移的肝癌患者。

放疗技术：采用三维适形或调强放疗技术，以便在给予肿瘤局部高剂量的同时尽量保护周围正常组织。也建议使用呼吸控制技术，以减少放疗过程中靶区的移动。

靶区定义：大体肿瘤要在增强 CT 定位，也可以参照 MRI 和介入治疗后碘油沉积的范围。大体肿瘤基础上还要考虑到亚临床病变外侵距离的大小、靶区的移动和摆位误差，最终确定出计划靶体积，一般要在大体肿瘤外放 1～1.5cm 形成计划靶体积。

放疗剂量和分割方式：放疗剂量多在 5000～6000cGy，但可以根据肝功能的情况（Child-Pugh A 或 B 级时才能给予放疗，而 Child-Pugh C 级患者不能接受放疗）、肿瘤的大小和位置等适当增减。多采用常规分割放疗，即每天 1 次，200cGy/次，每周 5 次。而大分割放疗的优劣有待进一步研究。

放疗并发症：急性不良反应主要是肝功能损伤，恶心、呕吐，严重者有上消化道出血等。放疗结束后还可能会有后期损伤，即放疗诱发的肝病，一旦发生死亡率很高，因此在制订放疗计划时要充分评估患者的身体状况，制订合理的放疗方案，以尽量预防和避免放疗诱发的肝病的发生。

6. 内科治疗

（1）系统化疗：系统化疗（全身化疗）是指通过口服、肌内或静脉途径给药进行化疗的方式。自从 20 世纪 50 年代起，系统化疗开始用于治疗肝癌（主要是 HCC）。在晚期 HCC 既往的系统化疗中，铂类、氟尿嘧啶类和蒽环类药物最重要，其中 DDP、5-FU 和多柔比星（DOX）是最为常用的三种传统药物，这三种药物可以单独应用，也常相互组合，或与其他药物组成不同方案联合使用。

文献报道系统化疗的单药或联合化疗的客观有效率（RR）均较低，且波动性大，RR 的范围为 0～25%；不能延长总生存期，5 年生存率的改善均未超过 5%。影响肝癌系统化疗效果的因素主要有：①肝癌细胞存在天然的原发性耐药，如 MDR 基因/P-糖蛋白过度表达；②绝大多数的肝癌常常合并肝炎、肝硬化等基础肝脏疾病，肝功能已有损害，肝细胞对药物的解毒作用差,限制了最佳给药剂量,也使得药物的代谢存在障碍,常导致腹水、胆红素升高以及门静脉高压等并发症;③传统化疗药物(包括DDP,DOX和5-FU)对晚期肝癌,尤其是合并肝硬化或肝纤维化的患者,毒性过大。上述因素相互夹杂,往往影响药物的吸收、代谢和效果,明显限制最佳给药剂量,因此系统化疗的效果很差,也常常陷于无药可用的困境。对于晚期HCC的系统化疗,多年来临床研究比较少,水平低,进步缓慢。无论在欧美国家、中国或是世界其他国家地区,都没有公认标准的化疗药物和方案,也没有高级别的循证医学证据表明具有生存获益。

近年来,奥沙利铂、吉西他滨、卡培他滨以及替吉奥等为代表的新一代细胞毒性药物相继问世和用于临床,它们的作用机制独特、高效低毒,使得晚期胃肠癌的系统化疗有了长足的进步。这一进步启发和推动了人们去探索试用新一代药物系统化疗治疗HCC。可喜的是,以奥沙利铂为主的FOLFOX4方案治疗晚期HCC,已经取得了明显的进展,成为继索拉非尼之后的新突破,使系统化疗在晚期肝癌内科治疗中占据了重要的地位。

(2)靶向治疗:肝癌的形成、进展及其转移与多种基因突变和细胞信号传导通路密切相关,包括异常的生长因子激活、细胞分裂信号途径持续活化(如Raf/MEK/ERK、PI3K/AKT/mTOR和Wnt/β-catenin通路)、抗细胞凋亡信号途径失调(如p53/PTEN基因)和新生血管异常增生等。上述分子发病机制的研究提示,其中存在着多个潜在的治疗靶点。

索拉非尼是一种口服的多靶点、多激酶抑制剂,靶点包括了RAF激酶、血管内皮生长因子受体(VEGFR)-2、VEGFR-3、血小板源性生长因子受体β(PDGFR-β)、干细胞因子受体(KIT)、Fms样酪氨酸激酶3(FLT3)和神经胶质细胞系来源的亲神经因子受体(RET),具有抑制肿瘤细胞增生和抑制肿瘤新生血管形成的双重作用,它的出现对HCC的治疗具有划时代的意义。2007年美国临床肿瘤协会(ASCO)年会报告索拉非尼治疗晚期HCC的Ⅲ期临床研究(SHARP研究)显示,使用索拉非尼的患者中位总生存时间为10.7个月,较对照组延长了2.8个月;肿瘤进展时间(TTP)中位值为5.5个月,较对照组延长了2.7个月。不良反应为腹泻(11%)、手足皮肤反应(8%)、疲乏(10%)、出血(6%)。目前索拉非尼已成为晚期HCC的标准治疗药物,但仍有明显不足之处,例如客观有效率较低,肿瘤相关症状进展时间(TTSP)没有改善以及总生存延长有限等。因此,为了提高疗效,进一步改善生存状况,已有不少学者尝试了索拉非尼与其他各种药物或者治疗方法的联合应用。

(3)生物治疗:生物治疗效果有限,多与化疗药物联合使用。干扰素是近年来使用最多的细胞因子之一,可抑制病毒复制、抑制肿瘤细胞分裂、抑制癌基因的表达、诱导肿瘤细胞分化,常与其他方法联合应用,有一定的疗效。其他较多使用的是IL-2经肝动脉局部灌注治疗和淋巴因子活化的杀伤细胞(LAK细胞)、肿瘤浸润性淋巴细胞(TIL细胞)过继免疫治疗。

(八)预后

肝癌曾经被认为是不治之症,随着近年来肝癌临床研究的进展,其生存率获得了明显的提高,总的5年生存率已经提高到10%左右,而对于行根治性切除的肝癌患者,5年生存率已达50%以上。

影响肝癌预后的因素较多,肿瘤的生物学特性、机体的免疫功能、治疗方式、患者的合并症等均对预后起着一定作用。目前认为,分化程度高、巨块型、具有完整包膜的肿瘤有较好的预后,而分化程度低、弥漫型、无包膜、有血管侵犯、门静脉瘤栓、卫星灶则往往提示预后不良。

近年来,有关肿瘤与免疫关系的研究发展迅速,越来越多的研究表明机体的免疫功能影响着肿瘤的发生、发展及预后。不同的治疗方式是影响肝癌患者预后的最主要因素,多年的研究表明,手术治疗仍是肝癌治疗的最佳方法,其远期疗效优于其他手段,目前已有大量临床资料表明,手术根治性切除肿瘤是治疗肝癌获得长期存活的重要手段。此外,患者如合并慢性肝炎、肝硬化,不同肝功能的分级也有着不同的预后,肝功能越差预后较差;男性、酗酒也往往和预后不佳相关,而年轻、女性、肝功能良好、无肝炎活动、不伴有肝硬化者预后相对较好。

总之,肝癌目前仍为威胁人类健康的常见恶性肿瘤之一,手术仍为最好的治疗方法,多种不同治疗方法的联合序贯应用,以及以生物、靶向治疗为代表的新综合治疗技术的发展,将进一步提高治疗疗效,改善患者预后。

二、转移性肝癌

转移性肝癌在临床上极为常见,在西方国家,转移性肝癌和原发性肝癌的比例约为 20:1,在我国,两者发生概率相近。

(一)病理生理学

转移途径主要有三种:①经门静脉:为肝内转移的最主要途径,是其他途径引起肝转移的 7 倍,以来源于胃肠道原发癌最为多见;②经肝动脉:肺癌和肺内形成的癌栓可进入体循环,经肝动脉血流于肝内形成转移;③经淋巴:此路径少见,胆囊癌可沿胆囊窝淋巴管扩展至肝内。

肝转移结节通常位于肝表面,大小不等。结节中央因坏死可出现脐样凹陷。除结节型外,肝转移瘤偶尔也可表现为弥漫浸润型。多数转移瘤为少血供肿瘤,仅 4%～7% 为富血供,多见于绒毛膜上皮癌、肉瘤、恶性胰岛细胞瘤、肾癌、乳腺癌、类癌等。钙化可见于结直肠癌、卵巢癌、乳腺癌、肺癌等,尤其以结直肠黏液腺癌为著。

消化道恶性肿瘤是转移性肝癌最常见的原发病灶,而其中又以结直肠癌最为多见。结直肠癌肝转移最常发生于原发灶切除后的两年内,通常没有症状,少数患者可有上腹隐痛。尽管有淋巴结转移的患者更易出现肝转移,但各个期别的结直肠癌均可发生肝转移,在经手术切除的结直肠癌病例中,40%～50% 最终出现肝转移。在新发的结直肠癌病例中,约 20%～25% 存在肝转移。

(二)诊断

诊断转移性肝癌涉及许多辅助检查,包括实验室检查、影像学检查甚至腹腔镜检查。实验室检查主要用于随访监测以及与原发性肝癌进行鉴别,同时评估患者的肝功能水平以及储备情况。在许多结直肠癌患者的随访中,连续检测癌胚抗原(CEA)水平有助于检测肿瘤复发。

转移性肝癌的确认主要依赖于影像学检查,超声、CT 及 MRI 都能提供较为可靠的信息。典型病例病灶常多发,CT 表现为平扫低密度,MR 表现为长 T_1 长 T_2 信号,增强扫描时动脉期出现环形强化,门静脉期强化范围无扩大。部分病灶可出现牛眼征,即病灶中央低密度坏死区周围伴环状强化,环外另见一圈低密度。病理上,环状强化为肿瘤组织,外为受压的肝细胞和肝窦。

拟诊为转移性肝癌后,还需要其他的相关检查如消化道内镜、胸部 CT 或者正电子发射型计算机断层显像(positron emission computed tomography,PET)来寻找原发病灶以及确认其他部位有无出现转移,为下一步治疗提供依据。

(三)治疗

一般认为当发生肝转移时病情已属晚期,多采用以化疗为主的综合治疗。但对于结直肠癌肝转移(colorectal cancer liver metastases,CLM),手术是目前唯一可能的治愈手段。国外大宗病例报道 CLM 的治愈性肝切除术的术后 5 年生存率为 34%～38%,手术死亡率为 1%～2.8%,但仅有 10%～25%CLM 患者确诊时适于手术切除。

CLM 的治疗应坚持规范化治疗基础上的个体化治疗。首先应明确 CLM 的分类。欧洲学者将 CLM 分为:M_{1a} 期即肝转移灶可切除;M_{1b} 期即肝转移灶潜在可切除,指转移灶较大、多发或与大血管关系密切,直接切除困难,经过有效的化疗可能缩小肿瘤,转化为可手术切除;M_{1c} 期即转移灶不可切除,指转移灶巨大、多发或侵及 2 个以上肝叶。2009 版的美国国家综合癌症网络(National Comprehensive Cancer Network,NCCN)指南也将不可切除肝转移分为潜在可切除和不可切除。针对可切除肝转移,治疗的目标是通过综合治疗延长疾病进展时间(TTP)和总生存期(OS);潜在可切除的关键是转化治疗,将其中一部分转为可切除。

手术切除的适应证:在中国《结直肠癌肝转移诊断和综合治疗指南(V2016)》中概括为三方面:①结直肠癌原发灶能够或已经根治性切除;②根据肝脏解剖学基础和病灶范围,肝转移灶可完全(R0)切除,且要求保留足够的肝脏功能(肝脏残留容积≥30%～50%);③患者全身状况允许,没有不可切除的肝外转移病变,或仅为肺部结节性病灶,但不影响肝转移灶决策的患者。而禁忌证包括:①结直肠癌原发灶不能取得根治性切除;②出现不能切除的肝外转移;③预计术后残余肝脏容积不够;④患者全身状况不能耐受手术。

手术切除的几个常见重要问题:①切缘问题,目前认为,只要保证切缘阴性即可,不需距离肿瘤 1cm;②肿瘤的个数和部位是否影响可切除性,只要能保留足够的肝脏功能,肿瘤的个数及部位不影响可切除性;③可切除肝转移是否行新辅助化疗,EORTC 40983 试验证明新辅助化疗可降低术后复发,延长无病生存,因此对可切除的 CLM 患者可考虑给予新辅助治疗;④同时性肝转移同期和分期切除,目前尚无定论,NCCN 指南认为两者均为可选择的方式。同期切除的优点是一期完成手术,避免二次手术心理和生理上的负担;其缺点为手术风险明显加大。同期切除应先切除肝转移灶,再切除原发灶较符合无菌和无瘤原则。分期切除则适用于原发灶与转移灶不在同一手术区者、高龄且有合并症者。

化疗在 CLM 治疗中的作用主要体现在以下几个方面:可切除 CLM 的新辅助治疗和术后辅助治疗,潜在可切除 CLM 的转化治疗,不可切除 CLM 的姑息治疗。与化疗相关的几个重要问题:①潜在可切除 CLM 的转化治疗方案,对于 *K-ras* 野生型的患者尽可能采取 FOL-FOX 或 FOLFIRI 或 FOLFOXIRI 联合靶向治疗,通过转化治疗,有可能将 10% 不可切除 CLM 转为可切除;②新辅助治疗后手术的时机,肝转移灶缩小至可切除时即可手术,化疗期间至少每 2 个月评估 1 次可切除性,不要过分化疗,以避免造成严重不良反应致无法手术,或肿瘤过分缩小致无法确定肿瘤边界;③新辅助化疗后影像学上完全缓解患者是否仍需手术,影像学完全缓解并不能代表病理完全缓解,对于这部分患者进行手术切除仍然是有必要的。

对于不可切除的患者则宜采用包括全身静脉化疗、介入治疗以及肝转移灶的局部治疗(射频消融、激光消融、无水乙醇注射和冷冻切除术)在内的多种方式进行姑息治疗。

第四节　胆囊癌

一、概述

胆囊癌是一种少见的恶性肿瘤,起病隐匿,局部侵袭能力强,进展迅速,是胆道系统最为常见的恶性肿瘤。胆囊癌患者的总体预后不良。在所有人群中,女性胆囊癌的发病率均高于男性,某些地区可达男性发病率的 3 倍。近年来,在不同人群中胆囊癌发病率均呈上升趋势,胆囊癌占胆囊手术的 2%,占全部尸检病例的 0.5%。在我国,胆囊癌的发病高峰年龄段为 50~70 岁,尤以 60 岁左右居多。西北和东北地区发病率比长江以南地区高,农村比城市发病率高。

二、危险因素

尽管胆囊癌确切的病因尚未明确,但是胆囊结石和胆囊炎与胆囊癌的关系最为密切,是最为常见的危险因素。

1. 胆石症

胆囊癌合并胆囊结石的概率为 25%~95%,多数在 50%~70%,但是在胆石症患者中,仅有 1.5%~6.3%合并胆囊癌,回归分析显示胆结石患者的胆囊癌发病率较无结石患者高 7 倍。胆结石与胆囊癌的关系相当明显,与胆囊癌并存的结石中 82%~92%为胆固醇结石,胆色素结石仅占 7%~15%。有研究显示,单发巨大胆囊结石引起胆囊癌的风险比多发小结石要高,结石直径>3cm 者发生胆囊癌的危险性要比直径<1cm 者高 10 倍。

2. 慢性炎症

人们在研究胆囊结石、胆囊炎症与胆囊癌的过程中发现,胆囊癌合并胆囊结石的患者多有长期、反复的胆囊炎发作史,病理组织学也常见癌旁组织呈慢性炎症改变,部分呈不典型增生或肠上皮化生等癌前病变。因此认为结石的机械性刺激和胆囊慢性炎症使黏膜上皮发生反复损伤-再生修复-上皮异型化-癌变的过程。

3. 瓷化胆囊

瓷化胆囊是对胆囊壁因钙化而形成质硬、易碎并呈淡蓝色特殊类型胆囊的一种指称。易伴发胆囊癌,瓷化胆囊癌多发生于胆囊体部,偶见于底部和颈部。瓷化胆囊的特征是负责血液供应的黏膜肌层发生钙化,从而导致钙化层以上的黏膜层脱落。瓷化胆囊引起癌变的实际风险与钙化层的分布有关:黏膜肌层广泛钙化的癌变风险相当于局部钙化风险的 7%(既往曾有报道为 25%~42%)。

4. 胆囊息肉

胆囊息肉实际上是指胆囊息肉样病变,是影像学对所发现突出胆囊腔内的隆起型病变的统称。包括了多种胆囊良性和早期恶性的病变。其中肿瘤性息肉(主要为腺瘤)是胆囊癌重要的危险因素,当胆囊腺瘤直径>1cm 时,癌变发生率明显增加,而>2cm 时,几乎可以直接认为就是恶性肿瘤。非肿瘤性息肉中,胆囊腺肌症被视为癌前病变,其癌变率为 3%~10%。

5. 其他因素

除上述四种常见的胆囊癌危险因素外,还有多种其他的因素,包括遗传性胆总管囊肿、肥胖、吸烟、饮食因素如红辣椒和酒精、多胎生育、慢性胆道感染(沙门菌、胆汁螺杆菌和幽门螺杆菌)、胰胆管汇合异常,药物因素如甲基多巴、口服避孕药、异烟肼,其他致癌因素如炼油、造纸、化工、制鞋、纺织、醋酸纤维制造等工业过程中的有毒物质等。

三、病理学

大体上,胆囊癌更倾向于形成硬而弥漫的外观,而非单独的肿块。部分病例会出现管腔息肉状结构,一旦出现这种情况,通常表现为囊内的乳头状肿瘤。胆囊癌患者经常能发现合并有胆结石,因此两者关系密切。瓷化胆囊的病例胆囊壁会钙化变硬,胆囊癌最好发部位是胆囊底(60%),其次是胆囊体(30%),再次是胆囊颈(10%)。

组织学上,大多数胆囊癌为腺癌,也可见到鳞状细胞癌、神经内分泌癌(包括小细胞和大细胞神经内分泌癌),以及未分化癌。由腺癌及神经内分泌癌混合形成的混合性癌也有报道。

胆囊癌的镜下表现因组织学类型不同而有差异。腺癌来源于胆囊上皮,存在不同的组织学形态,包括胃小凹型腺癌、肠型腺癌、透明细胞腺癌、黏液腺癌、印戒细胞癌。其中大部分表现为典型的胰胆管腺癌。癌变的腺体被纤维基质分隔而呈现杂乱无章的形态。肿瘤细胞通常为立方形。无论是单独还是呈束,胆囊癌细胞均具有明显的异形性。

与胆囊癌相关的基因突变目前报道较多的包括 $p53$、$K\text{-}ras$ 和 $CDKN2(9p21)$。

由于胆囊没有黏膜及黏膜下组织,因此癌细胞容易局部侵犯肝脏或累及其他器官,同时可以通过淋巴回流转移到邻近淋巴结。多项研究显示,胆囊管淋巴结可作为前哨淋巴结,癌细胞往往通过该淋巴结扩散到其他区域。胆囊癌最容易出现肝脏的直接侵犯,手术时约有70%的患者存在这种情况。

四、临床表现

大多数的胆囊癌是在因胆石症行胆囊切除时意外发现的。早期胆囊癌往往没有典型症状,常见表现为右上腹隐痛。晚期病例的典型表现包括上腹部不适、右上腹疼痛、全身乏力、黄疸、恶心、呕吐以及体重减轻等。因为半数以上的胆囊癌伴有胆囊结石,有时因为结石梗阻引发急性胆囊炎而掩盖了胆囊癌的临床表现。由于腹腔镜胆囊切除术的广泛开展,胆囊切除后才发现胆囊癌的报道增多,称为意外胆囊癌。这种现象要引起临床医生的足够重视。对胆囊息肉、胆囊腺肌症、瓷化胆囊、反复胆囊炎合并胆囊结石等病例,在术中行快速冰冻病理检测可降低胆囊癌的漏诊。

体格检查时发现胆囊癌的体征几乎均提示预后不良:右上腹触及包块伴有无痛性黄疸(库瓦西耶征)、癌播散导致的可触及的脐周结节(玛丽约瑟夫结节)和右侧锁骨上淋巴结(菲尔绍淋巴结)转移等。胆囊癌的高危人群包括:胆囊颈部结石嵌顿、胆囊结石直径>3cm、胆囊息肉样病变>1cm、胆囊局限性增厚>0.5cm、胆囊腺瘤、胆囊腺肌症、瓷化胆囊等。

五、诊断

1.症状和体征

胆囊癌经常是在初诊为良性疾病而行胆囊切除术中或者术后病理偶然发现的。高达47%的胆囊癌病例为常规胆囊切除术后病理检查发现。因此外科医生应注意在临床工作中排除胆囊癌的可能性,加强鉴别诊断。需要警惕的症状和体征如下。

(1)右上腹不适,非典型的胆石症。

(2)伴有消瘦、厌食和恶病质的胆石症样症候群。

(3)胆囊底部的息肉样病变。

(4)胆囊区固定包块。

(5)单发巨大胆囊结石。

(6)黄疸和胆道梗阻表现。

(7)超声检查发现的胆囊壁增厚和胆管扩张。

2.诊断方法

(1)实验室检查:实验室指标通常会在肿瘤病期较晚的时候检出异常,例如肝酶增高、贫血、低蛋白血症、白细胞增多等。肿瘤标志物在胆囊癌筛查中意义不明确,但也有一些研究提示其与预后相关,如癌胚抗原(carcino-embryonic antigen,CEA)和 CA19-9,这些标志物可用于治疗期间的随访监测指标。

(2)影像学检查:超声检查是评价胆囊占位的有效手段。胆囊癌常见的表现为无症状的胆囊壁增厚或者累及局部或全部胆囊壁的肿块。胆囊结石所致的慢性炎症可引起胆囊壁弥漫性增厚,在诊断中应与胆囊癌加以鉴别。超声检查评价肝脏局部受侵的效果也很好,但在诊断淋巴结情况或远处转移方面则效果有限。超声造影等新技术也可提高超声检查在胆囊癌诊治中的作用。

动态增强 CT 或 MRI 可用于评价局部病灶、淋巴结转移和远处转移的情况。磁共振胰胆管成像(magnetic resonance cholangiopancreatography,MRCP)是一种无创的检查方式,能够显示胆道解剖结构和受累情况,通常可替代直接的胆道造影。合并黄疸且肿瘤无法切除的患者可以用经皮肝穿刺胆道引流(percutaneous transhepaticcholangial drainage,PTCD)来缓解胆道梗阻。术中探查是诊断胆囊癌的重要手段,手术医生应该常规检查切除胆囊的外观轮廓、胆囊壁是否有局限性增厚区域、是否有硬结或者肿块等,术中要将胆囊标本送快速冰冻病理检测,可降低意外胆囊癌的发生。为提高胆囊癌的早期诊断率,对临床医生加强专业知识宣教,以提高对胆囊癌的警惕性。对胆囊结石患者应该半年做 1 次超声检查,观察胆囊壁有无增厚征象,必要时行 CT 或者 MRI 检查,对充满型胆囊结石、胆囊萎缩等患者,建议手术治疗。

3.鉴别诊断

(1)胆囊息肉样病变:早期的胆囊癌需要与胆囊息肉相鉴别,胆囊癌一般直径>1.2cm,宽基底,表现为胆囊壁不规则增厚。尤其胆囊腺瘤与胆囊癌鉴别困难,但考虑胆囊腺瘤为癌前病变,一旦确诊也需行手术治疗,可在术中行病理检查。

(2)胆囊结石:大多数胆囊癌患者均合并胆囊结石,患者常有反复发作的胆道疾病症状,因此易用胆囊结石来解释而忽略诊断。所以对于老年、女性、长期患有胆囊结石、胆囊萎缩、瓷化胆囊、腹痛症状加重或持续者,均应考虑胆囊癌可能,并需进一步明确诊断。

(3)原发性肝癌侵犯胆囊:原发性肝癌侵犯至胆囊,可于胆囊部位形成肿块,并于肝门部和肝十二指肠韧带出现肿大淋巴结。其鉴别主要在于胆囊癌更常见伴有胆囊结石,出现胆管扩张,在 CT 增强扫描中强化时间更长,另外通过肝炎肝硬化病史、血清甲胎蛋白(alpha fetal protein,AFP)检测等也有助于明确。

（4）胆囊腺肌症：节段型胆囊腺肌症超声表现为一段胆囊壁明显增厚，胆囊中部呈环形狭窄；局限型胆囊腺肌症常位于胆囊底部，表面中间常见一凹陷，这两种类型需与早中期胆囊癌鉴别。而胆囊癌晚期整个胆囊壁受侵，不规则增厚，常需与弥漫型腺肌症鉴别，后者囊壁明显增厚，超声回声不均，内有针头大小的无回声区。

（5）萎缩性胆囊炎：胆囊癌和萎缩性胆囊炎均可表现为胆囊壁的弥漫性增厚，而胆囊癌的胆囊壁表现为不均匀增厚，特别是结节型增厚。其胆囊壁在 CT 增强现象中更为明显，也更易出现胆道梗阻、直接侵犯肝脏和肝内转移等情况。

六、分期

目前临床较常用美国癌症联合委员会（American Joint Committee on Cancer，AJCC）和国际抗癌联盟（Union for International Cancer Control，UICC）的 TNM 分期。

AJCC 的 TNM 分期包括了肿瘤深度、区域淋巴结转移和远处转移等情况，在预后判断中具有重要作用（表 3-11、表 3-12）。越早期的肿瘤手术根治的可能性越大，例如 T_1（Ⅰ期）和 T_2（Ⅱ期）无淋巴结转移的患者。总体而言，T_1 期肿瘤极少有淋巴结转移，T_{1b} 的患者有 $10\% \sim 15\%$ 的淋巴结转移。几乎 $1/3$ T_2 期的患者合并淋巴结转移，而 $T_{3/4}$ 期的患者淋巴结转移率高达 $75\% \sim 80\%$。

表 3-11　AJCC 胆囊癌 TNM 分期

原发肿瘤（primary tumor，T）	
T_x	原发肿瘤无法评估
T_0	无原发肿瘤证据
T_{is}	原位癌
T_1	肿瘤侵及胆囊固有层或肌层
T_{1a}	肿瘤侵及固有层
T_{1b}	肿瘤侵及肌层
T_2	肿瘤侵及周围结缔组织，尚未侵透浆膜或进入肝脏
T_{2a}	肿瘤侵犯腹膜侧结缔组织，尚未侵犯浆膜
T_{2b}	肿瘤侵犯肝脏侧结缔组织，尚未进入肝脏
T_3	肿瘤侵透浆膜（脏腹膜）和（或）直接侵及肝脏和（或）一个其他邻近器官或组织，如胃、十二指肠、结肠、胰腺、网膜、肝外胆管
T_4	肿瘤侵犯门静脉或肝动脉，或侵犯两个或更多肝外器官或组织
区域淋巴结（regional lymph nodes，N）	
N_x	区域淋巴结无法评估
N_0	区域淋巴结转移阴性
N_1	$1 \sim 3$ 个区域淋巴结转移
N_2	4 个或以上区域淋巴结转移
远处转移（distant metastasis，M）	
M_0	无远隔器官转移
M_1	存在远隔其他器官转移

表 3-12　胆囊癌 TNM 分期标准

分期	T	N	M
0	T_{is}	N_0	M_0
I	T_1	N_0	M_0
II A	T_{2a}	N_0	M_0
II B	T_{2b}	N_0	M_0
III A	T_3	N_0	M_0
III B	$T_{1\sim3}$	N_1	M_0
IV A	T_4	$N_{0\sim1}$	M_0
IV B 期	任何 T	N_2	M_0
	任何 T	任何 N	M_1

T_3 和 T_4 属于局部晚期，T_4 期的病灶往往无法切除。T_3 期肿瘤指侵犯透浆膜或侵犯单个器官（通常是侵犯肝脏）。淋巴结转移情况分为：N_1，1~3 个区域淋巴结转移；N_2，4 个或以上区域淋巴结转移。具有淋巴结转移的患者均在 III B 以上。总体而言，III 期患者主要为局部晚期或者合并区域淋巴结转移，但仍有希望完整切除。IV 期患者主要为病灶局部不可切除（T_4，IV A）或合并远处转移（N_2 或 M_1，IV B），常见部位为肝脏和腹膜，也可转移至肺和胸膜。

七、治疗

胆囊癌治疗方法有手术、化疗、放疗、介入治疗等，其中外科手术切除是主要治疗手段。

1. 外科治疗

（1）胆道系统解剖：可切除的肿瘤经过合理的外科治疗后往往可以获得良好的预后。胆道系统解剖结构示意图可见图 3-1。

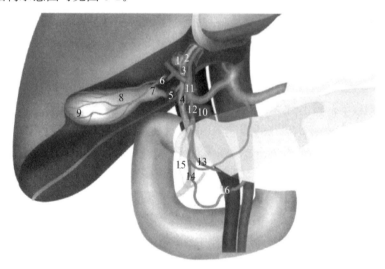

图 3-1　胆道系统解剖示意图

注：1. 右肝管；2. 左肝管；3. 肝总管；4. 胆总管；5. 胆囊管；6. 胆囊动脉；7. 胆囊颈；8. 胆囊体；9. 胆囊底；10. 门静脉；11. 肝固有动脉；12. 胃十二指肠动脉；13. 胃网膜右动脉；14. 胰十二指肠上前动脉；15. 胰十二指肠上后动脉；16. 胰十二指肠下动脉（前支/后支）

（2）单纯胆囊切除术。

1）适应证：T_1 期胆囊癌。

2）手术步骤：①分离、结扎、离断胆囊管；②结扎、离断胆囊动脉；③将胆囊从肝面剥离；④用取物袋将胆囊从腹壁穿刺口取出（图 3-2）。

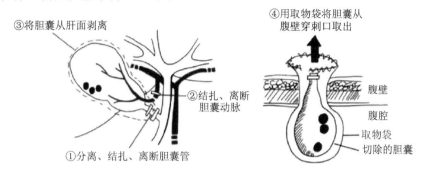

③将胆囊从肝面剥离

④用取物袋将胆囊从腹壁穿刺口取出

②结扎、离断胆囊动脉

腹壁

腹腔

取物袋

切除的胆囊

①分离、结扎、离断胆囊管

图 3-2　单纯胆囊切除术示意图

3）注意事项：很多胆囊癌患者在就诊时已经接受了非根治性的胆囊切除术，这时往往需要补充行淋巴结清扫术和肝部分切除术。有研究显示这样分期手术患者的预后差于直接行根治性切除的患者。胆囊肿物难以明确良恶性的时候，通常需要进行术中冰冻病理，其确诊的准确率可达 95%，但判断侵犯深度的正确率仅为 70%。因此在术前对胆囊癌进行准确诊断，将大大有益于胆囊癌的治疗和预后。然而总体而言，目前仅有 25% 的胆囊癌患者能够进行手术切除。

（3）腹腔镜手术。

1）手术适应证：①根治性手术：主要针对Ⅰ期且无明显转移证据的胆囊癌患者，考虑行腹腔镜手术能够取得治愈效果；②诊断性手术：主要用于已经诊断胆囊癌，但影像学发现可疑转移灶或淋巴结，而无法进行穿刺活检确认时，可采用腹腔镜手术进行探查及疾病分期。也有学者认为在进行开腹根治性手术前也可进行腹腔镜探查术。

2）手术禁忌证：肿瘤已出现远处转移或评估手术无法取得治愈效果的；同时伴有腹腔急性炎症（包括急性化脓性胆囊炎、急性胰腺炎、严重腹腔感染等）；患有严重心、肺、肝、肾疾病以及其他全身性疾病不能耐受手术者；孕妇；麻醉禁忌者等。

3）手术范围：包括根治性胆囊切除＋肝ⅣB 和Ⅴ段部分切除＋肝门淋巴结清扫术。为了获得阴性切缘，必要时还需进行肝脏扩大切除或胆管切除术。

4）注意事项：对于大多数胆囊癌并不推荐行腹腔镜手术，但是在腹腔镜胆囊切除术中，有 0.3%～1% 的概率会意外发现胆囊癌。而胆囊癌患者中约有 10% 是在腔镜下胆囊切除术中意外发现的。对于原位癌和 T_{1a} 的病灶，腹腔镜手术能够获得良好的预后，5 年生存率可接近 100%。当评估病灶穿破肌层，则不应进行腹腔镜手术。对于后续进行了肝切除和淋巴结清扫的患者，初次为腹腔镜手术或开腹手术对于预后无明显差异。

术中意外发现疑似胆囊癌，可考虑转为开腹手术，或者继续行腹腔镜胆囊切除术，送冰冻病理检查，并根据结果决定进一步的治疗方案。此种情况下，腹腔镜手术及取标本过程应格外小心，避免胆汁外漏引起肿瘤腹腔或 Trocar 孔处种植播散。

很多患者检查时，影像学已经提示局部晚期。如果不伴有转移病灶，这些患者可能需要进行开腹胆囊癌根治性手术。对于这类中晚期的胆囊癌患者，可采用腹腔镜探查进行准确的分期,并筛选出无转移病灶、适合行扩大胆囊切除术的病例。

(4)扩大切除术。

1)手术适应证:主要针对Ⅱ期或以上的胆囊癌,已有明确的淋巴结转移或邻近脏器侵犯,估计扩大切除后仍能达到治愈性切除标准。

2)手术禁忌证:肿瘤已出现远处转移或评估考虑手术无法取得治愈效果的;同时伴有腹腔急性炎症(包括急性化脓性胆囊炎、急性胰腺炎、严重腹腔感染等);患有严重心、肺、肝、肾疾病以及其他全身性疾病不能耐受手术者;孕妇;麻醉禁忌者等。

3)手术范围:对于 T_{1a} 期肿瘤,仅行根治性胆囊切除术即可。对于 T_2 期及以上的肿瘤,手术应包括根治性胆囊切除＋肝ⅣB和Ⅴ段部分切除＋肝门淋巴结清扫术(图 3-3)。为了获得阴性切缘,必要时还需进行肝脏扩大切除(图 3-4)或胆管切除术。

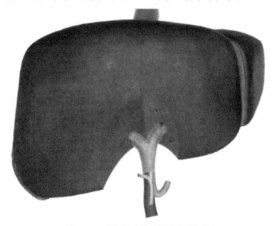

图 3-3　胆囊癌根治性切除术

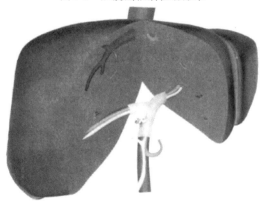

图 3-4　胆囊癌扩大根治性切除术

4)注意事项:在肝脏胆囊床中,胆囊的"肝面"仅以一层组织附着于肝脏,因此,胆囊癌极易侵犯肝脏实质,胆囊切除术仅适用于原位癌及 T_{1a} 期的患者,而大多数胆囊癌患者需要切除部分肝组织。胆囊的淋巴回流首先汇入胆囊管旁和肝门淋巴结,而这些区域淋巴结能够进一步汇入腹腔干及下腔动静脉周围淋巴结。因此在胆囊癌根治术中应彻底探查腹膜、肝脏和相关区域的淋巴结,明确是否存在淋巴结转移和远处转移。特别要注意腹腔干及腹膜后和下腔动静脉间隙的探查,这些部位一旦发现转移病灶就应放弃手术。

对于胆囊癌肝脏的切除范围,目前认为只要确保切缘阴性,切除肝脏ⅣB段和Ⅴ段即可。如果肿瘤侵犯肝脏的脉管系统,则需进行更大范围的切除。为达到准确分期和局部控制的目的,需要行肝门部淋巴结清扫,清扫范围包括胆囊管周围淋巴结、肝固有动脉和门腔静脉间隙。由于胆管切除并不能明显改善预后,因此通常胆囊癌根治术不包括其他胆管的切除,但有时为了达到阴性切缘也需进行胆管切除,具体需根据肿瘤位置和侵犯情况来决定。

肿瘤位置对胆囊癌手术方式影响较大。胆囊底部的肿瘤不需要联合切除胆总管。但是当肿瘤位于胆囊漏斗部时,病灶常常通过直接侵犯或经肝十二指肠韧带生长而会累及胆总管。这种情况下,为了获得阴性切缘则必须切除胆总管,并进行胆道重建,主要方式常采用肝管空肠的 Roux-en-Y 吻合。合并黄疸的胆囊癌预后很差,而胆囊漏斗部肿瘤侵犯胆总管导致的黄疸是个例外,只要肿瘤局限依然应该积极治疗。

(5)胆囊癌淋巴结清扫:在胆囊癌的外科治疗中,淋巴结清扫具有重要的意义。目前除了 T_{1a} 以外,所有接受手术治疗的患者均推荐进行淋巴结清扫术。淋巴结清扫范围(图 3-5)目前尚有争议,T_{1b} 的患者建议加行肝十二指肠韧带(即 N_1-UICC 标准,包括胆囊管、胆总管周围、肝动脉、门静脉旁淋巴结)清扫。T_2 及以上患者除 N_1 淋巴结以外,也有研究建议行扩大淋巴结清扫术,即应包括肝十二指肠韧带、腹腔干周围淋巴结、胰十二指肠后上方淋巴结、肠系膜上动脉周围淋巴结等。

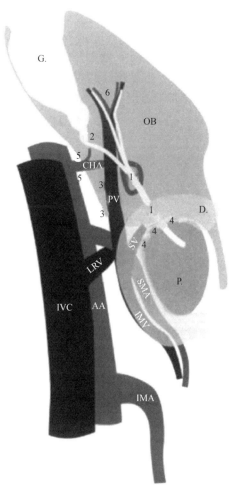

图 3-5　胆囊癌淋巴结清扫范围

注:1.胆总管旁淋巴结;2.胆囊颈淋巴结;3.门静脉后淋巴结;4.胰十二指肠后上淋巴结;5.肝总动脉旁淋巴结;6.肝门淋巴结。N_1 即为 1、2、3、5,为标准手术范围,扩大手术包括其他多组淋巴结

（6）术后并发症及处理。

1）胆囊动脉出血：主要由胆囊动脉结扎不牢或结扎线脱落引起的胆囊动脉出血。术中要轻柔细致操作，同时做到良好的暴露，在靠近胆囊壁处先行结扎胆囊动脉再行切断，则能够预防出血的发生；如果术后发生出血，则可先行压迫腹腔动脉，暂时控制出血后，直视下钳夹止血。

2）胆囊床渗血：一般出血量不多，主要由肝功能异常凝血障碍或肝脏过度损伤引起，注意检测肝功能及凝血功能，及时补充凝血因子，使用止血药物有助于处理渗血。

3）胆道损伤及狭窄：大部分为手术损伤所致，可表现为胆汁性腹膜炎、胆瘘、阻塞性黄疸、胆管炎等，行胆管造影、MRCP等均有助于诊断。诊断明确后，可根据具体情况进行手术治疗，包括胆道修补术、胆道端-端吻合术、胆道空肠吻合术等。

4）胆总管周围静脉出血：肝硬化、门静脉高压的患者，胆总管周围常有扩张的静脉，分离胆囊管时可造成静脉的损伤而出血。预防的方法是术中操作应细心，谨慎处理出血，避免损伤肝总静脉及门静脉，确切止血后才可关闭腹腔。

2. 姑息性治疗

目前除了临床研究外，尚缺乏证据证明辅助治疗的有效性，最常用的姑息化疗方案也是来自于胰腺癌的治疗。研究证明，辅助化疗对胆囊癌有效。吉西他滨的有效率可达到30%，而顺铂、卡培他滨和吉西他滨三药联合可能效果更好。为保证药物治疗效果，可在术中取小块癌组织进行化疗药物敏感性测定，可指导化疗药物的选择。多数研究结果表明，放疗对胆囊癌无效。当胆囊癌失去手术机会时，可采用介入性胆管引流术或介入性肝动脉插管灌注化疗等。

八、预后

胆囊癌最重要的预后因素包括：胆囊壁受侵犯的深度、淋巴结转移、血管侵犯。TNM分期对预测预后具有重要指导意义。

T_1 期肿瘤极少合并淋巴结转移，85%~100%的患者在R0切除术后可达到治愈。对于 T_2 期肿瘤，有报道称完整切除（包括肝切除和区域淋巴结清扫）后患者5年生存率可达60%~100%。局部晚期的 T_3 和 T_4 病变R0切除后也可实现长期生存，但比例只占15%~20%。局部晚期患者的预后主要取决于淋巴结转移情况，淋巴结转移是预后不良的危险因素。肝门部淋巴结转移即便完整切除其预后也不佳，5年生存率仅为15%~20%。合并黄疸的患者5年生存率接近0。

九、随访

胆囊癌术后常规随访时间为每3个月1次，内容包括体格检查、实验室检查和影像学检查。胆囊癌患者术后复发可能会伴随CA19-9升高，因此CA19-9是可用于随诊的肿瘤指标，但其敏感度和特异性均较差。另外腹部超声、CT及MRI检查均可用于术后的复查随诊，具体随诊方式应个体化制订。

第五节　胰腺癌

胰腺癌是一种恶性程度极高的消化系统肿瘤，起病隐匿，早期即发生浸润、转移，其5年生存率约为7%,预后极差。近年来,其发病率在全球呈上升趋势。2018年发布的全球肿瘤流行病学数据显示,胰腺癌死亡率居第7位。中国国家癌症中心2017年统计数据显示,胰腺癌位居中国城市男性恶性肿瘤发病率第8位,其死亡率居大城市(北京、上海)人群恶性肿瘤死亡率第5位。

一、诊断要点

(一)临床表现

胰腺癌的临床表现与肿瘤部位及侵犯范围有关。早期无特异性症状,可表现为厌食,不明原因的体重减轻、上腹部不适或疼痛,血糖升高、血栓性静脉炎,焦虑、抑郁、失眠等精神症状,位于胰头部的肿瘤还会出现黄疸和胆囊肿大等。出现症状时大多已属于晚期。

(二)辅助检查

1.实验室检查

血液生化检查,包括血胆红素和肝功能等;肿瘤标志物,包括糖类抗原CA19-9、CA50、CA24-2和癌胚抗原(CEA)等,其中CA19-9升高并排除胆道梗阻和胆道感染则高度提示胰腺癌;凝血功能及D-二聚体检查,可评估患者血栓形成的风险。

2.影像学检查

包括B超、CT、MRI、PET-CT、ERCP、MRCP、EUS,选择合适的影像学检查是诊断胰腺占位的前提。

3.组织病理学及细胞学检查

是诊断胰腺癌的唯一依据和金标准,主要包括EUS或CT引导下细针穿刺活检、脱落细胞学检查,必要时行诊断性腹腔镜检查等。

(三)病理学类型及TNM分期

本节所指的胰腺癌为导管上皮性恶性肿瘤,其他来源的胰腺肿瘤治疗方法与本节所述胰腺癌不同。

1.胰腺癌WHO组织学分型

见表3-13。

表3-13 胰腺癌WHO组织学分型(2010年第4版)

起源于胰腺导管上皮的恶性肿瘤	起源于非胰腺导管上皮的恶性肿瘤
导管腺癌	腺泡细胞癌
腺鳞癌	腺泡细胞囊腺癌
胶样癌(黏液性非囊性癌)	导管内乳头状黏液性肿瘤伴相关的浸润性癌
肝样腺癌	混合性腺泡-导管癌
髓样癌	混合性腺泡-神经内分泌癌
印戒细胞癌	混合性腺泡-神经内分泌-导管癌
未分化癌	混合性导管-神经内分泌癌
未分化癌伴破骨细胞样巨细胞	黏液性囊性肿瘤伴相关的浸润性癌
	胰母细胞瘤
	浆液性囊腺癌
	实性-假乳头状肿瘤

2.胰腺癌病理分级标准

本节采用胰腺癌 TNM 分级标准(UICC/AJCC 第 8 版),详见表 3-14。

表 3-14　胰腺癌 TNM 分级标准(UICC/AJCC 第 8 版)

原发肿瘤(T)		区域淋巴结(N)		远处转移(M)	
T	原发肿瘤	N_x	区域淋巴结无法评估	M_0	无远处转移灶
T_x	原发肿瘤无法评价	N_0	无区域淋巴结转移	M_1	有远处转移灶
T_0	无原发肿瘤证据	N_1	1～3 个区域淋巴结转移		
T_{is}	原位癌[包括高级别的胰腺上皮内瘤变(PanIN-3),导管内乳头状黏液性肿瘤伴高度异型增生、导管内管状乳头状肿瘤伴高度异型增生和胰腺黏液性囊性肿瘤伴高度异型增生]	N_2	≥4 个区域淋巴结转移		
T_1	肿瘤最大径≤2cm				
T_{1a}	肿瘤最大径≤0.5cm				
T_{1b}	肿瘤最大直径>0.5cm 且<1cm				
T_{1c}	肿瘤最大直径≥1cm 且≤2cm				
T_2	肿瘤最大径>2cm 且≤4cm				
T_3	肿瘤最大径>4cm				
T_4	肿瘤不论大小,侵及腹腔干、肠系膜上动脉和(或)肝总动脉				

3.胰腺癌 TNM 分期

见表 3-15。

表 3-15　胰腺癌 TNM 分期

分期	T	N	M
0	T_{is}	N_0	M_0
ⅠA	T_1	N_0	M_0
ⅠB	T_2	N_0	M_0
ⅡA	T_3	N_0	M_0
ⅡB	T_1、T_2、T_3	N_1	M_0
Ⅲ	任何 T	N_2	M_0
	T_4	任何 N	M_0
Ⅳ	任何 T	任何 N	M_1

二、治疗原则

治疗前应行多学科综合讨论,全面评估患者的体能状态。胰腺癌患者全面体能状态的评估应包括体能状态评分(ECOG 评分)、胆道梗阻情况、疼痛及营养状况。根据患者的整体状态,制订不同的治疗策略。

病变局限、经检查可行手术者,争取剖腹探查,行根治术。根治性手术后,应充分恢复患者体能状态,最迟在术后 12 周内开始术后辅助治疗。体能状态较好的患者,可选择联合化疗方案或同步放化疗;体能较差的患者使用单药方案或仅行最佳支持治疗。此外,对于具有高危因素的患者(包括 CA19-9 显著增高、原发肿瘤较大、大的淋巴结转移灶、显著体重下降和严重疼痛),可进行新辅助治疗或推荐参加临床研究。

对临界可切除的患者(无远处转移;肠系膜上静脉-门静脉系统肿瘤侵犯有节段性狭窄、扭曲或闭塞,但切除后可安全重建;胃十二指肠动脉侵犯达肝动脉水平,但未累及腹腔干;肿瘤侵犯肠系膜上动脉未超过周径的 1/2),部分患者可从新辅助放化疗中获益;联合静脉切除如能达到 R0 切除,则患者的预后与静脉未受累的患者相当;联合动脉切除不能改善患者预后。术后给予辅助治疗,鉴于目前仍缺乏足够的循证医学依据,建议开展临床试验。

对于剖腹探查不可切除的胰腺癌患者(不可重建的肠系膜上静脉-门静脉侵犯;胰头癌包绕肠系膜上动脉超过 180°或累及腹腔干和下腔静脉;胰尾癌累及肠系膜上动脉或包绕腹腔动脉干超过 180°),即局部晚期患者部分可行姑息性手术(胆管减压引流或胃空肠吻合术等),或放置支架±开放性乙醇腹腔神经丛阻滞。活检取得病理后,体能状态较好的患者全身化疗±同步放/化疗;体能状态较差的患者单用化疗或最佳支持治疗。

手术后只有局部复发的患者,先前未行同步放/化疗者可予同步放/化疗。对于术后全身转移或诊断时即为转移性胰腺癌的患者,治疗的目的是延长生存期和改善生活质量。体能状态较好的患者能够从化疗中获益,体力状态较差的患者也有可能从化疗中获益,但最佳支持治疗更为重要。

除了抗肿瘤治疗外,最佳支持治疗应贯穿于胰腺癌患者治疗的始终,主要包括以下几个方面:①疼痛的治疗,根据 WHO 三阶梯镇痛的五大原则予以足量镇痛,必要时还可行姑息性放疗镇痛;②营养不良的治疗,注意胰酶的补充,糖皮质激素类药物和醋酸甲地孕酮能够增加食欲;③胆道感染的治疗,存在梗阻性黄疸患者可考虑胆道引流管或内支架置入,也可以考虑口服利胆药物;④预防血栓形成的治疗,常规检测 D-二聚体和凝血功能,可考虑给予低分子量肝素、阿司匹林等预防性治疗。

三、治疗策略

(一)辅助化疗

1. 吉西他滨(GEM)单药方案

GEM 1000mg/m²,静脉滴注(30 分钟),第 1 天,每周 1 次,连用 7 个疗程,休 1 周;此后每周 1 次,连用 3 个疗程,休 1 周,给药至 6 个月。

可调整 GEM 单药方案。

GEM 1000mg/m²,静脉滴注(30 分钟),第 1、第 8 天,每 3 周重复,给药至 6 个月。

2. 替吉奥单药方案

替吉奥 80mg/d,口服,每日 2 次,第 1～28 天,每 6 周重复,给药至 6 个月。

可调整替吉奥单药方案。

替吉奥 60～120mg/d,口服,每日 2 次,第 1～14 天,每 3 周重复,给药至 6 个月。

3. 氟尿嘧啶单药方案

5-FU 425mg/(m²·d),静脉滴注,第 1～5 天。LV 20mg/m²,静脉滴注,第 1～5 天。每 4 周重复,至 6 个周期。

可调整氟尿嘧啶单药方案。

LV 400mg/m²,静脉滴注(2 小时),第 1 天。5-FU 400mg/(m²·d),静脉冲入,第 1 天;

然后 2400mg/m²,持续静脉滴注(46 小时)。每 2 周重复,给药至 6 个月。

4.GEM 联合 CAP 方案

GEM 1000mg/m²,静脉滴注(超过 30 分钟),第 1、第 8、第 15 天,每 4 周重复,共 6 个周期。卡培他滨 1660mg/(m²·d),口服,分 2 次,第 1~21 天,每 4 周重复,共 6 个周期。

可调整 GEM 联合 CAP 方案。

GEM 1000mg/m²,静脉滴注(超过 30 分钟),第 1、第 8 天,每 3 周重复,共 6~8 个周期。卡培他滨 825~1000mg/m²,口服,每日 2 次,第 1~14 天,每 3 周重复,共 6~8 个周期。

5.mFOLFIRINOX 方案

奥沙利铂 85mg/m²,静脉滴注(2 小时),第 1 天。伊立替康 150mg/m²,静脉滴注(90 分钟),第 1 天。LV 400mg/m²,静脉滴注(2 小时),第 1 天。5-FU 2400mg/m²,持续静脉滴注(46 小时)。每 2 周重复,给药至 24 周。

6.其他

推荐参加临床研究。

(二)辅助放化疗

(1)推荐参加临床研究。

(2)氟尿嘧啶类或 GEM 同步放化疗,后续 5-FU 或 GEM 维持治疗。

(3)GEM 化疗 2 个周期,后续进行 GEM 为基础的同步放化疗。

(4)GEM 同步放化疗,后续 GEM 维持治疗。①辅助放疗的治疗体积应基于手术前 CT 扫描结果或手术置入的钛夹来确定。标准放疗体积 CTV 应包括原发肿瘤床和区域高危淋巴结区。对残端阳性部位建议适度提高剂量。②随机对照研究显示,放化疗在欧美的研究结果有差异,国内研究证据级别相对较低,因此缺乏足够的循证医学证据,建议开展多中心临床研究。

(三)新辅助化疗

1.FOLFIRINOX 方案

奥沙利铂 85mg/m²,静脉滴注(2 小时),第 1 天。伊立替康 180mg/m²,静脉滴注(90 分钟),第 1 天。LV 400mg/m²,静脉滴注(2 小时),第 1 天。5-FU 400mg/(m²·d),静脉冲入,第 1 天;然后 2400mg/m²,持续静脉滴注(46 小时)。每 2 周重复。

2.GEM+白蛋白结合型紫杉醇方案

白蛋白结合型紫杉醇 125mg/m²,静脉滴注,第 1、第 8、第 15 天。GEM 1000mg/m²,静脉滴注(30 分钟),第 1、第 8、第 15 天。每 4 周重复。

可调整 GEM+白蛋白结合型紫杉醇方案。

白蛋白结合型紫杉醇 125mg/m²,静脉滴注,第 1、第 8 天。GEM 1000mg/m²,静脉滴注(30 分钟),第 1、第 8 天。每 3 周重复。

3.GEM 联合替吉奥方案

GEM 1000mg/m²,静脉滴注(30 分钟),第 1、第 8 天。替吉奥 60~100mg/d,口服,每日 2 次,第 1~14 天。每 3 周重复。

可调整 GEM 联合替吉奥方案。

GEM 1000mg/m²,静脉滴注(30 分钟)第 1、第 8 天。替吉奥 40~60mg/d,口服,每日 2

次,第1~14天。每3周重复。

(四)晚期胰腺癌的化疗

1.一线治疗

(1)体能状态较好者采用如下方案。

1)GEM+白蛋白结合型紫杉醇方案。

白蛋白结合型紫杉醇 125mg/m²,静脉滴注,第1、第8、第15天。GEM 1000mg/m²,静脉滴注(大于30分钟),第1、第8、第15天。每4周重复。

可调整 GEM+白蛋白结合型紫杉醇方案。

白蛋白结合型紫杉醇 125mg/m²,静脉滴注,第1、第8天。GEM 1000mg/m²,静脉滴注(大于30分钟),第1、第8天。每3周重复。

Ⅲ期临床试验显示,该方案中位总生存时间(OS)为8.5个月,最常见的白蛋白结合型紫杉醇相关的3度以上不良反应主要是中性粒细胞缺乏、乏力和神经毒性。

2)FOLFIRINOX 方案。

奥沙利铂 85mg/m²,静脉滴注(2小时),第1天。伊立替康 180mg/m²,静脉滴注(大于30~90分钟),第1天。LV 400mg/m²,静脉滴注(2小时),第1天。5-FU 400mg/(m²·d),静脉冲入,第1天;然后 2400mg/m²,持续静脉滴注(46小时)。每2周重复。

Ⅲ期临床试验显示,该方案 OS 达11.1个月,但毒性明显增加,因此该方案适用于体能状况较好的患者。

3)GEM 联合替吉奥(GS)方案。

GEM 1000mg/m²,静脉滴注(超过30分钟),第1、第8天。替吉奥 60~100mg/d,口服,每日2次,第1~14天。每3周重复。

可调整 GEM 联合替吉奥方案。

GEM 1000mg/m²,静脉滴注(超过30分钟),第1、第8天。替吉奥 40~60mg/d,口服,每日2次,第1~14天。每3周重复。

Ⅲ期临床试验显示,与吉西他滨单药相比,GS 方案显著延长无进展生存期(PFS),提高生活质量。

4)GEM 单药方案。

GEM 1000mg/m²,静脉滴注(超过30分钟),第1天,每周1次,连用7周,停1周;此后每周1次,连用3周,停1周。

可调整 GEM 单药方案。

GEM 1000mg/m²,静脉滴注(超过30分钟),第1、第8天,每3周重复。

5)替吉奥单药方案。

替吉奥 80mg/d,口服,每日2次,第1~28天,每6周重复。

可调整替吉奥单药方案。

替吉奥 40~60mg/d,口服,每日2次,第1~14天,每3周重复。

Ⅲ期临床试验显示,替吉奥单药用于局部晚期或转移性胰腺癌的亚洲患者,总生存不劣于吉西他滨单药。

6)GEM 联合尼妥珠单抗方案。

GEM 1000mg/m²,静脉滴注(超过 30 分钟),第 1、第 8、第 15 天,每 4 周重复。尼妥珠单抗 400mg,静脉滴注(30 分钟),每周 1 次。

可调整 GEM 联合尼妥珠单抗方案。

GEM 1000mg/m²,静脉滴注(超过 30 分钟),第 1、第 8 天,每 3 周重复。尼妥珠单抗 400mg,静脉滴注(30 分钟),每周 1 次。

7)对于 *BRCA1/2* 胚系突变患者,使用铂类为基础的一线治疗方案,16 周后仍稳定的患者,奥拉帕尼 300mg,口服,每日 2 次,维持治疗。

Ⅲ期 POLO 临床试验显示,*BRCA1/2* 胚系突变的胰腺癌患者,在一线铂类为基础方案治疗后,奥拉帕尼维持治疗可显著延长 PFS。

(2)体能状态较差者采用如下方案。

1)GEM 单药方案(给药方法同上)。

2)氟尿嘧啶类单药:替吉奥单药或持续灌注 5-FU(给药方法同上)。

3)最佳支持治疗。

2.二线治疗

(1)体能状态较好者采用如下方案。

1)一线使用 GEM 为基础的方案,二线建议使用 5-FU 为基础的方案。

2)一线使用 5-FU 类为基础的方案,二线建议使用 GEM 为基础的方案。

3)对于术后发生远处转移者,若距离辅助治疗结束时间＞6 个月,除选择原方案全身化疗外,也可选择替代性化疗方案。

4)纳米脂质体伊立替康＋5-FU/LV 方案。

纳米脂质体伊立替康 80mg/m²,静脉推注(大于 90 分钟),第 1 天。LV 400mg/m²,静脉滴注(大于 30 分钟),第 1 天。5-FU 400mg/m²,静脉推注,第 1 天。5-FU 2400mg/(m² · d),持续静脉滴注(46 小时)。每 2 周重复。

5)参加临床研究。①对于未用过 GEM 的患者,二线治疗可考虑应用 GEM。②CONKO 003 研究显示 5-FU/LV 方案中加入奥沙利铂可显著提高总生存率。NAPOLI-1Ⅲ期临床试验显示,MM-398 联合 LV 作为二线方案,可显著延长以 GEM 为基础的一线治疗失败后患者的生存期。

(2)体能状态较差、不能耐受及不适合化疗的患者采用如下方案。

1)GEM 或氟尿嘧啶类为基础的单药化疗(方案和用药同上)。

2)最佳支持治疗。

四、随访

建议随访的时间为每 2～3 个月 1 次。对于胰腺癌术后患者,术后第 1 年,每 3 个月随访 1 次;第 2～3 年,每 3～6 个月随访 1 次;之后每 6 个月进行 1 次全面检查,以便尽早发现肿瘤复发或转移。对于晚期或转移性胰腺癌患者,应至少每 2～3 个月随访 1 次。

第四章 妇科肿瘤

第一节 子宫内膜癌

一、概述

子宫内膜癌(endometrial carcinoma)又称宫体癌(carcinoma of uterine corpus),是发生于子宫内膜的上皮性恶性肿瘤,是女性生殖系统三大恶性肿瘤之一,占女性全身恶性肿瘤的7%,占生殖系统恶性肿瘤的20%～30%,近年在世界范围内其发病率呈上升及年轻化趋势。

(一)发病相关因素

子宫内膜癌的病因不十分清楚,流行病学调查显示主要与内、外源性雌激素的过多刺激有关。目前认为可能有两种发病类型,一种是雌激素依赖型。正常状态下,子宫内膜受雌、孕激素的作用而发生周期性的剥脱,不发生恶变。若高浓度雌激素长期刺激子宫内膜而无孕激素拮抗时,可发生子宫内膜单纯型增生、复杂型增生、不典型增生,甚至发展为子宫内膜癌。此种类型占子宫内膜癌的大多数,病理形态多为腺癌,肿瘤分化较好,雌、孕激素受体阳性率高,预后较好。另一种是非雌激素依赖型,发病与雌激素作用无明确关系。其病理形态属少见类型,如子宫内膜浆液性乳头状腺癌、腺鳞癌、透明细胞腺癌、黏液性腺癌等。肿瘤分化差,恶性度高,雌、孕激素受体阳性率多呈阴性,预后不良。

(二)病理分类

1. 大体病理

不同类型的子宫内膜癌肉眼表现无明显差异,根据病变形态和范围可分为局灶型和弥漫型。局灶型指癌灶呈局限性生长,常发生在宫底部或宫角部,呈小菜花状或息肉状,易出血。癌灶虽小,但易向深肌层浸润。弥漫型指子宫内膜大部或全部被癌组织侵犯,色灰白或浅黄,表面不平或呈不规则息肉状,可有出血、坏死及溃疡形成,较少侵犯肌层。

2. 镜检和病理类型

内膜癌是发生在子宫内膜的上皮性恶性肿瘤,由米勒管上皮发生而来。病理类型包括子宫内膜样腺癌、浆液性腺癌、透明细胞腺癌、黏液性腺癌、混合性癌等。

(1)子宫内膜样腺癌(endometrioid adenocarcinoma):最常见,占80%～90%,镜下见腺体大小不一,排列紊乱,腺体结构消失,形成实性癌块。癌细胞高度增生,异型性明显,间质少,伴炎症细胞浸润。按腺癌分化程度分为Ⅰ级(G₁),高分化腺癌;Ⅱ级(G₂),中分化腺癌;Ⅲ级(G₃),低分化腺癌。分级越高,恶性程度越高。

(2)浆液性腺癌(serous adenocarcinoma):又称子宫浆液性乳头状腺癌,患病率占子宫内膜癌的1%～9%,学者认为和雌激素刺激无关。癌细胞复层排列,呈复杂的乳头状或簇状生长,约30%病例有砂粒体形成,恶性程度高,易有深肌层及血管浸润,易发生腹腔、淋巴及远处转移,预后极差。

(3)透明细胞腺癌(clear cell adenocarcinoma):发病率占子宫内膜癌的1%～5%。由透明细胞组成,癌细胞呈实性、片状、腺管状或乳头状排列,细胞境界清楚,内衬以鞋钉样细胞,癌细胞胞质丰富、透亮、异型性明显。恶性程度高,易发生早期转移,预后很差。

(4)黏液性腺癌(mucinous adenocarcinoma):较为少见,肿瘤呈腺样或乳头样结构,上皮细胞为高柱状的黏液上皮细胞,腺体密集,间质较少,腺上皮复层,瘤细胞为轻度至中度异型细胞,其特征是有大量的黏液分泌,一般恶性程度不高,预后较好。

(5)混合性癌(mixed carcinoma):许多子宫内膜癌的病例中,可见少量的其他类型的癌,但不一定可诊断为混合性腺癌,第二种组织学类型癌的比例超过肿瘤总量的10%时,属混合性腺癌。一般混合性腺癌的恶性程度和预后,取决于其占主要成分的组织类型。

(三)转移途径

多数子宫内膜癌生长缓慢,局限在内膜或宫腔内时间较长。部分特殊病理类型的子宫内膜癌(子宫浆液性乳头状腺癌)和低分化癌可发展较快。转移途径主要为直接蔓延、淋巴转移,晚期有血行转移。

1.直接蔓延

直接蔓延是指病灶沿子宫内膜向上经宫角达输卵管甚至卵巢,向下可达宫颈或阴道。也可浸润并穿透肌层达子宫浆膜面,甚至蔓延至周围器官,广泛种植于盆腹膜、直肠子宫陷凹及大网膜。

2.淋巴转移

淋巴转移是子宫内膜癌的主要转移途径。当癌组织有深肌层浸润、颈管内扩散时,易发生淋巴转移,转移途径与病灶原发部位有关。宫底部病灶可沿阔韧带上部转移,途经骨盆漏斗韧带转移至卵巢;向上至腹主动脉旁淋巴结;宫角部或前壁上部病灶多沿圆韧带到腹股沟淋巴结;子宫下段与宫颈管病灶的转移途径同宫颈癌;子宫后壁病灶可通过子宫骶骨韧带扩散到直肠淋巴结。约10%可经淋巴管逆行引流到达阴道前壁。

3.血行转移

血行转移较少见,晚期可经血行转移至肺、肝、骨、脑等全身各器官。

(四)临床表现

1.症状

子宫内膜癌早期无明显症状,仅在普查或其他原因检测时偶然发现,以后可出现阴道出血、阴道排液、疼痛等。

(1)阴道出血:为最常见和最重要的症状,表现为绝经后不规则阴道出血,量一般不多,大量出血者少见,可呈持续性或间歇性。未绝经者可表现为经量增多、经期延长或经间期出血等。

(2)阴道排液:量多,常为黄色水样、血性或浆液性,为癌瘤渗出或感染坏死所致,如合并感染则为脓性或脓血性,可伴恶臭味。

(3)疼痛:通常不引起疼痛,晚期癌肿压迫周围组织或神经时可引起下腹部及腰骶部疼痛,并向下肢放射。当癌灶堵塞宫颈管口时,出现下腹胀痛及痉挛样疼痛。

(4)全身症状:晚期患者可出现全身症状,如发热、消瘦、贫血、恶病质等。

2.体征

早期患者妇科检查可无明显异常,随病变发展,可出现子宫明显增大变软;晚期有时可见癌组织自宫颈管口脱出,质糟脆,触之易出血。若合并宫腔积脓,子宫明显增大,当癌灶向周围组织浸润时,子宫固定或盆腔内可以扪及不规则结节状肿物。

(五)诊断

根据病史、症状、体征及辅助检查,可作出初步诊断,确诊仍应依据病理检查。

1.病史及临床表现

对于绝经后阴道出血,绝经过渡期月经不规则者,均应排除子宫内膜癌后再按良性疾病处理。有下列情况者应密切随访:①存在子宫内膜癌高危因素,如不孕、多囊卵巢综合征等;②有乳腺癌、子宫内膜癌家族肿瘤史;③有外用雌激素史,乳腺癌术后药物治疗史或雌激素增高疾病史者,均应警惕有无子宫内膜癌。

2.分段诊刮

分段诊刮是最简单易行、最可靠的方法。先用小刮匙环刮宫颈管,再进宫腔刮取内膜,注意刮取两侧宫角,刮出物须分瓶标记送病检。当刮出大量豆腐渣样组织,疑为子宫内膜癌时,只要足够病理检查所需即应停止操作,防止子宫穿孔。

3.B超

彩色多普勒超声是筛查子宫内膜癌敏感而简单的方法。极早期经阴道B超可见子宫大小正常,仅见宫腔线紊乱、中断。典型内膜癌声像图为子宫增大,子宫内膜呈不规则增厚,与基层分界欠清,宫腔内有不均匀实质回声区,宫腔线消失,可伴宫腔积液,肌层浸润时可见肌层不规则回声紊乱区,边界不清,彩色多普勒超声有时可见混杂的血流信号。

4.宫腔镜

目前已广泛应用于子宫内膜病变的早期诊断。可直视下观察宫颈管及宫腔内病灶的形态、大小、部位并直接取材活检,阳性率高。宫腔镜诊断在发现早期子宫内膜癌中有着重要的作用,尤其是在癌仅限于黏膜表面时。子宫内膜癌宫腔镜下典型特征为:病灶形态不规则,表面有迂曲、怒张的异型血管,组织松脆,易出血。有研究报道,液体灌流的宫腔镜术可引起子宫内膜癌细胞播散至腹腔,但是否引起癌细胞的种植和转移,尚无资料证明。

5.宫腔细胞学检查

从阴道后穹窿或宫颈管吸取分泌物,或用特制的宫腔刷置入宫腔,直接吸取分泌物查找癌细胞,阳性率达90%,可作为一种筛查手段,不能代替诊刮,最后确诊仍须根据病理检查结果。

6.电子计算机体层扫描

电子计算机体层扫描(CT)对子宫内膜癌诊断有一定的价值,CT扫描图像清晰,可准确描出组织细微结构。CT可准确测出肿瘤的大小、范围。CT还可确定子宫肿瘤向周围结缔组织、盆腔与腹主动脉旁淋巴结及盆壁、腹膜转移结节等。尤其适用于肥胖妇女的检查。

7.磁共振成像(MRI)

近年来,关于MRI对于子宫内膜癌的术前分期和肌层浸润深度的诊断价值引起了较多的关注。MRI检查的主要目的是明确肿瘤侵犯的范围和深度、有无淋巴结转移和宫旁侵犯等,为治疗方案的选择和预后的判定提供更多的依据,其诊断的总准确率为88%。

8.肿瘤标志物

子宫内膜癌尚缺乏特异性标志物,可选用CA125、CA199、CEA,血清CA125含量升高与临床分期、细胞学分级及组织类型有一定关系,与手术及病理发现转移程度有关。CA199含量在Ⅲ期患者中明显升高,并与组织类型有一定关系。

（六）鉴别诊断

绝经后或绝经过渡期阴道出血为子宫内膜癌最常见的症状，故应与引起阴道出血的各种疾病相鉴别。

1. 绝经过渡期阴道出血

首先应警惕是否为恶性肿瘤，以月经紊乱（经量增多、经期延长及不规则阴道出血）为主要表现，应详细行妇科检查，了解阴道、宫颈、宫体、附件有无异常情况存在，如无异常发现，除细胞学检查外，应分段诊刮活检明确诊断。

2. 老年性阴道炎和子宫内膜炎

主要表现为血性白带，老年性阴道炎患者阴道壁黏膜充血或黏膜下有散在出血点，子宫内膜炎患者诊刮时无或极少量组织物刮出，宫腔镜检查见内膜薄，有点片状出血。两种情况可能并存，应在抗感染治疗的基础上行分段诊刮，以明确诊断。

3. 子宫黏膜下肌瘤或子宫内膜息肉

多表现为月经过多或经期延长，或出血同时可伴有阴道排液或血性分泌物，临床表现与子宫内膜癌十分相似。通过 B 超、宫腔镜检查、分段诊刮等可鉴别。

4. 宫颈癌、子宫肉瘤及输卵管癌

宫颈癌、子宫肉瘤及输卵管癌均可表现为阴道不规则出血或排液增多。宫颈癌可因癌灶位于宫颈管内使宫颈管扩大、变硬呈桶状；子宫肉瘤多因病灶在宫腔导致子宫明显增大，分段诊刮可鉴别；而输卵管癌主要表现为间歇性阴道排液、阴道出血、下腹隐痛，宫旁可触及肿物，B 超等影像学检查有助于鉴别。

（七）治疗

子宫内膜癌应根据临床分期、癌细胞的分化程度、患者全身情况等因素综合考虑决定治疗方案。主要治疗方法为手术治疗、放疗、药物治疗、免疫治疗等。早期以手术治疗为主，按照手术-病理分期及存在的高危因素选择辅助治疗；晚期提倡采用放疗、手术、药物等综合治疗。

手术治疗是子宫内膜癌的首选治疗方法。手术目的一是进行全面的手术-病理分期，确定病变范围及与预后相关因素；二是切除癌变的子宫及其他可能存在的或已转移的病灶。开始手术前应先结扎或钳夹输卵管远端，以防在处理子宫及附件时有肿瘤组织流出。切除子宫后应在手术区域外剖视：检查癌瘤的大小、部位、肌层浸润深度，宫颈峡部及双侧附件有无受累等（均应有冰冻检查结果），癌组织常规行雌、孕激素受体检测，作为术后选用辅助治疗的依据。

0 期宜行全子宫切除术。

Ⅰ期患者应行筋膜外全子宫切除术及双侧附件切除术。具有以下情况之一者，应行盆腔及腹主动脉旁淋巴结切除或取样：①腹主动脉旁及髂总动脉触及可疑的或增大的盆腔淋巴结；②特殊病理类型，如子宫浆液性乳头状腺癌、透明细胞腺癌、鳞状细胞癌、癌肉瘤、未分化癌；③子宫内膜样腺癌 G_3；④肌层浸润深度≥1/2；⑤癌灶累及宫腔面积超过 50% 或有峡部受累。

Ⅱ期应行广泛性子宫切除术及双侧附件切除术，同时行盆腔淋巴结及腹主动脉旁淋巴结切除术。术中应探查宫旁及盆腔内其他脏器的情况，如有侵犯也予以切除。

Ⅲ期和Ⅳ期患者若有特殊病理类型，如子宫浆液性乳头状腺癌、透明细胞腺癌、鳞状细胞癌、未分化癌等均应行肿瘤细胞减灭术(cytoreductive surgery)，尽可能切除肉眼可见的癌瘤。

二、子宫内膜癌的放疗

子宫内膜癌的治疗以手术治疗为主，辅以放疗、化疗和激素等综合治疗。早期患者以手术切除为主，按照手术-病理分期的结果及复发高危因素选择辅助治疗；晚期患者采用手术、放疗与药物在内的综合治疗。放疗分为单纯放疗、术前放疗及术后放疗。单纯放疗可得到 $50\%\sim70\%$ 的 5 年生存率，放疗与手术综合运用可明显降低局部复发率，提高生存率。放疗在子宫内膜癌的治疗中越来越得到重视。

(一)子宫内膜癌放疗适应证

1. 单纯放疗

子宫内膜癌首选的基本治疗为全子宫切除，单纯放疗不作为基本治疗。单纯放疗仅适用于有严重内科并发症、高龄等不宜手术治疗的 Ⅰ、Ⅱ 期患者，以及 Ⅲ 期以上无法手术切除患者的姑息性治疗，包括腔内及体外照射。临床 Ⅰ A 期 G_1、G_2 患者，单纯腔内近距离放疗即可，而其他期别或 G_3 患者均应考虑腔内近距离放疗基础上联合盆腔外照射放疗。如果存在或怀疑肿瘤已扩散到子宫外，应考虑行同步化疗。

2. 术前放疗

由于术前放疗影响病理诊断、临床分期及预后判断，目前术前放疗已很少采用，但对于一般情况差、阴道出血量大、合并症多、短期内无法耐受手术的患者可以先行放疗、止血并控制疾病进展，为手术创造机会或缩小手术范围。待患者情况好转再重新评估是否可以手术切除。术前放疗可用于：子宫大于 2 个月妊娠者；累及宫颈；病理为 G_3；子宫浆液性乳头状腺癌、透明细胞腺癌、鳞状细胞癌等高危病理类型及临床Ⅲ、Ⅳ期患者。术前放疗以腔内放疗为主结合体外照射的方法进行。

3. 术后放疗

术后放疗是对手术-病理分期后具有中、高危因素患者重要的辅助治疗，或作为手术范围不足的补充，在临床应用较多。其目的是给予可能淋巴转移区术后放疗，以增进治疗效果；盆腔内残留病变或可能残留病变进行术后盆腔放疗，减少盆腔复发机会；对阴道切除不够或残留病变或可能残留病灶行术后放疗，以减少阴道残端复发或转移机会。

(1)子宫内膜样腺癌完全手术分期后的治疗。

Ⅰ期：患者的术后治疗需结合患者有无高危因素(高危因素包括年龄＞60 岁、淋巴脉管间隙浸润、肿瘤大、子宫下段或宫颈腺体浸润)。Ⅰ A 期无高危因素者，G_1 术后可观察，G_2 和 G_3 可观察或加用阴道近距离放疗。Ⅰ A 期有高危因素者，G_1 可观察或加用阴道近距离放疗，G_2 和 G_3 可观察或阴道近距离放疗和(或)盆腔放疗(盆腔放疗为 2B 类证据)。Ⅰ B 期无高危因素者，G_1 和 G_2 可观察或阴道近距离放疗，G_3 可观察(2B 类证据)或阴道近距离放疗和(或)盆腔放疗，Ⅰ B 期有高危因素者，G_1 和 G_2 可观察或阴道近距离放疗和(或)盆腔放疗。G_3 可盆腔放疗和(或)阴道近距离放疗±化疗(支持化疗的证据质量等级为 2B 类)。

Ⅱ期：手术分期后，肿瘤为 G_1 时，术后可行阴道近距离放疗和(或)盆腔放疗。G_2 行阴道近距离放疗加盆腔放疗。G_3 则加盆腔放疗＋阴道近距离放疗±化疗(支持化疗的证据质量等级为 2B 类)。

Ⅲ A 期：手术分期后，无论肿瘤分化程度如何都可选择化疗±放疗或肿瘤靶向放疗±化疗或盆腔放疗±阴道近距离放疗。

ⅢB期:术后加化疗和(或)肿瘤靶向放疗。

ⅢC期:术后加化疗和(或)肿瘤靶向放疗。

ⅣA、ⅣB期:已行减灭术并无肉眼残存病灶或显微镜下腹腔病灶时,行化疗±放疗。

(2)子宫内膜样腺癌不全手术分期后的治疗:不全手术分期指手术范围不足并可能存在高危因素,如深肌层浸润或宫颈侵犯等。处理方法如下。

ⅠA期,无肌层浸润、G_1~G_2 者,术后可观察。

ⅠA期、G_1~G_2 者(肌层浸润小于50%),ⅠA期、G_3,ⅠB及Ⅱ期者,可选择先行影像学检查,若影像学检查结果阴性,则按照完全手术分期后相应方案治疗,若影像学检查结果为可疑或阳性,则对合适的患者进行再次手术分期或对转移病灶进行病理学确诊;也可直接选择再次手术分期(证据质量等级为3级),术后辅助治疗方案选择与上述的完全手术分期后相同。

特殊类型子宫内膜癌的放疗(病理活检示浆液性腺癌、透明细胞腺癌、癌肉瘤):术后如为ⅠA期无肌层浸润,术后可观察(仅适用于全子宫切除标本没有肿瘤残留的患者)或化疗±阴道近距离放疗或肿瘤靶向放疗;如为ⅠA期有肌层浸润、ⅠB期、Ⅱ期和Ⅲ、Ⅳ期患者,行化疗±肿瘤靶向放疗。

4.子宫内膜样腺癌复发的放疗

影像学检查证实没有远处转移的局部复发处理方法如下。①复发位置既往未接受过放疗者,可选择盆腔放疗＋阴道近距离放疗或盆腔手术探查＋切除±术中放疗。如病灶局限于阴道,可行肿瘤靶向放疗±阴道近距离放疗±化疗;如病灶超出阴道,到达盆腔淋巴结或腹主动脉旁或髂总淋巴结者行肿瘤靶向放疗±阴道近距离放疗±化疗。当复发位于上腹部,残留病灶较小时可选择化疗±肿瘤靶向放疗,巨大复发灶按播散性病灶处理,有症状或 G_2~G_3 或巨块病灶时行化疗±姑息性放疗。②复发位置既往接受过放疗者,若原来仅接受过阴道近距离放疗,其处理方法与复发位置既往未接受过放疗者相同。若原来接受过盆腔外照射放疗,考虑手术探查＋切除±术中放疗或激素治疗或化疗。

(二)放疗技术及剂量

近年来,随着人们对子宫内膜癌生物学行为认识的不断深入及放疗技术的不断进步,适形调强放疗在体外照射得到广泛应用,特别是在术后患者的补充治疗中应用越来越广泛,在提高疗效和减少并发症方面都取得了很大进展。此外,腔内后装适形放疗也逐渐用于妇科肿瘤。相对于传统后装,适形后装在提高肿瘤靶区剂量的同时使正常组织的受量明显减低,有效地减少了近期放疗的不良反应,远期疗效及并发症有待进一步观察。

1.腔内放疗

腔内放疗用于子宫内膜癌原发区的治疗,包括宫腔、宫颈及阴道,重点照射在宫腔。腔内照射的方法如下。

(1)传统腔内照射方法。

1)传统宫颈癌腔内照射方法:最早期对子宫内膜癌的腔内放疗是采用宫颈癌传统的腔内照射方法,如斯德哥尔摩法、巴黎方法等,只是减少一些阴道照射剂量,增加一些宫颈照射剂量。由于不能形成子宫内膜癌所需要的倒梨形剂量分布,治疗效果很不满意。

2)传统 Heyman 宫腔填塞法:由于用于治疗宫颈癌的梨形剂量分布不适应子宫内膜癌的

病变特点,Heyman 等于 1941 年提出了宫腔填充法治疗子宫内膜癌,满足了宫腔和宫壁的治疗要求。Heyman 宫腔填充法的应用较大幅度地提高了子宫内膜癌单纯放疗的效果,奠定了放疗在子宫内膜癌治疗中的地位。由于此法操作难度大、剂量计算困难,治疗难以标准化和工作人员受量大等缺点,其推广较为困难。

3)其他宫腔容器:为使放射源贴近癌瘤并达到剂量均匀的目的,弥补宫腔单管的不足,因而有试用 T 形、Y 形或倒三角形等腔内容器者,也有用滚珠样、弹簧式容器者,甚至液体放射源也曾被考虑,但皆不及宫腔填充法应用广泛。

(2)腔内后装照射治疗:随着计算机的发展、高剂量率放射源的应用及放射源的微型化,带有治疗计划系统的多功能后装机出现了。后装放疗采用宫腔单管照射,将宫腔容器置于宫腔内,根据宫腔深度及治疗需要决定宫腔放射源移动的长度,控制放射源在宫腔管中储留的时间,使宫底部的剂量较宫体下部及宫颈部的剂量偏高,等剂量曲线呈倒梨形。在治疗时,尚可结合影像学图像,通过计算机对放疗剂量设计进行优化,从而得到更为合理的个体化剂量分布,提高了疗效,减少了不良反应;放射源的微型化使腔内治疗更为方便;高剂量率放射源使得治疗时间大大缩短,既可以减少患者并发症的发生,又可以治疗更多的患者;后装治疗还可避免在放置治疗容器过程中医务人员受到辐射损伤。目前国内主要采用铱-192 高剂量率腔内后装机进行治疗,每周一次大剂量分割照射。

剂量参照点:子宫内膜癌的腔内放疗,没有一个公认的剂量参照点,中国医学科学院肿瘤医院孙建衡等采用了两个剂量参照点。一个参照点即为宫颈癌放疗中的 A 点,位于宫旁三角区内,代表着宫旁正常组织的受量;另一个称 F 点,位于宫腔放射源的顶端旁开子宫中轴 2cm,代表肿瘤部受量,临床简单易行,具有实用价值。对于全子宫切除后阴道剂量的参照点,Nori 等建议应包括阴道表面和阴道表面下 0.5cm 处的深度剂量。

2.体外放疗

子宫内膜癌的放疗除早期病例可行单独腔内放疗外,均需腔内放疗与体外放疗配合,腔内放疗负责宫体肿瘤原发灶的治疗,体外放疗弥补腔内放疗的不足并可单独用于转移灶的治疗。体外放疗目前主要应用直线加速器进行,照射方式主要为常规盆腔二野或四野垂直照射及三维适形调强放疗,照射野需包括局部肿瘤及其盆腔浸润转移灶,盆腔以外的转移灶如腹主动脉旁淋巴结、锁骨上淋巴结等,则按其转移部位制订具体方案。

(1)常规外照射技术:常规盆腔野可以采用前后二野对穿照射或前后四野照射方式。照射野上界相当 $L_{4\sim5}$ 水平,下界为耻骨联合上缘下 4~5cm,外界盆壁外 1~2cm。照射野面积为(15~18)cm×(13~15)cm。盆腔四野照射则于上述全盆腔野中央用铅块防护(3~4)cm×(13~15)cm。盆腔野照射总量 DT 40~45Gy,分割剂量 DT 150~180c Gy。对于腹主动脉旁淋巴结转移或可疑转移患者,采用延伸野照射。该野即在盆腔野基础上沿主动脉走向设野,野上界至 T_{10} 下缘,野宽 8~10cm。照射总量 DT 30~40Gy,分割剂量 DT 100~150c Gy。

(2)三维适形、调强放疗技术:随着放疗计划的发展,逐渐出现了三维适形放疗(3D-CRT)、调强放疗(IMRT)技术,相比常规放疗,新技术的应用使得放疗计划适形于解剖结构,从而保护了正常组织,提高了肿瘤的照射剂量。调强放疗可以产生不规则形状的剂量分布曲线从而更适形于靶区,得以更好地保护邻近的正常组织。盆腔调强放疗可以显著减少小肠、直肠和膀胱的受照剂量,同时并不减少甚至提高靶区的覆盖范围。剂量学研究证实,盆腔调强放疗与常规放疗相比,小肠接受大于 45Gy 以上的受照体积减小 50%。

3. 放疗剂量

(1)单纯放疗。

1)腔内照射(后装)高剂量率:总剂量为 45～50Gy,每周 1 次,分 6～7 次完成。

2)体外照射:40～45Gy,6 周完成。腔内照射当日不行体外照射。

(2)术前放疗。

1)全剂量照射:腔内加体外照射同单纯放疗,于完成放疗后 2～3 个月行单纯全子宫及附件切除术。

2)腔内照射:腔内照射 45～50Gy,完成照射后 8～10 周手术;部分性腔内术前放疗:A 点及 F 点总剂量不低于 20Gy,分 2～3 次治疗完成,每周 1 次,放疗后 10～14 日手术(切除子宫及双侧附件)。

3)术前体外放疗:不利于腔内照射者(如子宫大于 10 周,或有宫腔以外播散者)。盆腔外照射剂量:20Gy,2～3 周完成;或 A 点及 F 点 20Gy,每周 1 次,分 3 次完成。

(3)术后放疗。

1)术后全盆腔照射:总剂量 40～50Gy,4～6 周完成。

2)腹主动脉旁扩大照射区:总剂量 30～40Gy,3～4 周完成。若采用适形及调强技术,保护好正常组织,对主动脉淋巴结转移者剂量可达 50～60Gy。

3)术后腔内放疗:手术范围不够;有癌瘤残存,或疑有癌瘤残存者,可于手术后 2 周行腔内放疗,总剂量 10～20Gy,2～3 周完成。

三、子宫内膜癌的化疗

(一)概述

绝大多数子宫内膜癌患者无须化疗,化疗主要是晚期或复发子宫内膜癌的综合治疗措施之一,也用于有术后复发高危因素者,以期减少盆腔外复发。常用药物有顺铂、阿霉素、紫杉醇、氟尿嘧啶、环磷酰胺、丝裂霉素、依托泊苷等,可单独应用,也可联合应用,还可与孕激素联合应用。目前认为子宫内膜癌单药治疗效果不满意,多主张采用联合化疗,最常用的联合化疗方案是顺铂加阿霉素,或者顺铂＋阿霉素＋环磷酰胺。特殊病理类型的子宫内膜癌如浆液性腺癌,恶性程度高,淋巴管和血管浸润发生早,盆腹腔及远处转移发生率高,为防止早期复发和转移术后应给予正规、及时、足量的化疗。

(二)常用静脉化疗方案

1. PAC(顺铂＋阿霉素＋环磷酰胺)方案

顺铂 50mg/m²,阿霉素 50mg/m²,环磷酰胺 500mg/m² 联合化疗,每 4 周 1 个疗程,共 6 个疗程,缓解率为 50%～60%,主要不良反应有中性粒细胞减少、贫血、肾毒性和神经毒性。

2. PA(顺铂＋阿霉素)方案

阿霉素 60mg/m² 静脉滴注,早 6 时开始,30 分钟滴完;顺铂 60mg/m² 静脉滴注,晚 6 时开始,30 分钟滴完,每 4 周 1 次,共 6 个疗程,缓解率为 60%,不良反应主要是造血系统毒性和轻至中度的恶心、呕吐。

3.紫杉醇＋顺铂化疗方案

紫杉醇 175mg/m² 静脉滴注,3 小时后顺铂 75mg/m²,每 3 周 1 次,共 6 个疗程,缓解率为67%,不良反应主要为 3~4 级粒细胞减少和末梢神经病。

(三)腹腔化疗

若有子宫以外播散或仅腹腔冲洗液为阳性者,可选用氟尿嘧啶、顺铂和噻替哌等进行腹腔化疗。氟尿嘧啶每次 1000mg,顺铂每次 50mg/m²,或噻替哌每次 20~30mg,于腹腔内输入生理盐水 1000~1500mL,每月 2~3 次,以术后 2 个月内完成 4~6 次为佳。若应用全身化疗,应从联合用药方案中减去相应的同类药物。

(四)子宫动脉灌注新辅助化疗

1.超选择子宫动脉灌注新辅助化疗

超选择子宫动脉灌注新辅助化疗又称介入化疗,可直接向肿瘤供血动脉灌注化疗药物,使肿瘤局部药物浓度明显增高,达到缩小瘤块体积、消除亚临床转移、提高手术和(或)放疗效果的目的。

2.术中区域性动脉灌注化疗

术中区域性动脉灌注化疗是指手术中在直视下通过肿瘤的主要营养动脉注入化疗药物。妇科恶性肿瘤的血液供应主要来自髂内动脉前干,选择性髂内动脉插管灌注化疗药物能明显抑制局部肿瘤的生长,有利于提高疗效,减轻药物对全身的不良反应。

四、子宫内膜癌的内分泌治疗

(一)概述

子宫内膜癌组织存在雌、孕激素受体,内分泌治疗的理论基础是孕激素具有对抗子宫内膜增生过度及癌变的作用,具体机制如下:减少子宫内膜的雌激素受体;抑制子宫内膜 DNA合成;增加雌二醇脱氢酶及异柠檬酸脱氢酶活性,从而增加雌二醇向雌酮等活性较弱的雌激素转化;孕激素除了直接作用于子宫内膜外,还可作用于垂体,影响垂体的性腺释放激素,使子宫内膜腺体萎缩,长期大量的孕激素使用使增生的子宫内膜进入分泌期,使癌变的子宫内膜逆转,从而达到治疗的目的。孕激素类药物大剂量应用于子宫内膜癌,有肯定的疗效,晚期和复发病例经治疗后,转移灶病变完全消失,病情持续缓解,30%~35%的患者有明显的客观疗效。

(二)激素治疗适应证

对患者进行全面的治疗前评估后,只有符合下列标准的患者才考虑进行保留生育功能的治疗:子宫内膜的癌前病变即子宫内膜不典型增生;不适宜接受标准的外科治疗;年龄<40岁;子宫内膜腺癌;高分化;免疫组化检查示孕激素受体阳性;血清 CA125 水平正常;无子宫肌层浸润;无子宫外病灶;渴望保留生育功能;复发病例;肝肾功能检查正常。

(三)激素治疗方案

1.基本用药原则

两个原则:第一剂量要大;第二用药时间要长。

2.常用药物

(1)孕激素常用药物:醋酸甲羟孕酮(medroxyprogesterone acetate,MPA)、醋酸甲地孕酮(megestrol acetate,MA)、己酸孕酮(hydroxyprogesterone)、氯地孕酮等,上述药物不良反应

较轻,可引起水钠潴留、水肿、体重增加、头痛、药物性肝炎、血栓性静脉炎及高血压,不良反应于停药后即逐步好转。治疗子宫内膜癌常用的孕激素见表 4-1。

表 4-1　治疗子宫内膜癌常用的孕激素

药物	用药途径	剂量和方法
醋酸甲羟孕酮	口服	$200\sim400mg/d$
醋酸甲地孕酮	口服	$160mg/d$
己酸孕酮	肌内注射	$500mg$,每周 2 次
氯地孕酮	口服	$20\sim40mg/d$

(2)抗雌激素药物治疗:他莫昔芬(tamoxifen,TAM)是三苯乙烯属物质,是一种非甾体类抗雌激素药物,并有极微弱的雌激素作用。他莫昔芬可与雌激素竞争雌激素受体,占据受体而起抗雌激素的作用,同时还具有促使孕激素受体增加的作用。受体水平低的患者先服他莫昔芬使孕激素受体含量上升后,再用孕激素治疗或两者同时应用可望提高疗效。不良反应有潮热、畏寒、急躁等类似围绝经期综合征的表现。

五、子宫内膜癌的生物治疗

随着对子宫内膜癌分子机制和信号通路理解的不断深入,以及免疫学在肿瘤治疗中的发展,越来越多的机构开始研究分子靶向治疗及免疫治疗在子宫内膜癌中的应用。表皮生长因子受体(EGFR)是目前研究最多的分子靶点,许多肿瘤细胞表面存在 EGFR 的表达或过表达,其中 $48\%\sim60\%$ 的子宫内膜癌患者中可检测到 EGFR 的表达,并且与细胞分化、肌层浸润深度及预后具有相关性。贝伐珠单抗(bevacizumab),是抗血管生成的单克隆抗体。$56\%\sim100\%$ 的子宫内膜癌中可检测到血管内皮生长因子(vascular endothelial growth factor,VEGF)的表达,并且与细胞分化差、深肌层浸润、淋巴脉管浸润、淋巴结转移和预后差相关。贝伐珠单抗是针对 VEGF 的重组人源化单克隆抗体,可选择性抑制 VEGF 的表达,最近GOG 公布了一项关于贝伐珠单抗单药用于治疗复发子宫内膜癌的 II 期临床试验结果,共入组 53 例患者,既往接受过 $1\sim2$ 种方案化疗,给予贝伐珠单抗单药 $15mg/kg$ 治疗,每 3 周给药1 次,直至疾病进展或不能耐受。结果显示,共 8 例(15.1%,8/53)出现疾病缓解,其中 1 例为完全缓解,7 例为部分缓解;中位无进展生存期为 4.2 个月,中位总生存期为 10.5 个月。因此,贝伐珠单抗单药在治疗复发子宫内膜癌中显示了一定的疗效,但尚需进一步的研究。芳香化酶抑制剂被认为是未来生殖医学中治疗雌激素依赖型疾病的最佳生物学药物,其通过与促性腺激素释放激素激动剂相结合,抑制促黄体生成素(LH)和卵泡刺激素(FSH)的反馈性增加,临床研究表明芳香化酶抑制剂在治疗激素依赖型肿瘤方面优于他莫昔芬。在对 23 例复发或高级别子宫内膜腺癌患者的治疗中,单纯服用阿那曲唑 $1mg$,每日 1 次,治疗 28 日,2例部分缓解,另有 2 例患者出现短暂的无疾病进展期。子宫浆液性乳头状腺癌是一种恶性程度极高的子宫内膜癌,其组织学类似恶性度较高的卵巢癌。Santin 等研究提示,该肿瘤患者体内存在一种呈脉冲式分泌的树突状细胞裂解物,且该裂解物在体外可以增加细胞毒性 T 细胞($CD8^+$)对肿瘤细胞的杀伤力,同时考虑到肿瘤患者体内存在普遍的免疫耐受,这一研究结果给子宫浆液性乳头状腺癌的免疫治疗提供了实验依据。子宫内膜癌的生物治疗是一种新兴的治疗手段,但在实际临床应用中还面临着许多问题,需大规模、多中心的临床前瞻性研究来判断与证实。

六、子宫内膜癌的介入治疗

以往子宫内膜癌的治疗手段是以手术为主,其次辅以放疗、化疗。中晚期子宫内膜癌因为病变累及宫颈和肿瘤浸润深肌层而疗效不理想。激素非依赖型子宫内膜癌由于病灶范围广,易侵犯淋巴血管间隙,多无孕激素受体的表达,极易发生远处转移,预后差,使很多病例失去手术的机会。近年来,越来越多的临床工作者,非常重视手术前的辅助治疗,尤其是介入治疗方法,已取得了明显的疗效。子宫动脉化疗栓塞:经股动脉采用 Seldinger 穿刺法,将 5F 子宫动脉导管(RUC)在 DSA 引导下分别超选择插入两侧子宫动脉,造影观察子宫动脉的供血情况,注入卡铂 300～600mg、阿霉素 30～60mg、丝裂霉素 20mg,然后用超液化碘油栓塞子宫螺旋动脉,至血流减慢栓塞满意为止,最后用明胶海绵颗粒栓塞子宫动脉主干。

子宫内膜癌的病灶主要位于宫体部,从内膜层开始,向子宫肌层浸润,在中晚期向宫颈及卵巢浸润。根据其生物学特点,当子宫内膜癌癌灶局限于宫体时,应先行子宫动脉上行支的灌注化疗栓塞,然后行子宫动脉主干的灌注化疗栓塞;当病变超出子宫范围时,应先行子宫动脉灌注化疗栓塞再行髂内动脉灌注化疗;抗癌药物的分配视病灶供血情况而定。

局部动脉灌注化疗能显著提高局部组织药物浓度,提高抗癌药物的浓度效应。临床药代动力学研究表明,在一定范围内局部组织抗癌药物浓度提高 1 倍,杀灭癌细胞的数量可增加10～100 倍。子宫内膜癌早期病灶局限于宫体部,子宫动脉灌注化疗能明显提高局部组织药物浓度,而用带有抗癌药物的栓塞剂栓塞子宫动脉,一方面栓塞导致靶器官缺血、缺氧,血管通透性增加,从而有利于化疗药物向组织中渗入,药物在栓塞所致的病理改变的基础上进一步发挥化疗作用;另一方面带有抗癌药物的栓塞剂可提高局部组织药物浓度和延长局部药物作用时间,同时降低全身药物浓度,减少不良反应。

第二节　卵巢癌

一、概述

在我国,卵巢癌年发病率居女性生殖系统肿瘤第 3 位,位于宫颈癌和子宫恶性肿瘤之后,呈逐年上升的趋势。中国肿瘤登记年报报道,2011 年全国肿瘤登记地区卵巢癌的发病率为8.50/10 万,城市发病率比农村高 1.4 倍。卵巢癌的死亡率位于女性生殖系统恶性肿瘤之首,高于宫颈癌和子宫内膜癌。卵巢恶性肿瘤可以发生于任何年龄,不同组织学类型的肿瘤好发于不同年龄段人群:上皮性卵巢癌的高发年龄为 50～70 岁,交界性肿瘤则常好发于 30～40岁女性,恶性生殖细胞肿瘤则在年轻女性中最为常见。

二、危险因素

卵巢恶性肿瘤的发生机制仍不明确,但众多研究表明,其发生与以下因素有关。

1. 内分泌及生殖因素

流行病学研究表明,口服避孕药、妊娠(指足月妊娠,流产或异位妊娠等非足月妊娠的保护作用尚不明确)和哺乳可以降低卵巢癌的发病风险,而无孕产史的妇女发生卵巢癌的风险有所增加。避孕药对于卵巢的保护作用已基本得到了认可,其原理可能是抑制排卵和降低垂体促性腺激素对卵巢的刺激，从而降低卵巢癌的发病风险。激素替代治疗对卵巢癌发生的影响目前仍不确定，有待进一步研究。已有的研究结果显示，激素替代治疗的时间越长，对卵巢癌的发病风险影响越大，单纯雌激素替代治疗较雌孕激素联合应用对卵巢癌的发生影响更大。

不孕症及其治疗是否影响卵巢癌的发生结论尚不一致。多数研究共有的不足之处在于随访期过短：不孕症的治疗主要针对育龄期女性，而卵巢癌多见于老年妇女，也许将随访期延长 20 年，其结果才能见分晓。在激素对卵巢癌发病风险的影响方面，可大致认为雌激素、促性腺激素和雄激素有促进作用，而孕激素具有保护作用。已知内分泌和生殖因素对卵巢癌发病风险的影响总结如表 4-2 所示。

表 4-2　内分泌和生殖因素对卵巢癌发病风险的影响

内分泌和生殖因素	发病风险
妊娠	降低
哺乳	降低
口服避孕药	降低
激素替代治疗	增加
初潮和绝经年龄	未知
不孕症及其治疗	未知
输卵管切除	降低

2.遗传因素

遗传相关的卵巢癌约占所有卵巢癌的 10%，多数呈家族聚集性。癌症家族史是卵巢癌的一项重要危险因素，尤其是卵巢癌和乳腺癌的家族史。流行病学统计结果表明，普通妇女一生中患卵巢癌的可能性仅为 1% 左右，但如果家族中有一位卵巢癌患者，其他女性成员一生中发生卵巢癌的危险性则为 4.5%；如果家族中有两位卵巢癌患者，则危险性达 7%；如果有两个以上一级亲属患卵巢癌或乳腺癌，则危险性可达 25%～30%。

遗传相关的卵巢癌可分为 3 种遗传性综合征：遗传性乳腺癌卵巢癌综合征（hereditary breast and ovarian cancer syndrome，HBOC）、林奇综合征和位点特异性卵巢癌综合征。其中 HBOC 最常见，占遗传性卵巢癌的 85%。乳腺癌易感基因（*BRCA*1 和 *BRCA*2）和 HBOC 的发生明确相关，目前认为这两个基因的突变是卵巢癌的危险因素。研究显示，*BRCA*1 和 *BRCA*2 突变携带者在一生之中发生卵巢癌的风险分别达 54% 和 23%。在 HBOC 患者中，*BRCA*1 和 *BRCA*2 的总突变率为 40%～50%，不同种族和地区之间存在一定差异。

林奇综合征约占遗传性卵巢癌的 10%～15%，多表现为家族性非息肉性结直肠癌、子宫内膜癌和卵巢癌。这一综合征中的卵巢癌多为 Ⅰ～Ⅱ 期，中位发病年龄 42～49 岁，这些特点与散发性卵巢癌的特点有所不同。与林奇综合征发生相关的基因包括 *MLH*1、*MSH*2、*MSH*6 和 *PMS*2。

卵巢癌的发生、发展是多基因、多通路相互作用、相互影响的结果，这一领域的深入研究将为卵巢癌的防治提供更多的干预靶点。

3.其他

既往病史、生活方式和环境因素也会影响卵巢癌的发病。无论是病原体感染、子宫内膜异位还是激素水平异常，都可能引起盆腔内环境改变，包括炎症介质、免疫因子等的变化，从而增加癌变的风险,但具体的机制还不十分清楚。饮食、烟酒等可能对卵巢癌的发生没有直接作用,但不除外有间接影响。有研究发现高胆固醇、低维生素饮食可能造成细胞毒性物质堆积,间接引起卵巢癌。适当的体育锻炼不但能降低多种心血管疾病的发病风险,同样也有利于减少卵巢癌的发生。

三、病理

WHO 对卵巢恶性肿瘤的主要组织学分类(2014 版)见表 4-3。

表 4-3 WHO 2014 版卵巢恶性肿瘤主要组织学分类

A 上皮性肿瘤	B 生殖细胞肿瘤
浆液性囊腺癌	无性细胞瘤
黏液性囊腺癌	内胚窦瘤
子宫内膜样腺癌	胚胎癌
透明细胞腺癌(中肾样肿瘤)	多胚瘤
未分化癌	非妊娠性绒毛膜癌
恶性 Brenner 肿瘤	未成熟畸胎瘤
混合性上皮肿瘤	混合性生殖细胞肿瘤
未分类的上皮性肿瘤	
C 性索-间质肿瘤	D 其他肿瘤
单纯性索肿瘤(颗粒细胞瘤、两性母细胞瘤等)	脂肪细胞肿瘤
单纯间质肿瘤(纤维肉瘤等)	性腺母细胞瘤
性索-间质混合性肿瘤(支持-莱迪细胞瘤等)	非特异性软组织肿瘤

四、临床表现

1. 症状

卵巢上皮癌很难早期发现,约 2/3 的卵巢上皮癌患者诊断时已是Ⅲ期或Ⅳ期。早期症状常不明显,晚期症状缺乏特异性,主要由于肿块增大或有腹水产生,而出现下腹不适、腹胀、食欲下降等,因此部分患者常首诊于消化科,部分患者表现为短期内腹部增大明显,伴有乏力、消瘦等症状。有时可伴有大小便次数增多等肿块压迫症状。晚期出现胸腔积液者也可有气短、难以平卧等症状。

卵巢恶性生殖细胞肿瘤与上皮癌不同,由于肿瘤生长快,早期即出现症状,患者就诊时 60%～70% 属早期。除腹部包块、腹胀外,常可因肿瘤内出血或坏死感染而出现发热,或因肿瘤扭转、肿瘤破裂等而出现急腹症的症状。

卵巢性索-间质肿瘤中部分肿瘤能分泌雌激素,从而引起子宫不规则出血,出现月经不调、绝经后阴道出血等,或青春期前出现性早熟,表现为初潮早或阴道不规则出血,有时合并乳腺增大、外阴丰满、阴毛及腋毛生长,以及性情变化。部分患者由于肿瘤分泌雄激素,还可表现为男性化症状,如声音嘶哑、长胡须、阴蒂增粗,或去女性化症状如月经稀少或闭经、不孕等。

2. 体征

妇科查体可发现盆腔包块,上皮癌多为双侧性,囊实性或实性,多与周围粘连。如果肿瘤扩散转移,临床检查可扪及转移结节如常见的盆底结节(子宫直肠窝)、表浅转移的淋巴结等。

恶性生殖细胞肿瘤和性索-间质肿瘤,95％以上为单侧性,很少为双侧性。合并大量腹水者腹部检查时移动性浊音呈阳性。

具有上述症状和体征者,可怀疑卵巢肿瘤,有必要进行下列辅助检查。

五、诊断

1.血清肿瘤标志物检查

最常用于卵巢上皮癌诊断和评估的血清标志物有血 CA125、HE4、CA19-9、CEA 等。CA125、HE4 升高多见于浆液性癌。CEA 和 CA19-9 升高常见于黏液性癌,CA19-9 升高也可见于混合性生殖细胞肿瘤、未成熟畸胎瘤等多种类型的卵巢恶性肿瘤。对于 CEA 升高者还需警惕胃肠道来源恶性肿瘤的卵巢转移瘤。

卵巢恶性生殖细胞肿瘤相关的标志物包括:①甲胎蛋白(alpha-fetal protein,AFP),升高可见于内胚窦瘤和未成熟畸胎瘤;②人绒毛膜促性腺激素(human chorionic gonadotropin,hCG),升高见于卵巢非妊娠性绒毛膜癌;③神经元特异性烯醇化酶(neuron-specific enolase,NSE),升高见于未成熟畸胎瘤或伴有神经内分泌分化的肿瘤;④乳酸脱氢酶(lactate dehy-drogenase,LDH),升高常见于无性细胞瘤。

2.影像学检查

超声对腹盆腔实质脏器和组织有较好的分辨能力,对于肿物的大小、囊实性、位置等有较好的诊断价值,而且具有简便、安全、无创等优点,是初诊时很有价值的检查方法。恶性肿瘤的超声影像表现多为囊实性,回声不均匀,血流丰富,可伴有腹水,可见腹膜、网膜的转移结节。但是由于肠道气体等的干扰,以及机器型号等限制,可能会漏掉小的病灶。

治疗前全面评价肿瘤情况的检查方法仍以计算机断层扫描(CT)为佳。CT 不仅有助于判断原发灶的性质,还可以全面评价转移灶的情况。不同病理类型的恶性肿瘤具有相对不同的 CT 或磁共振成像(MRI)影像学表现,有助于鉴别诊断。

例如,上皮性卵巢癌原发灶的 CT 影像多表现为盆腔内或下腹部可见囊实性不规则形肿瘤(图 4-1);外缘不光滑,可呈结节状突起,囊腔内可见菜花状、手指状、乳头状突起,呈多房囊性肿瘤;囊壁薄厚不一,间隔有不规则增厚。

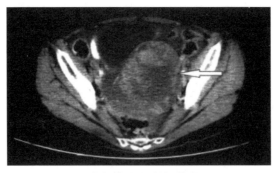

图 4-1　卵巢癌盆腔肿瘤(箭头所示)

腹水及网膜转移在卵巢癌中常见,CT 影像上可表现为横结肠与前腹壁间或前腹壁后方的网膜部位呈扁平样、饼状软组织肿块,密度不均,边缘不规则,界线不清,有的如蜂窝状(图 4-2)。腹腔种植性转移者于壁层腹膜或脏器浆膜层播散,可见肠管边缘模糊不清,腹腔内及肝脾表面等可见不规则软组织结节、肿块等。

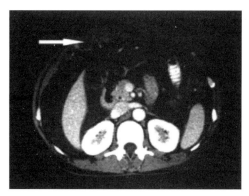

图 4-2　卵巢癌腹水及网膜转移瘤(箭头所示)

卵巢恶性生殖细胞肿瘤及性索间质肿瘤多表现为非特异性、实性为主的复杂肿块,难以单纯从影像学表现将其区分开来。其中畸胎瘤具有相对特异性的影像学表现,其内的脂质和骨骼、牙齿等成分的影像学所见有助于将其与其他卵巢肿瘤相鉴别。

在肿瘤性质判断方面,良性或恶性卵巢肿瘤具有不同的影像学特点。良性肿瘤多数轮廓光整,多为圆形或椭圆形,一般密度比较均匀,为囊性或实性,囊壁多为均一薄壁,可有细条状间隔,增强扫描中囊性肿物无增强,实性者可为均匀轻度增强。而恶性肿瘤多为不规则或分叶状,边缘可有结节突起,肿瘤内部密度不均一,多为囊实性,囊壁厚薄不均,囊壁内可见乳头结节,增强扫描表现为不均匀的明显强化。

正电子发射断层成像(PET)主要利用良、恶性组织在代谢活性上的差异将二者加以区别,[18]F-2-脱氧葡萄糖([18]FDG)是目前常用的显像剂,在代谢活跃的组织发生浓聚。临床上多将 PET 和 CT 同时应用,以准确显示[18]FDG 异常摄取区域的确切解剖位置,同时确保对病变的定性及定位诊断的准确性。目前在卵巢癌,PET-CT 有助于了解全身病灶的转移和扩散情况,用于诊断、鉴别诊断、治疗及随访等病情监测。

3. 细胞或组织病理学检查

大多数卵巢恶性肿瘤合并腹水或胸腔积液,穿刺行腹水或胸腔积液细胞学检查可发现癌细胞。但一次腹水细胞学检查阴性并不能完全除外卵巢癌,可再次送检加以证实。

组织病理学是诊断的金标准,可以通过细针穿刺方法获取组织标本。需要指出的是,对于可疑早期癌的患者,应避免进行细针穿刺活检,以防止肿瘤破裂,增加肿瘤细胞在腹腔内播散的风险,影响患者预后。对于临床高度可疑为晚期的患者,腹腔镜探查活检术不但可以获得组织标本,还可以观察腹盆腔内肿瘤转移分布的情况,评价是否可能实现满意减瘤手术。

六、鉴别诊断

临床上发现盆腔包块时,需与以下疾病相鉴别。

1. 子宫内膜异位症

此病所形成的粘连性卵巢包块及子宫直肠陷凹结节与卵巢癌的症状十分相似,但血清 CA125 也可轻度至中度升高。此病常见于育龄期女性,可有继发性、渐进性痛经,并可能合并不孕等。

2. 盆腔炎性包块

炎症可形成囊实性或实性的包块,或宫旁结缔组织炎呈炎性浸润达盆壁。与卵巢癌相似,多伴有 CA125 升高。盆腔炎性包块患者往往有人工流产术、上环、取环、产后感染或盆腔炎等病史。临床主要表现为发热、下腹痛等,双合诊检查触痛明显,抗炎治疗有效后包块缩小,CA125 下降等。

3.卵巢良性肿瘤

良性肿瘤病程相对来说比较长,肿块逐渐增大,常发生于单侧,活动度较好,表面光滑,包膜完整。患者一般状况较好,可伴有 CA125 正常或轻度升高。影像学检查上与恶性肿瘤的区别详见上述影像学检查部分。部分卵巢良性肿瘤,例如卵巢纤维瘤、泡膜细胞瘤等可合并胸腹水,被称为梅格斯综合征,手术切除肿瘤后胸腹水会消失。

4.盆腹腔结核

患者常有结核病史,可有消瘦、低热、盗汗、面色潮红、月经稀发、闭经等症状。腹膜结核合并腹水时,腹水细胞学未查见恶性细胞。本病可合并 CA125 升高。如果临床难以鉴别,可考虑腹腔镜或开腹探查明确诊断。

5.卵巢转移性癌

胃肠道、乳腺或子宫原发肿瘤等可发生卵巢转移。卵巢转移性肿瘤在形态学上具有多样性和复杂性。双侧转移和实性包块多见,也可为囊实性。胃癌卵巢转移瘤也称为库肯勃瘤。鉴别诊断主要是通过临床病史、影像学、病理及免疫组织化学染色来鉴别。

七、分期

卵巢癌采用手术病理分期、CT 及 PET-CT 等检查可大致明确肿瘤的播散范围,但即使病变局限在盆腹腔内,影像学检查也不能代替全面分期手术。全面分期手术后的病理结果有助于准确判断肿瘤的病理学性质、期别以及预后。

过去常用 2006 年的 FIGO 分期标准(表 4-4),同时美国癌症分期联合委员会(American Joint Committee on Cancer,AJCC)第 7 版的 TMN 分期(表 4-5)也有意义。2013 年底,FIGO 在 2006 年版分期系统的基础上进行了修改,公布了新的卵巢癌分期(表 4-6),是目前临床采用的分期系统。

表 4-4　卵巢癌 2006 年 FIGO 手术-病理分期

FIGO 分期	
Ⅰ	肿瘤局限于卵巢
ⅠA	肿瘤局限于一侧卵巢,包膜完整,卵巢表面无肿瘤;腹水或腹腔冲洗液未找到恶性细胞
ⅠB	肿瘤局限于双侧卵巢,包膜完整,卵巢表面无肿瘤;腹水或腹腔冲洗液未找到恶性细胞
ⅠC	ⅠA 或ⅠB 期,并伴有如下任何一项:包膜破裂;卵巢表面有肿瘤;腹水或腹腔冲洗液有恶性细胞
Ⅱ	肿瘤累及一侧或双侧卵巢伴有盆腔扩散
ⅡA	扩散和(或)转移到子宫和(或)输卵管
ⅡB	扩散到其他盆腔器官
ⅡC	ⅡA 或ⅡB,并伴有如下任何一项:卵巢表面有肿瘤、包膜破裂、腹水或腹腔冲洗液有恶性细胞
Ⅲ	肿瘤侵犯一侧或双侧卵巢,并有显微镜证实的盆腔外腹膜转移和(或)局部区域淋巴结转移。肝脏表面发生转移诊断为Ⅲ期。表面上肿瘤局限于真骨盆,但病理学证实肿瘤已侵犯小肠或网膜
ⅢA	肉眼下肿瘤局限于真骨盆,淋巴结无转移,但显微镜下见腹腔腹膜转移,或组织学证实存在小肠或肠系膜转移
ⅢB	肿瘤累及一侧或双侧卵巢,病理学诊断腹腔腹膜转移,转移灶最大直径≤2cm,但淋巴结无转移
ⅢC	肉眼盆腔外腹膜转移灶最大径线>2cm,和(或)区域淋巴结转移
Ⅳ	肿瘤累及一侧或双侧输卵管合并腹腔外远处转移。如果存在胸腔积液,当胸腔积液细胞阳性时才可诊断为Ⅳ期。发生肝脏实质转移时为Ⅳ期

表 4-5 卵巢癌 2006 年 FIGO 分期与 TNM 分期比较

FIGO 分期	AJCC 第 7 版 TNM 分期		
	T(肿瘤)	N(淋巴结)	M(转移)
ⅠA	T_{1a}	N_0	M_0
ⅠB	T_{1b}	N_0	M_0
ⅠC	T_{1c}	N_0	M_0
ⅡA	T_{2a}	N_0	M_0
ⅡB	T_{2b}	N_0	M_0
ⅡC	T_{2c}	N_0	M_0
ⅢA	T_{3a}	N_0	M_0
ⅢB	T_{3b}	N_0	M_0
ⅢC	T_{3c}	N_0	M_0
	任何 T	N_1	M_0
Ⅳ	任何 T	任何 N	M_1

表 4-6 卵巢癌 2013 年 FIGO 手术-病理分期

Ⅰ	肿瘤局限于卵巢或输卵管
ⅠA(T_{1a}-N_0-M_0)	肿瘤局限于一侧卵巢(包膜完整)或输卵管,卵巢和输卵管表面无肿瘤;腹水或腹腔冲洗液未找到癌细胞
ⅠB(T_{1b}-N_0-M_0)	肿瘤局限于双侧卵巢(包膜完整)或输卵管,卵巢和输卵管表面无肿瘤;腹水或腹腔冲洗液未找到癌细胞
ⅠC	肿瘤局限于单或双侧卵巢或输卵管,并伴有如下任何一项:
	ⅠC₁(T_1C_1-N_0-M_0):术中肿瘤破裂;
	ⅠC₂(T_1C_2-N_0-M_0):手术前肿瘤包膜已破裂或卵巢表面有肿瘤(如为输卵管癌则输卵管表面有肿瘤);
	ⅠC₃(T_1C_3-N_0-M_0):腹水或腹腔冲洗液发现癌细胞
Ⅱ(T_2-N_0-M_0)	肿瘤累及一侧或双侧卵巢或输卵管并有盆腔扩散(在骨盆入口平面以下)或原发性腹膜癌
	ⅡA(T_{2a}-N_0-M_0):肿瘤蔓延至或种植到子宫和(或)输卵管和(或)卵巢;
	ⅡB(T_{2b}-N_0-M_0):肿瘤蔓延至其他盆腔内组织
Ⅲ(T_1/T_2-N_1-M_0)	肿瘤累及单侧或双侧卵巢、输卵管或原发性腹膜癌,伴有细胞学或组织学证实的盆腔外腹膜转移或证实存在腹膜后淋巴结转移
ⅢA	ⅢA₁(T_3A_1-N_1-M_0):仅有腹膜后淋巴结阳性(细胞学或组织学证实);
	ⅢA₁(i)期:淋巴结转移灶最大直径≤10mm;
	ⅢA₁(ii)期:淋巴结转移灶最大直径>10mm;
	ⅢA₂(T_3A_2-N_0/N_1-M_0):显微镜下盆腔外腹膜受累,伴或不伴腹膜后阳性淋巴结
ⅢB(T_{3b}-N_0/N_1-M_0)	肉眼盆腔外腹膜转移,病灶最大直径≤2cm,伴或不伴腹膜后阳性淋巴结
ⅢC(T_{3c}-N_0/N_1-M_0)	肉眼盆腔外腹膜转移,病灶最大直径>2cm,伴或不伴腹膜后阳性淋巴结(包括肿瘤蔓延至肝包膜和脾,但无脏器实质转移)
Ⅳ(任何 T,任何 N,M_1)	超出腹腔外的远处转移
	ⅣA:胸腔积液中发现癌细胞;
	ⅣB:腹腔外器官实质转移(包括肝实质转移和腹股沟淋巴结和腹腔外淋巴结转移)

区域淋巴结(N)

N_x:区域淋巴结无法评估。

N_0:无区域淋巴结转移。

N_1:区域淋巴结转移。

远处转移(M)

M_x:远处转移无法评估。

M_0:无远处转移。

M_1:远处转移。

2013年新分期的修订主要体现在以下两方面。①IC期细分为IC_1、IC_2和IC_3,分别是术中肿瘤破裂、肿瘤自发破裂或卵巢面有肿瘤(如为输卵管癌则为输卵管表面有肿瘤)和腹水细胞学阳性,这是考虑到这三种不同因素对预后的影响也有一定差异。②Ⅲ期中,如果肿瘤扩散至腹膜后淋巴结但无腹膜腔内播散,分为$ⅢA_1$期,因为单纯出现腹膜后淋巴结转移患者的生存率优于有腹腔内扩散的患者。腹膜后淋巴结转移必须通过细胞学或组织学方法证实。新分期更详细,对于临床评价预后更有意义。

八、治疗

卵巢恶性肿瘤的治疗方法主要是手术和化疗。极少数患者可经单纯手术而治愈,绝大部分患者需手术、化疗联合靶向治疗等综合治疗。

(一)手术治疗

手术在卵巢恶性肿瘤的初始治疗中有重要作用,手术目的包括切除肿瘤、明确诊断、准确分期、判断预后和指导治疗。

卵巢癌的初次手术包括全面的分期手术及肿瘤细胞减灭术。如果术前怀疑为恶性肿瘤,则应行开腹手术,适合各期肿瘤。对早期患者可考虑由有经验的妇科肿瘤医师行微创手术,但尚存争议。

1.全面分期手术

(1)适应证:临床疑为早期的卵巢恶性肿瘤患者(影像学检查未发现明显盆腔外转移的患者)。

(2)开腹全面分期手术步骤。

1)取下腹部纵切口,进入腹腔后,首先取腹水行细胞学检查。若无腹水,以0.9%的生理盐水冲洗腹盆腔,取冲洗液行细胞学检查。

2)对腹盆腔内脏器壁层腹膜等进行全面仔细探查。除可疑部位取活检外,还应对膀胱腹膜返折、直肠子宫陷凹、双侧结肠旁沟腹膜、膈肌表面腹膜(也可使用细胞刮片进行膈下细胞学取样)进行活检。原发肿瘤若局限于卵巢,应仔细检查包膜是否完整。

3)切除全子宫和两侧卵巢及输卵管,切除大网膜以及任何肉眼可见病灶。手术中尽量完整切除肿瘤,避免肿瘤破裂。

4)肉眼可疑阑尾肿瘤受累者或卵巢黏液性癌应行阑尾切除。由于卵巢原发黏液性癌并不常见,所以卵巢黏液性肿瘤患者必须对上下消化道进行全面评估,以排除消化道来源的可能。

5)双侧盆腔淋巴结和腹主动脉旁淋巴结切除,切除腹主动脉旁淋巴结时,上界至少达到肠系膜下动脉水平。

2.肿瘤细胞减灭术

(1)适应证:术前或术中评估有卵巢外转移的中晚期患者。手术的目的在于最大程度地切除所有肉眼可见的肿瘤,降低肿瘤负荷,提高化疗疗效,改善预后。如初诊患者经妇科查体及影像学检查等综合判断有可能实现满意减瘤(残存肿瘤≤1cm),则可直接手术,称为初次肿瘤细胞减灭术。如判断难以实现满意减瘤或年老体弱难以耐受手术者,则在取得细胞学或组织学病理诊断后先行新辅助化疗2~3疗程后,再行手术;或者初次减瘤术后残存较大肿瘤,经化疗2~3疗程后再行手术者称为间隔(中间)肿瘤细胞减灭术(interval debulking surgery)。

(2)手术主要步骤如下。

1)取下腹纵切口,探查盆腔及腹腔的肿瘤情况。

2)切除全子宫、双附件、大网膜及所有肉眼可见的肿瘤。

3)切除能够切除的肿大或者可疑受累的淋巴结。如果盆腔外肿瘤病灶≤2cm者必须行系统的双侧盆腔和主动脉旁淋巴结切除术,切除范围同全面分期手术。

4)阑尾切除的原则同全面分期探查术。

5)为实现满意减瘤术,可根据转移灶所在部位,切除部分肠管、阑尾、脾脏、胆囊、部分肝脏、部分胃、部分膀胱、胰尾、输尿管及剥除膈肌和其他腹膜。

3.再次肿瘤细胞减灭术

(1)定义:对完成初次或间隔减瘤术并接受化疗后复发患者所进行的再次肿瘤细胞减灭术。

(2)适应证:铂敏感复发患者,即一线化疗末次治疗结束后至复发的间隔时间大于6个月;预计复发病灶可以切除,达到满意减瘤的目的。研究显示,再次肿瘤细胞减灭术和初次肿瘤细胞减灭术一样,残存肿瘤越小,预后越好。

(3)手术步骤:根据复发灶的部位选择合适的切口,如为盆底复发灶可仍选择下腹部纵切口;如为部分肝切除,则选择右侧季肋部弧形切口。尽量切除所有肉眼可见的肿瘤,可根据需要切除部分肠管、阑尾、脾脏、胆囊、部分肝脏、部分胃、部分膀胱、胰尾、输尿管及剥除膈肌和其他腹膜。

4.保留生育功能的手术

如果患者年轻要求保留生育功能,术中需对肿物行冰冻病理诊断及临床评估,如果提示卵巢肿物属临床Ⅰ期低危上皮性卵巢癌(低级别、非透明细胞癌)、性索间质肿瘤,或交界性卵巢肿瘤,可行保留生育功能的手术。有生育要求的任何期别的恶性生殖细胞肿瘤,如果子宫和对侧卵巢正常,都可以保留生育功能。Ⅰ期透明细胞腺癌恶性程度高,保留生育功能应谨慎。

保留生育功能手术范围包括:患侧附件切除术+保留子宫及对侧附件+全面分期手术。对于恶性生殖细胞肿瘤患者影像学及术中探查未见淋巴结转移征象者可不行盆腔及腹膜后淋巴结切除术。

5.辅助性姑息手术

对接受姑息治疗的晚期卵巢癌患者,如有必要可行以下辅助性手术:合并胸腹水者行胸腔或腹腔穿刺引流术;肿瘤压迫或侵犯输尿管导致肾盂输尿管积水时可考虑放置输尿管支架或肾造瘘术;肿瘤侵犯肠道导致肠穿孔可考虑近端造瘘术;盆底肿瘤压迫或侵犯直肠导致大便困难或直肠阴道瘘者可考虑肠造瘘术。

6.手术并发症

晚期卵巢癌的特点在于肿瘤在腹盆腔内播散种植转移,容易导致肿瘤与周围脏器的粘连,甚至侵入脏器实质。因此,手术难度大、范围大,加之患者多数为晚期,体质较弱,常合并腹水、低蛋白血症,发生术中及术后并发症的风险较高。

(1)周围器官损伤:包括肠管、输尿管、膀胱、血管等损伤。因晚期卵巢癌肿瘤广泛转移、肿瘤粘连等因素,分离粘连时可能导致周围脏器的损伤。在结束手术前应仔细检查脏器表面,及时发现损伤,予以修补。

(2)出血:肿瘤广泛转移者,切除肿瘤时创面出血较多,必要时需输血。大网膜切除的严重并发症之一是术后大出血,多见于网膜切除时血管结扎或止血不彻底,尤其是肝曲或脾曲的网膜根部血管,应谨慎结扎,并在手术结束前再次确认无出血。

(3)感染:晚期卵巢癌由于腹胀等影响进食者体质较弱,如合并腹水,可伴有低蛋白血症,术后发生感染的风险较大,应积极对症处理,纠正低蛋白血症等,改善患者的一般情况。

(4)消化道并发症:如肠粘连、肠梗阻,行肠管切除吻合的患者还需注意术后发生瘘的可能,这类患者可适当推迟化疗时间。

(5)淋巴囊肿:行淋巴结切除的患者注意淋巴囊肿的发生,术中重视淋巴管的结扎或凝闭、放置引流、适当延长保留引流管的时间等措施有利于减少淋巴囊肿的发生。术后患者发生淋巴囊肿后可中药外敷或内服,如有必要则超声引导或定位后穿刺引流。

(6)下肢静脉血栓:卵巢癌患者是发生深静脉血栓形成尤其是下肢静脉血栓的高危人群,可予弹力袜、下肢气压式血液循环泵及预防性给予低分子等措施降低深静脉血栓发生的风险。

(7)其他并发症:如气胸等。切除累及膈肌的肿瘤有可能导致气胸的发生。

(二)药物治疗

1.一线化疗

包括新辅助化疗和术后辅助化疗。方案有紫杉类联合铂类以及多柔比星脂质体联合铂类,可选方案包括:①紫杉醇 $175mg/m^2$,静脉滴注 3 小时,卡铂 AUC $5\sim6mg/m^2$,静脉滴注,第 1 天,每 3 周重复;②多西他赛 $60\sim75mg/m^2$,输注 1 小时,卡铂 AUC $5\sim6mg/m^2$,静脉滴注,第 1 天,每 3 周重复;③紫杉醇 $135mg/m^2$,静滴 24 小时,第 1 天,顺铂 $75\sim100mg/m^2$ 腹腔注射,第 2 天,紫杉醇 $60mg/m^2$ 腹腔注射,第 8 天,每 3 周重复;④紫杉醇 $60mg/m^2$,静滴 1 小时,卡铂 AUC $5\sim7mg/m^2$,静滴 30 分钟,共 18 周(适用于老年体弱者);⑤卡铂 AUC $5mg/m^2$,第 1 天,多柔比星脂质体 $30mg/m^2$,静脉滴注,第 1 天,每 4 周重复。

低级别浆液性或内膜样癌患者经全面分期手术后确定为 ⅠA 或 ⅠB 期/G_1 术后可观察,ⅠA 或 ⅠB 期/G_2 的患者术后可观察也可化疗。其余患者都应接受辅助化疗,Ⅰ期患者 $3\sim6$ 个周期化疗,中晚期(Ⅱ~Ⅳ期)给予 $6\sim8$ 个周期化疗。对于满意减瘤的Ⅱ~Ⅲ期患者可考虑上述腹腔化疗方案。

卵巢生殖细胞肿瘤的化疗方案包括博来霉素+依托泊苷+顺铂(bleomycin+etoposide+cisplatinum,BEP)、紫杉醇+铂类、依托泊苷+卡铂等。推荐的一线化疗方案为 BEP。除Ⅰ期无性细胞瘤和Ⅰ期/G_1 未成熟畸胎瘤外,其余患者均需化疗。Ⅰ期患者术后化疗 $3\sim4$ 个周期,Ⅱ期及以上晚期患者,应根据肿瘤残存情况治疗 $4\sim6$ 个周期;或化疗前血清肿瘤标志物阳性,则可在标志物转阴后,再治疗 $2\sim3$ 个周期。使用博来霉素时应定期行肺功能检测,因为博莱霉素可导致肺纤维化。恶性的卵巢性索间质肿瘤可选择 BEP 方案或紫杉醇联合卡铂化疗。

2.二线化疗

卵巢癌复发后采用二线化疗。末次化疗至复发的时间间隔是影响二线治疗效果的主要因素。据此将复发肿瘤分成两类：①铂类耐药复发：肿瘤在铂类为基础的一线治疗中无效（铂类难治型），或化疗有效但无化疗间隔＜6 个月复发者（铂耐药型）；②铂类敏感复发：肿瘤在铂类为基础的一线化疗中有效，无化疗间隔≥6 个月复发者。

对于铂类敏感复发的病例，仍以含铂的联合化疗为主，可选择的方案包括：卡铂/紫杉醇 3 周方案、卡铂/多西他赛、卡铂/吉西他滨、卡铂/多柔比星脂质体或顺铂/吉西他滨等，有效率为 30%～80%，其疗效与末次化疗至复发的时间间隔有关。对于铂类耐药的病例，首选非铂类单药（多西他赛、口服依托泊苷、吉西他滨、多柔比星脂质体、紫杉醇周疗、拓扑替康），有效率为 10%～25%。其他可能有效的药物包括六甲密胺、卡培他滨、环磷酰胺、异环磷酰胺、伊立替康、美法仑、奥沙利铂、白蛋白结合型紫杉醇、培美曲塞和长春瑞滨等。

内分泌治疗可作为化疗耐药或不宜化疗者的姑息治疗，有效率为 8%～20%，包括他莫昔芬、甲地孕酮或甲羟孕酮、阿那曲唑、来曲唑、醋酸亮丙瑞林等。

3.靶向治疗药物

目前用于卵巢恶性肿瘤的靶向治疗药物主要针对上皮癌。研究表明可使患者获益的靶向药物主要有两种，一种为抗血管药物，如贝伐珠单抗；另一种为二磷酸腺苷核糖多聚酶（PARP）抑制剂，如奥拉帕利、尼拉帕利。贝伐珠单抗用于卵巢癌一线治疗及复发后治疗，可改善具有不良预后因素的中晚期患者的 PFS 和 OS。贝伐珠单抗的用法为静脉滴注，与化疗同时给药，化疗结束后再维持给药。常见的不良反应有高血压、蛋白尿等。对有肠道手术史或肠道受侵的患者可有发生消化道穿孔的风险。奥拉帕利、尼拉帕利等 PARP 抑制剂多为口服给药，作为铂敏感复发卵巢癌在化疗有效并结束后的维持治疗，有助于延长 PFS，且有 *BRCA1/2* 基因致病突变者获益最大。

(三)放疗

卵巢上皮癌对放疗中度敏感，但由于卵巢癌的生物学特点，易出现盆腹腔广泛转移，且化疗有效，而盆腹腔放疗多有近期和远期并发症，所以放疗基本不再用于卵巢癌术后的辅助治疗。即使是对放疗敏感的无性细胞瘤，术后也以化疗为主要辅助治疗手段。目前放疗仅用于部分复发卵巢癌的姑息治疗。对于肿瘤局限，例如仅有腹膜后或纵隔淋巴结转移，但手术难以切除，且化疗效果不佳者，可考虑放疗。

九、预后

卵巢上皮癌的总体预后较差，主要原因为难以早期发现及化疗耐药。卵巢上皮癌一线铂类、紫杉类联合化疗的有效率高达 80% 以上，其中一半以上达到肿瘤完全缓解，但即使达到完全缓解的患者仍有 50%～70% 复发，平均复发时间为 16～18 个月。Ⅰ期患者的 5 年生存率可达 90%，Ⅱ期患者的 5 年生存率约为 80%，Ⅲ/Ⅳ期患者的 5 年生存率仅为 30%～40%，多数患者死于肿瘤复发耐药。卵巢恶性生殖细胞肿瘤的 5 年存活率早期可达 96%，晚期及复发患者约为 60%。90% 的复发发生在术后 2 年内，但复发后治疗效果仍较好。

影响卵巢恶性肿瘤患者预后的因素包括年龄、肿瘤的分期、肿瘤的组织学类型及分化程度、肿瘤细胞减灭术后残留病灶的大小等。

十、随访

根据长期以来对于卵巢癌复发特点的总结,已经制订了具体的复查时间间隔和复查项目。经治疗获得完全缓解的患者,治疗后每 2~4 个月复查 1 次,随访 2 年,然后每 3~6 个月复查 1 次,再随访 3 年,之后每年复查 1 次。

每次复查时注意询问患者的近况和不适症状,并针对这些主诉进行相应的检查。例如,对于腹胀、大便困难等主诉者注意是否有盆腹腔复发;对于咳嗽的患者注意复查胸部 CT,除外肺转移。多数患者复发时缺乏典型的症状,而妇科双合诊和三合诊检查则有助于早期发现阴道残端及盆腔内的复发,尤其是针对初次手术时子宫直肠窝有种植转移且没有完全切除干净者。

血清肿瘤标志物也是随诊时需复查的项目之一,在初诊时发现有升高的标志物都应进行复查,上皮癌最常用的是 CA125,此外还有 CA19-9、CEA 等。内胚窦瘤注意复查 AFP,无性细胞瘤复查 LDH,绒癌复查 β-hCG,性索间质肿瘤注意激素水平的变化等。

影像学检查在卵巢恶性肿瘤的随访监测中不可缺少。常用的检查方法有:超声、CT、MRI、骨扫描、PET-CT 等。卵巢癌的复发以腹盆腔最为常见,所以腹盆腔超声检查是卵巢癌随访中最常用的影像学诊断方法。对于 CA125 明显升高、有症状但超声未能找到复发灶者,可进一步做 CT、MRI 或 PET-CT 检查。

胸部 CT 扫描是常用的除外胸部转移的检查方法,有咳嗽、胸痛等症状怀疑肺部转移或需与肺部炎症鉴别时,应行胸部 CT 检查。

第三节　宫颈癌

一、概述

宫颈癌是全球女性的第三大常见恶性肿瘤,其发病率在我国一直居妇科恶性肿瘤首位。据估计目前全球有 100 多万女性患有宫颈癌,2012 年全球新发宫颈癌病例超过 52.8 万例,死亡病例超过 26.6 万例。其中 85% 的病例发生于发展中国家。近 30 年来世界范围内宫颈癌的发病率和死亡率均有明显下降趋势。我国每年约有 7.5 万女性被诊断为宫颈癌,3.4 万女性死于宫颈癌。我国宫颈癌死亡分布情况总体上农村略高于城市,中西部地区约为东部地区的 2 倍。我国宫颈癌患者平均发病年龄是 51 岁,但主要好发于两个年龄段,以 40~50 岁为最多,60~70 岁又有一高峰出现,20 岁以前少见。然而值得关注的是近年来宫颈癌的平均发病年龄在逐渐降低,有年轻化趋势。

二、危险因素

目前已经明确高危型人乳头状瘤病毒(human papilloma virus,HPV)持续感染是宫颈癌发生的必要因素,即宫颈发生癌变的过程中,HPV 感染是最为关键的环节。在妇女一生中,感染高危型 HPV 的概率达 70% 以上,但只有不到 10% 的妇女发展成宫颈癌或宫颈上皮内瘤样病变,主要原因是 80% 的妇女的 HPV 感染为一过性,阴道局部细胞免疫系统可将病毒清除。除持续性高危 HPV 感染的作用外,还需要其他内源性和外源性因子的共同参与和作用,才能造成宫颈癌的发生。所以可以将引发宫颈癌的危险因素分为三类:一类是生物学因素,即高危型 HPV 持续感染;二类是外源性的行为性危险因素;三类是内源性因素,即遗传易感性。

1. 高危型 HPV 持续感染

目前已发现和鉴定出超过 100 个亚型的 HPV,大约有 54 种可以感染生殖道黏膜。依据各型 HPV 与宫颈癌发生的危险性不同分为高危型和低危型。高危型(如 HPV 16、18、31、33、35、39、45、51、52、56、58、59、68 型)与宫颈癌的发生相关,尤其是 HPV 16 型和 18 型和宫颈癌关系最为密切。

2. 行为性危险因素

(1)可经性传播疾病:性生活年龄小、多个性伴侣或男性伴侣有多个性伙伴;性卫生不良等。

(2)月经及孕产因素:经期、产褥期卫生不良,早婚、早育,多孕多产。

(3)吸烟。

(4)营养状况不良,营养失调:如 β 胡萝卜素、叶酸、维生素 A、维生素 C 缺乏,微量元素失衡等。

3. 遗传易感性

既往曾有报道宫颈癌家族史是宫颈癌高发的危险因素,但是中国医学科学院肿瘤研究所的几项以宫颈癌高发现场资料为基础的研究均未发现家族聚集现象,因此可以认为宫颈癌家族聚集现象可能是共同的感染机会或者生活环境所导致的。

三、病理学

宫颈癌主要包括宫颈鳞状细胞癌、腺癌、腺鳞癌及其他少见类型。其中鳞状细胞癌最常见,约占 80%,腺癌占 15%～20%。随着宫颈癌普查工作的开展,宫颈鳞状细胞癌的发生率及死亡率均呈下降趋势,但腺癌的发生率近年来却呈上升趋势。各种病理类型中鳞癌的预后最好,宫颈腺癌和腺鳞癌的预后相对较差,这种差别在晚期患者中更为明显。

目前宫颈恶性肿瘤病理类型主要参照世界卫生组织公布的病理分型(WHO,2014)。

1. 上皮性肿瘤

(1)鳞状上皮肿瘤及其癌前病变。

1)鳞状上皮内病变:低度鳞状上皮内病变;高度鳞状上皮内病变。

2)鳞状细胞癌:角化型,非角化型,乳头状,基底细胞样,疣状,湿疣状,鳞状上皮移行细胞癌,淋巴上皮瘤样。

(2)腺上皮肿瘤及其癌前病变。

1)原位腺癌。

2)腺癌:①宫颈管型腺癌;②黏液腺癌:肠型,印戒细胞型,胃型;③绒毛腺型;④子宫内膜样腺癌;⑤透明细胞腺癌;⑥浆液性腺癌;⑦中肾管型腺癌;⑧腺癌合并神经内分泌癌。

(3)其他上皮性肿瘤。

1)腺鳞癌:毛玻璃细胞亚型。

2)腺样基底细胞癌。

3)腺样囊性癌。

4)未分化癌。

(4)神经内分泌肿瘤。

1)低级别神经内分泌肿瘤:类癌,非典型性类癌。

2)高级别神经内分泌肿瘤:小细胞神经内分泌癌,大细胞神经内分泌癌。

2. 间叶性肿瘤和瘤样病变

(1)平滑肌肉瘤。

(2)横纹肌肉瘤。

(3)腺泡状软组织肉瘤。

(4)血管肉瘤。

(5)恶性外周神经鞘肿瘤。

(6)其他肉瘤:脂肪肉瘤,未分化宫颈管肉瘤,尤文肉瘤。

3. 上皮和间叶混合性肿瘤

(1)腺肉瘤。

(2)癌肉瘤。

4. 其他

黑色素细胞肿瘤,包括恶性黑色素瘤和蓝痣。

生殖细胞型肿瘤如卵黄囊瘤。

淋巴组织和造血组织肿瘤如恶性淋巴瘤(特殊类型)、骨髓肿瘤(特殊类型)。

转移性肿瘤。

四、临床表现

1. 症状

一些早期癌,甚至少数的晚期癌患者可无症状,只是在体检时才被发现。主要症状有不规则阴道出血及阴道分泌物增多。阴道出血可表现为接触性阴道出血、绝经后阴道出血或不规则阴道出血。也可因组织坏死而有臭味。肿瘤累及盆壁组织(神经、骨、淋巴结)则有疼痛;若侵及膀胱则有尿频、尿痛、血尿及尿瘘等症状;若侵及直肠,则有排便困难、便血、里急后重及直肠阴道瘘等症状。

2. 体征

因阴道出血及合并感染,可导致贫血貌及一般情况不良。肿瘤转移可导致浅表淋巴结肿大。妇科检查可发现宫颈肿瘤,表现为外生型(菜花状),或内生型(如结节状或有溃疡空洞及坏死等)。肿瘤可侵犯阴道造成狭窄、穹窿消失。肿瘤侵犯宫旁软组织造成宫旁韧带缩短、增厚、结节感、弹性不良等。晚期肿瘤还可侵犯直肠、膀胱形成瘘。

五、诊断

1. 诊断

(1)宫颈和宫颈管组织活检:这是确诊宫颈癌最可靠和必不可少的检查方法,早期病变需要在阴道镜下进行活检。

(2)盆腔检查:宫颈癌转移首先为局部或区域性浸润,然后才是经淋巴或血行转移。因此,除了组织活检病理确定诊断以外,还需通过盆腔三合诊检查确定宫颈癌的临床分期。盆腔检查要求记录宫颈肿瘤大小,阴道有无受侵,宫体位置及大小,宫颈周围组织与膀胱、直肠关系有无异常,子宫各支持韧带有无异常等。

(3)诊断性锥切术:以下情况可考虑行诊断性宫颈锥切术。①子宫颈脱落细胞学多次检查为高级别鳞状上皮内病变,而阴道镜下子宫颈多点活检为阴性。②活检病理为宫颈上皮内瘤变,但临床不能排除浸润癌。③早期浸润癌但不能确定浸润范围。

(4)影像学检查:所有患者应常规行胸部 X 线检查或胸腹部 CT 及腹部超声及盆腔磁共振成像(MRI)检查,以全面了解宫颈肿瘤局部侵犯和远处转移情况。

子宫 MRI 检查是宫颈癌诊断及分期的主要影像学方法。在 T_2W 加权像,宫颈癌呈稍高信号,与周围正常组织具有良好的对比,另外,动态增强 MRI 显示宫颈癌多为"快进快出"的强化方式。MRI 可以准确地显示宫颈癌病变的大小及侵犯深度,明确病变是否侵犯阴道、宫旁组织、盆腔其他脏器或盆壁,是否合并输尿管及肾盂积水,是否伴有盆腔及腹膜后区淋巴结转移等,对其临床分期具有重要的价值,CT 或者 MRI 提示膀胱或者直肠受侵的患者,需行膀胱镜和肠镜检查。

对于宫颈肿瘤区域性侵犯范围较大(如ⅢB 期)或发生远处淋巴结转移,如锁骨上淋巴结转移的患者,还需行颈胸腹部 CT 检查或全身正电子发射计算机断层扫描(positron emission computed tomography,PET-CT)检查,以评估是否存在远处转移,从而指导治疗方案的选择。

(5)血清标志物检查:宫颈鳞癌的首选血清标志物为鳞状细胞癌抗原(squamous cell carcinoma antigen,SCCAg),而宫颈腺癌则为 CA125 和 CA19-9。需要指出的是,这些标志物对诊断早期子宫颈癌的特异性和敏感性都不高。

2. 鉴别诊断

包括宫颈癌在内的宫颈疾病一般都可有阴道分泌物增多、阴道出血等表现,均需依据组织病理学检查进行鉴别。需要鉴别的疾病如下。

(1)宫颈良性病变如宫颈黏膜外翻、宫颈结核、宫颈息肉、宫颈肌瘤、宫颈乳头状瘤、宫颈子宫内膜异位症等。

(2)非上皮性恶性肿瘤如宫颈恶性黑色素瘤、宫颈肉瘤、宫颈淋巴瘤等。

(3)宫颈转移瘤最常见于子宫内膜癌发生宫颈转移。

六、分期

宫颈癌仍采用国际妇产科联盟(Federation of International Gynecology and Obstetrics,FIGO)制定的临床分期方法,即根据盆腔检查进行分期,目前应用的是 2009 年分期方法(表 4-7)。由两位或两位以上妇科肿瘤高年资医师进行双合诊及三合诊检查,重度肥胖或查体不满意患者可考虑在麻醉下进行。分期应在治疗前确定,已确定的临床分期不能因后来的发现而改变。如果分期存在疑问时,必须归于较早的分期。必要时可以进行其他检查,如超声、CT、MRI 等检查,但这些检查结果不作为分期依据,只能作为临床分期的参考。

表 4-7 宫颈癌 FIGO 分期(2009)

	FIGO 分期	TNM 分类
Ⅰ	宫颈癌局限在子宫(扩展至宫体将被忽略)	T_1
ⅠA	镜下浸润癌。所有肉眼可见的病灶,包括表浅浸润,均为ⅠB	T_{1a}
ⅠA₁	间质浸润深度<3mm,水平扩散≤7mm	T_{1a1}
ⅠA₂	间质浸润深度 3~5mm,水平扩散≤7mm	T_{1a2}
ⅠB	肉眼可见癌灶局限于宫颈,或镜下病灶>ⅠA₂	T_{1b}
ⅠB₁	肉眼可见癌灶最大径线≤4cm	T_{1b1}
ⅠB₂	肉眼可见癌灶最大径线>4cm	T_{1b2}

FIGO 分期		TNM 分类
Ⅱ	肿瘤超越子宫颈,但未达骨盆壁或未达阴道下 1/3	T_2
ⅡA	肿瘤侵犯阴道上 2/3,无明显宫旁浸润	T_{2a}
ⅡA$_1$	肉眼可见癌灶最大径线≤4cm	
ⅡA$_2$	肉眼可见癌灶最大径线>4cm	
ⅡB	有宫旁浸润但未达到骨盆壁	T_{2b}
Ⅲ	肿瘤扩散到骨盆壁和(或)累及阴道下 1/3 和(或)引起肾盂积水或肾无功能	T_3
ⅢA	肿瘤累及阴道下 1/3,未扩散到骨盆壁	T_{3a}
ⅢB	肿瘤扩散到骨盆壁和(或)引起肾盂积水或肾无功能	T_{3b}
ⅣA	肿瘤侵犯膀胱黏膜或直肠黏膜和(或)超出真骨盆	T_4
ⅣB	远处转移	M_1

对于手术治疗的病例,术后病理结果不能改变术前确定的临床分期,但需在病历中进行标明特殊发现,如附件转移、淋巴结转移等。少数情况下,全子宫切除术后意外发现了浸润性宫颈癌,这些病例不再进行临床分期或纳入治疗统计资料中,应将这些病例分开报告。

临床分期一经确定不能更改,分期说明如下。

(1)取消 0 期,原位癌不进入分期。

(2)ⅠA$_1$ 期和ⅠA$_2$ 期的诊断一般基于宫颈锥切标本的组织病理检查,间质浸润深度不超过上皮基底膜下 5mm,水平扩散不超过 7mm。超过以上范围或肉眼可见的病变为ⅠB$_1$ 期。淋巴脉管间隙受累、宫体扩散和淋巴结受累均不参与临床分期。

(3)宫旁组织增厚,但非结节状,并有弹性,与病灶不连续者多为炎性浸润;如肿瘤侵犯宫旁组织,造成宫旁软组织结节性增厚或弹性丧失,使肿瘤与骨盆壁间距离缩短者,则应列为ⅡB期。当宫旁组织为结节状增厚且固定于骨盆壁,或肿瘤本身侵犯至骨盆壁时为ⅢB 期。

(4)若由于癌的浸润导致输尿管狭窄而出现肾盂积水或肾无功能,应列为ⅢB 期。

(5)膀胱黏膜出现泡状水肿者,为膀胱黏膜下受累的表现,不列为ⅣA 期。若在膀胱冲洗液中发现恶性细胞,需经组织病理学检查确为宫颈癌转移,才能列为ⅣA 期。

七、治疗

早期宫颈癌患者(ⅠA$_2$ 期至ⅡA$_2$ 期以前)可行根治性手术治疗。对绝经前的早期患者,如卵巢正常,可保留双侧卵巢。预计术后需要放疗的患者,应在术中将保留的卵巢移位至同侧结肠旁沟固定并用银夹标记,使卵巢离开放疗照射野以保留其功能;预计术后不需放疗者,卵巢可固定在盆腔的生理位置,以减少移位对卵巢功能的影响。对于那些由于各种合并症(如严重心脑血管疾病等)无法耐受手术治疗的早期宫颈癌患者也可以采用根治性同步放化疗进行治疗。

(一)手术治疗

1.手术范围

宫颈癌广泛性子宫切除术的手术范围包括:子宫、宫颈连同广泛性的宫旁组织(骶、主韧带),部分阴道和盆腔淋巴结(图 4-3),以及选择性腹主动脉旁淋巴结取样或清扫。

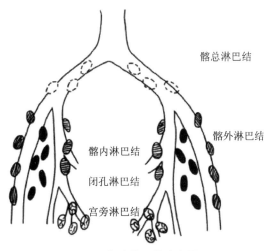

图 4-3 盆腔淋巴结分布图示

盆腔淋巴切除的手术范围：双侧髂总淋巴结，髂外淋巴结，髂内淋巴结，宫旁淋巴结，闭孔深、浅组淋巴结。如果髂总淋巴结阳性或 I B$_2$ 期及以上病例，需进行腹主动脉旁淋巴结切除或取样。

2.宫颈癌子宫切除的手术类型（传统 Piver 5 型）

Ⅰ型：筋膜外子宫切除术。

Ⅱ型：改良根治性子宫切除术：切除 1/2 骶、主韧带和上 1/3 阴道。

Ⅲ型：根治性子宫切除术：于骨盆壁处切除骶、主韧带和阴道上 1/2。

Ⅳ型：扩大根治性子宫切除术即超广泛子宫切除术：从骶韧带根部切断骶韧带，在侧脐韧带外侧切除主韧带，切除阴道 3/4。

Ⅴ型：盆腔脏器廓清术，包括前盆廓清术即切除生殖道和膀胱、尿道；后盆廓清术即切除生殖道和部分乙状结肠和直肠，全盆廓清术即切除生殖道和膀胱、尿道、部分乙状结肠和直肠。

考虑到保留盆腔自主神经、腔镜手术等新理念及及技术的应用，新的根治性子宫切除术分型目前也已经开始应用（表 4-8）。

表 4-8 宫颈癌根治性手术的新分型（Querleuand Morrow，2008）

分型	宫颈旁切除	输尿管	膀胱-宫颈韧带	子宫-骶骨韧带	阴道	亚型
A 型筋膜外	最小范围	直视触诊	不切除	不切除	一般<1cm	
B 型改良根治	切除宫颈旁组织至输尿管水平	打开隧道外推	部分切除	部分切除	至少 1cm	B$_1$ 型：如左述 B$_2$ 型：切除宫旁淋巴结
C 型根治	切除宫颈旁组织至髂内血管	彻底游离	达膀胱	达直肠	1.5～2.0cm 阴道及阴道旁组织	C$_1$：保留自主神经 C$_2$：不保留自主神经
D 型侧盆扩大根治	切除宫颈旁组织连同髂内血管	彻底游离	达膀胱	达直肠	根据需要	D$_1$：切除髂内血管分支，暴露坐骨神经根 D$_2$：切除髂内血管及附属筋膜或肌肉组织（侧盆廓清）

(二)各期宫颈癌的治疗方案

1.微小浸润癌

(1) IA_1 期:没有生育要求者可行筋膜外全子宫切除术(I型子宫切除手术)。

如果患者有生育要求,可行宫颈锥切术,注意必须达到切缘阴性。术后3个月、6个月随访追踪宫颈细胞学检查。如果两次宫颈细胞学检查均阴性,以后每年进行1次宫颈细胞学检查。推荐同时行 HPV DNA 检测随访。

如淋巴脉管间隙受侵,可行II类子宫切除术(改良根治性子宫切除术)和盆腔淋巴切除术。

(2) IA_2 期: IA_2 期宫颈癌有潜在的淋巴结转移风险,可行改良根治性子宫切除术(II型)及盆腔淋巴结切除术。要求保留生育功能者,可选择根治性宫颈切除术及盆腔淋巴结切除术。术后3个月和6个月各随访1次,两次细胞学检查均正常后,每半年随访1次,两年后每年1次。推荐同时行 HPV DNA 检测随访。不宜手术者可行腔内和体外放疗。

2.浸润癌

(1) IB_1 期和 IIA_1 期。

1)可采用根治性手术,不能耐受手术者也可行同步放化疗。

2)标准的手术治疗方法是广泛性子宫切除术(III型子宫切除术)和盆腔淋巴结切除术。如果髂总淋巴结阳性,或腹主动脉旁淋巴结增大或可疑阳性,可以行腹主动脉旁淋巴结切除术。绝经前患者如双侧卵巢正常,可保留双侧卵巢。 IB_1 期且肿瘤直径≤2cm 的患者如希望保留生育功能,可行根治性宫颈切除术,同时行盆腔淋巴清扫术或腹主动脉旁淋巴取样。手术途径可选择开腹手术、阴式手术或腹腔镜手术。

3)同步放化疗:标准放疗方案是盆腔外照射加腔内近距离放疗,同时予以化疗增敏。化疗增敏的方案包括顺铂周疗和 5-氟尿嘧啶(5-FU)+顺铂联合方案。

4)手术后辅助治疗。根据术后病理是否存在复发高危因素来决定是否需要辅助治疗。对于术后病理无淋巴结转移,切缘阴性且宫旁未受侵的患者,如果其肿瘤大小、间质浸润深度以及是否存在淋巴脉管受侵满足一定条件(表4-9),则术后需要辅助放疗或放化疗。

表4-9 宫颈癌术后病理危险因素标准(NCCN 指南 2015 版)

淋巴脉管受侵	间质浸润深度	肿瘤直径(cm)
阳性	外 1/3	任何
阳性	中 1/3	≥2
阳性	内 1/3	≥5
阴性	中或外 1/3	≥4

如果术后病理存在盆腔淋巴结转移、切缘阳性或者宫旁受侵,则需行术后同步放化疗。

(2) IB_2 期和 IIA_2 期:治疗方法包括以下3种。①盆腔放疗+含顺铂的同步化疗+近距离放疗(A点剂量≥85Gy)(循证医学1类证据)。②广泛性子宫切除术+盆腔淋巴结切除术±腹主动脉旁淋巴结清扫术±术后辅助治疗(循证医学2B类证据)。③术前新辅助化疗+广泛性子宫切除+盆腔及腹主动脉旁淋巴结清扫术的治疗模式近年来得到广泛开展,一些研究也得出了相当肯定的结论,但仍缺乏高级别的循证医学证据进一步证实。

(3) IIB 期至 IVA 期:这部分患者不适合采用手术治疗,其标准治疗方案为同步放化疗,放疗包括体外放疗联合腔内后装放疗,化疗增敏方案包括顺铂周疗和 5-FU 联合顺铂。

（4）ⅣB期：由于这部分患者存在全身远处转移，预后很差，应采用全身化疗为主的治疗，配合以局部姑息性放疗。

3.复发性宫颈癌

规范手术治疗后12个月或放疗结束后6个月出现新的病灶为复发，短于上述时间为未控。复发的诊断最好有病理诊断，影像学检查可作为参考。80%的复发发生在术后2年内，主要的复发部位是盆腔。

宫颈癌治疗后复发患者的治疗方案应该根据患者的健康状况、复发和（或）转移部位、转移的范围以及首次治疗措施决定。应由妇科肿瘤学家、放疗和化疗专家、专科护士、造口师、心理学家等组成的治疗团队为患者制订全面的综合治疗方案，患者亲友的支持也非常重要。

（1）根治性手术治疗后局部复发：①放疗同时应用5-FU和（或）顺铂化疗，可以改善预后，放疗剂量和区域应该按照不同病变范围制订，体积较小的病变放疗总剂量50Gy，每次1.8Gy，大块肿瘤则可采用局部靶区缩野照射，剂量可达64～66Gy；②部分复发患者（如中心型复发）或形成膀胱瘘或直肠瘘但未侵及盆壁者，可以选择盆腔脏器廓清术；③姑息性化疗。

（2）根治性放疗后局部复发：①复发病灶局限于宫颈者可考虑行全子宫切除术；②中心型复发如侵犯膀胱和（或）直肠，无腹腔内或骨盆外扩散，严格选择手术适应证后可考虑行盆腔脏器廓清术；③如出现单侧下肢水肿、坐骨神经痛和输尿管阻塞症状，则表示存在不能切除的骨盆壁浸润，肾盂积水者可行肾盂造瘘术并给予姑息治疗。

（三）宫颈癌治疗的几种特殊情况

1.年轻患者保留生育功能

对于年轻有生育要求的患者，早期宫颈癌（且肿瘤直径≤2cm）可采用保留生育功能的手术。手术的方法有宫颈锥切术和根治性宫颈切除术加盆腔淋巴结切除术。

锥切术的适应证是宫颈原位癌～ⅠA₁期；宫颈锥切术时应注意切除标本的完整性，切缘距病变至少3mm，如切缘阳性，可重复锥切或行宫颈截除术。完成生育后，如患者持续高危型HPV感染或持续宫颈细胞学异常，应进一步诊治。

根治性宫颈切除术的适应证是ⅠA₂～ⅠB₁期并符合下列条件：①鳞癌、腺癌、腺鳞癌；②ⅠA₁伴LVSI，ⅠA₂期和ⅠB₁期；③无宫颈外转移证据；④年龄＜45岁；⑤有保留生育功能愿望。手术途径可选择经腹、腹腔镜辅助阴式或全部在腹腔镜下完成。手术时需重视功能重建问题。

2.意外发现的宫颈癌

指术前诊断为子宫良性病变而行全子宫切除术，术后病理发现宫颈癌；更多的情况是术前宫颈活检诊断为宫颈癌前病变，没有实施锥切术直接行全子宫切除术，术后病理发现为宫颈浸润癌。

意外发现宫颈癌后应先行盆腔和腹部CT或MRI扫描及胸部X线检查，必要时行全身检查（如PET-CT）来评估病变范围。若无全身其他部位的转移，按肿瘤的浸润深度和扩散范围进行相应的处理。

（1）ⅠA₁期：无淋巴脉管受侵，不需进一步处理，可严密观察随诊。

（2）ⅠA₁期有淋巴脉管受侵、ⅠA₂期及ⅠA₂期以上：如切缘阴性且影像检查未见残存肿瘤，可选择体外及腔内放疗±同步化疗，或者行广泛性宫旁组织切除＋阴道上段切除术＋盆腔淋巴结切除术±腹主动脉旁淋巴结取样术。

如切缘阳性或肉眼可见残留病灶,而影像学检查提示无淋巴结转移,予盆腔体外照射,加同步化疗;如阴道切缘阳性,还需行腔内近距离放疗。

如切缘阳性或肉眼可见残留灶,且影像学检查提示淋巴结转移,可考虑先切除肿大淋巴结,术后给予盆腔体外照射(腹主动脉旁淋巴结阳性则增加延伸野照射),加同步化疗;如阴道切缘阳性则根据具体情况加腔内近距离放疗。

3.宫颈癌合并妊娠

根据临床期别及胎儿情况、患者及其家属意愿进行个体化治疗。

(1)妊娠20周前发现宫颈癌:如为IB₁期或ⅡA期,在妊娠13周后可行化疗以待胎儿成熟后手术,剖宫产同时行根治性子宫切除术和盆腔淋巴结切除术,也可以终止妊娠后进行手术或放化疗。

(2)妊娠28周后发现宫颈癌:可等待胎儿成熟至估计可存活时行剖宫产,同时行根治性子宫切除术和盆腔淋巴结切除术,或剖宫产后放化疗。

(3)妊娠20~28周期间发现宫颈癌:IB₁期及IB₁期以前患者可推迟手术,在推迟治疗期间可用化疗控制病情,待胎儿成熟估计可存活时行剖宫产,同时行根治性子宫切除术和盆腔淋巴结切除术。IB₂期及以上患者一般不推荐推迟治疗。

(4)所有患者终止妊娠时间都不宜超过34周。

八、预后

宫颈浸润癌的预后与临床分期直接相关。2008年WHO报道(表4-10)随宫颈癌临床期别升高,5年生存率递减。FIGO年报(表4-11)也报道生存率与分期相关,二者报道结果均支持临床分期是影响预后最重要的因素。临床分期越早预后越好。

表 4-10　宫颈癌 5 年生存率(WHO,2008)

分期	生存率(%)
ⅠA	90~95
ⅠB	80~85
ⅡA	50~65
ⅡB	40~50
Ⅲ	25~30
Ⅳ	<5

表 4-11　宫颈癌 5 年生存率(1999~2001 年治疗,FIGO,2006)

分期	生存率(%)
ⅠA₁	97.5
ⅠA₂	94.8
ⅠB₁	89.1
ⅠB₂	75.7
ⅡA	73.4
ⅡB	65.8
ⅢA	39.7
ⅢB	41.5
ⅣA	22.0
ⅣB	9.3

九、随访

随访可以早期发现复发病灶以提供更好的治疗方案,由于 80%～90%的宫颈癌复发发生于治疗后的 2 年内,所以前 2 年的随访需相对密集。

1.随访时间

①2 年内每 3 个月随访 1 次。②第 3～5 年每 6 个月随访 1 次。③5 年后每年随访 1 次。

2.随访内容

①病史、体检、盆腔检查和三合诊检查,每次随访均要进行血清肿瘤标志物检查及 B 超检查。②阴道细胞学和 HPV 检测,每 6 个月 1 次,2 年后每年 1 次。③全血检查,尿素氮、肌酐检查每 6 个月 1 次。④有症状时行 CT、MRI,泌尿系统、消化道等相关检查。⑤怀疑复发时可行增强 CT 或 PET-CT 检查。⑥治疗结束后 3～6 个月建议复查增强 CT 或全身 PET-CT,如果采用根治性放疗的患者同时建议行盆腔 MRI 检查。

第五章　血液系统肿瘤

第一节　急性白血病

急性白血病(acute leukemia,AL)是造血细胞恶性克隆性病变,以骨髓和其他造血组织中原始和幼稚细胞异常增生为特点,以贫血、出血、感染及白血病细胞浸润各组织、脏器为主要临床表现。

我国急性白血病的发病率为 1/10 万,成人以急性髓细胞性白血病为主,儿童以急性淋巴细胞白血病为主。

一、病因与发病机制

人类白血病的病因尚不完全清楚,可能与以下因素有关。

(1)病毒:成人 T 细胞白血病由人类 T 淋巴细胞病毒-Ⅰ(HTLV-Ⅰ)引起。

(2)电离辐射:研究表明全身或者大面积照射,可使骨髓抑制和机体免疫力缺陷,染色体发生断裂和重组,染色体双链 DNA 有可逆性断裂。

(3)化学因素:苯的致白血病作用已经得到肯定,乙双吗啉、氯霉素、保泰松也可能有致白血病的作用。

(4)遗传因素。

(5)其他血液病:某些血液病最终可能发展成为急性白血病,如慢性粒细胞白血病、真性红细胞增多症、原发性血小板增多症、骨髓增生异常综合征等。

二、分型

急性白血病主要分为急性淋巴细胞白血病(acute lymphocytic leukemia,ALL)和急性非淋巴细胞白血病(acute nonlymphocytic leukemia,ANLL)或急性髓细胞性白血病(acute myelogenous leukemia,AML)。

(一)形态学(FAB)分型

1. AML

(1)M_1(急性粒细胞白血病未分化型):骨髓中原始细胞(Ⅰ型＋Ⅱ型)占非红细胞的比例＞9％,原始细胞过氧化酶或苏丹黑染色阳性率＞3％,早幼粒及以下阶段细胞或单核细胞＜10％。

(2)M_2(急性粒细胞白血病部分分化型):分为两种亚型。①M_{2a}:骨髓中原始粒细胞占非红细胞的 3％～8.9％,早幼粒及以下阶段粒细胞＞10％,单核细胞＜20％。②M_{2b}:骨髓中原始粒细胞和早幼粒细胞明显增多,以异常中幼粒细胞增生为主＞30％(常有核仁及明显的核、浆发育不平衡)。

(3)M_3(急性早幼粒细胞白血病):骨髓中以异常的多颗粒的早幼粒细胞为主,其胞核大小不一,胞浆中有大小不等的颗粒,Aure 小体易见。该类细胞＞30％(非红系细胞)。分为两种亚型。①M_{3a}(粗颗粒型):嗜苯胺蓝颗粒粗大、密集或融合。②M_{3b}(细颗粒型):嗜苯胺蓝颗粒细小、密集。

（4）M_4（急性粒-单核细胞白血病）：分为 4 种亚型。①M_{4a}：原始和早幼粒细胞增生为主，原、幼单核和单核细胞＞20％（非红系细胞）。②M_{4b}：原、幼单核增生为主，原始和早幼粒细胞＞20％（非红系细胞）。③M_{4c}：原始细胞既有粒细胞系，又有单核细胞系形态特点，该类细胞＞30％（非红系细胞）。④M_4Eo：除上述特点外，还有粗大而圆的嗜酸颗粒及着色较深的嗜碱颗粒，占 5％～30％（非红系细胞），又称为急性粒-单核细胞白血病嗜酸细胞增多型。

（5）M_5（急性单核细胞白血病）：分为两种亚型。①M_{5a}（未分化型）：骨髓中原始单核细胞（Ⅰ型＋Ⅱ型）（非红系细胞）＞80％。②M_{5b}（部分分化型）：骨髓中原始和幼稚单核细胞（非红系细胞）＞30％，原始单核细胞（Ⅰ型＋Ⅱ型）＜80％。

（6）M_6（红白血病）：骨髓中红细胞系＞50％，伴形态异常，非红细胞系原粒细胞（Ⅰ型＋Ⅱ型）或原始＋幼稚单核细胞＞30％；如血片中原粒细胞或原单核＞5％，骨髓非红系细胞中原粒细胞或原始＋幼稚单核细胞＞20％。

（7）M_7（急性巨核细胞白血病）：应符合以下条件。①外周血中原巨核（小巨核）细胞。②骨髓中有巨核细胞＞30％。③原巨核细胞有电镜血小板过氧化物酶染色或单克隆抗体证实。④骨髓细胞少，往往干抽，活检有原始和幼稚巨核细胞增多，网状纤维增加。

2.ALL 的 3 种亚型

（1）L_1：原始和幼稚淋巴细胞以小细胞为主。

（2）L_2：原始和幼稚淋巴细胞以大细胞为主，大小不一，核型不规则。

（3）L_3：原始和幼稚淋巴细胞以大细胞为主，大小较一致，有明显空泡。

WHO 2000 年 ALL 分类强调了白血病细胞表面抗原标志，将 ALL 分为 B 细胞急性淋巴细胞白血病（B-ALL）和 T 细胞急性淋巴细胞白血病（T-ALL），不再分为 L_1、L_2 和 L_3 型。

（二）WHO 分类

2001 年，WHO 提出的髓系和淋巴系肿瘤分类法，综合了 FAB 分类、欧美淋巴分型修订方案（和 REAL 分型）的优点，将急性白血病分类如下。

1.急性髓细胞性白血病（AML）的 WHO 分类

（1）有再现性染色体易位的 AML。①AML 伴 t(8;21)(q22;q22)AML1(CBF-α)/ETO。②急性早幼粒细胞白血病［t(15;17)(q22;q11～12)，$PML/RAR\alpha$ 及变异型］。③AML 伴 11q23(MLL)异常嗜酸性粒细胞［inv(16)(p13q22)或 t(16;16)(p13;q11)，CBFβ/MYH11］。④AML 伴 11q23(MLL)异常。

（2）AML 伴多系病态造血。①有骨髓增生异常综合征病史。②无骨髓增生异常综合征病史。

（3）治疗相关的 AML 和骨髓增生异常综合征（MDS）。

（4）无法归类的 AML：①AML 微分化型（M_0）；②AML 未分化型（M_1）；③AML 部分分化型（M_2）；④急性粒-单核细胞白血病（M_4）；⑤急性单核细胞白血病（M_5）；⑥急性红白血病（M_6）；⑦急性巨核细胞白血病（M_7）；⑧急性嗜碱性粒细胞白血病；⑨急性全髓增生伴骨髓纤维化。

2.急性淋巴细胞白血病（ALL）的 WHO 分类

（1）前 B 细胞急性淋巴细胞性白血病（细胞遗传学亚型）：①t(9;22)(q34;q11)BCR/ABL；②11q23MLL 重组；③t(1;19)(q23;p13)E2A/PBX1；④t(12;21)(p12;q22)ETV/CBF-α。

(2)前 T 细胞急性淋巴细胞性白血病。

(3)Burkitt 细胞白血病。

三、诊断

(一)临床表现

急性白血病的发病可隐匿、缓慢,也可急骤。

1. 贫血

70%的患者以贫血为首发表现,常为进行性加重,与出血程度不成比例。

2. 出血

初诊时半数患者有出血现象,如皮肤瘀点、瘀斑和牙龈出血、鼻出血,严重者可合并颅内出血。

3. 发热

半数患者以发热为早期表现,常为感染所致。常见有呼吸道感染、肺部感染、肠炎、肛周脓肿等。

4. 浸润

白血病细胞大量增殖可有多脏器浸润而表现出不同的症状。

(1)淋巴结和肝、脾肿大:淋巴结肿大以 ALL 多见。纵隔淋巴结肿大常见于 T 细胞急性淋巴细胞白血病。可有轻至中度肝、脾肿大。

(2)骨骼和关节:常有胸骨下端局部压痛。可出现关节、骨骼疼痛,尤以儿童多见。发生骨髓坏死时,可以引起骨骼剧痛。

(3)中枢神经系统白血病(CNSL):轻者表现为头痛、头晕,重者有呕吐、颈项强直,甚至抽搐、昏迷。以 ALL 最常见,儿童尤甚,其次为 M_4、M_5 和 M_2。

(4)口腔和皮肤:皮肤浸润可出现蓝灰色斑丘疹或皮肤粒细胞肉瘤,局部皮肤隆起、变硬,呈紫蓝色皮肤结节,也可表现齿龈浸润肿胀呈灰白色,常见于 M_5 亚型。

(5)眼部:眼眶骨膜下浸润可呈绿色瘤,将眼球向外推出,多见于 M_1、M_2 亚型。

(6)睾丸:病变睾丸可无症状,也可单侧或双侧弥漫性肿大,质硬。多见于 ALL 化疗缓解后的男性幼儿或青年,是仅次于 CNSL 的白血病髓外复发的根源。

(二)辅助检查

1. 血象

多数患者白细胞增高,部分患者白细胞减少。初诊时 80%的患者存在轻至中度贫血,一般为正细胞正色素性,血小板多数减少。血涂片分类检查可见数量不等的原始和(或)幼稚细胞。

2. 骨髓象

绝大多数呈增生明显活跃或极度活跃,相应系列的白血病细胞大于骨髓有核细胞总数的 20%,多数大于 60%。少数骨髓细胞增生低下,原始细胞低于 40%。此类患者往往同时有外周血白细胞的减少,红系、巨核系细胞增生受抑制。

3. 细胞化学

为鉴别 AML 和 ALL,常规做过氧化物酶或苏丹黑染色;为区别粒系和单核系应做酯酶染色;疑 M_6 者可行糖原染色;为诊断 M_7 则应做过氧化物酶染色,并在电镜下观察。

4. 免疫学检测

用淋巴系统单抗 CD3、CD4、CD8、CD20、CD19 进行流式细胞仪检测显示数量异常,用粒单系单抗 CD33、CD13、CD14 可见表达异常。

5. 特殊检查

(1)染色体检查:白血病常伴有特异的染色体改变,具有分型诊断及指导预后的价值。如 M_3 亚型有 t(5;17)、i(17q);M_4 Eo 亚型有 inv(16)、de(16);M_5 亚型有(9;11)、t(9;11)、t(8;16);M_7 亚型有 inv(3)。

(2)分子生物学检查在 M_2、M_7 中髓过氧化酶基因(MPO)表达最高。t(15;17)(q22;q22)易位形成的 $PML/RAR\alpha$ 融合基因是诊断和鉴别 M_3 的特异标志。

(三)诊断要点

凡外周血和(或)骨髓中原始细胞在非红系中≥20%,除外类白血病反应即可诊断。

(四)鉴别诊断

1. 类白血病反应

通常有病因(感染、中毒、肿瘤等)可查。白细胞分类中以成熟细胞为主,可见中毒颗粒,中性粒细胞碱性磷酸酶(NAP)积分明显增高,一般无贫血和血小板减少,病因去除后血象即恢复正常。

2. 再生障碍性贫血

少数白细胞不增高的白血病(尤其是 M_3)、低增生性白血病,周围血象易与之混淆。急性白血病常有胸骨压痛,多有肝、脾、淋巴结肿大,骨髓检查可准确鉴别。

3. 骨髓增生异常综合征(MDS)

MDS 中的难治性贫血伴原始细胞增多(RAEB)及难治性贫血伴原细胞增多转变型(RAEB-t),临床和周围血象酷似急性白血病,但骨髓检查原始细胞<30%,有助鉴别。

4. 某些感染引起的白细胞异常

如传染性单核细胞增多症,血象中出现异型淋巴细胞,形态与原始细胞不同,血清中嗜异性抗体效价逐步上升,病程短,可自愈。传染性淋巴细胞增多症、百日咳、风疹等病毒感染时,血中淋巴细胞增多,但淋巴细胞形态正常,病程为良性,骨髓象原始幼稚细胞均不增多。

5. 急性粒细胞缺乏症恢复期

骨髓中原、幼粒细胞增多。但多有明确病因,血小板正常,原、幼粒细胞中无 Auer 小体及染色体异常。短期内骨髓成熟粒细胞恢复正常。

四、治疗

白血病确诊后,医师应根据患者意愿、经济能力和疾病特点,选择并设计最佳、完整、系统的方案治疗。适合造血干细胞移植(HSCT)者抽血做 HLA 配型。

(一)化疗

化疗是目前治疗白血病最重要和首先采用的方法。近年来,急性白血病治疗已有显著进展。化疗使成人急性髓细胞白血病和成人急性淋巴细胞白血病完全缓解(complete remission,CR)率分别达 60%～85% 和 72%～77%。

1. 治疗原则

(1)诱导缓解治疗:目标是使患者迅速获得完全缓解。所谓完全缓解,即白血病的症状和体征消失。血象:血红蛋白(Hb)≥100g/L(男)或 90g/L(女及儿童),中性粒细胞绝对值≥$1.5×10^9$/L,血小板≥$100×10^9$/L,外周血白细胞分类无白血病细胞;骨髓象:原粒细胞+早幼粒细胞(原单核+幼单核细胞或原淋巴+幼淋巴细胞)≤5%。M_3 除了原粒细胞+早幼粒细胞≤5%,还应无 Auer 小体,红细胞及巨核细胞系列正常,无髓外白血病。理想的 CR 时,应更强调染色体水平和基因水平的改善,白血病的免疫学、细胞遗传学和分子生物学异常标志均应消失。

(2)早期、联合、充分、间歇和分阶段化疗:是急性白血病化疗的重要原则。联合化疗方案的药物组成应遵循:①作用于细胞周期不同阶段的药物;②各药物间有相互协同作用,以最大程度杀灭白细胞;③各药物不良反应不重叠,减少对重要脏器的损伤。

(3)白血病细胞增殖周期为 5 日左右,故每个疗程化疗须持续 7～10 日,以使处于各增殖期的白血病细胞都有机会被药物杀灭。每个疗程结束后,应间歇 2～3 周再进入第二个疗程。白血病细胞大部分处于增殖周期,疗程中易被化疗杀灭。难以被化疗杀灭的休止期(G_0 期)白血病细胞将在疗程间歇时补充进入增殖周期。故疗程之间的间歇有利于残留白血病细胞被下一个疗程化疗药物所杀灭。因大部分白血病细胞株的倍增时间较长,白血病细胞恢复慢于正常造血的恢复,所以,适当的间歇时间对正常造血恢复有利。

(4)缓解后治疗:目的是争取患者长期无病生存(DFS)和痊愈。白血病未治疗时体内白血病细胞数量估计为 10^{10}～10^{13} 个,经诱导缓解治疗达到 CR 标准时体内仍有相当于 10^8～10^9 个白血病细胞,并且,髓外某些隐蔽之处仍可有白血病细胞浸润。因此,必须进行 CR 后治疗,以进一步杀灭残存、隐蔽的白血病细胞,以防止复发,延长缓解和无病生存期。其主要方法为化疗和 HSCT。

2. 急性淋巴细胞白血病的化疗

急性淋巴细胞白血病患者的诱导缓解治疗经典方案是 VP 方案,即长春新碱 1～2mg 静脉注射,每周 1 次,加泼尼松每日 40～60mg 口服,直到缓解为止。儿童完全缓解率高达80%～90%,成人的完全缓解率仅为 50%。该方案复发率比较高,需在 VP 方案上加门冬酰胺酶(VLP 方案)或柔红霉素(VDP 方案)或 4 种药物同时应用(VLDP 方案)。VLDP 方案不仅减低了复发率,而且可使成人完全缓解率提高到 72%～77.8%。

全国白血病学术讨论会建议,完全缓解后巩固强化 6 个疗程:第 1、第 4 疗程用原诱导方案;第 2、第 5 疗程用依托泊苷(VP-16,75mg/m^2 静脉注射,第 1～3 日)及阿糖胞苷(100～150mg/m^2 静脉滴注,第 1～7 日);第 3、第 6 疗程用大剂量甲氨蝶呤(MTX),1～1.5g/m^2,第1 日静脉滴注,维持 24 小时,停药后 12 小时以四氢叶酸钙解救(6～9mg/m^2,肌内注射,每 6小时 1 次,共 8 次)。因为大剂量 MTX 可以通过血-脑屏障,可以替代鞘内注射。有人主张成人 ALL 巩固强化间歇期尚需用巯嘌呤和甲氨蝶呤交替长期口服。维持治疗阶段可选用上述方案,逐步延长间歇期,治疗 3～5 年。

3. 急性非淋巴白血病的化疗

目前,常用标准的诱导缓解方案是 DA 方案,缓解率可达 85%。国内常用的另一方案是HOAP,平均缓解率约为 60%。近年常用 HA 方案,缓解率可接近 DA 方案。但总的缓解率不如急性淋巴细胞白血病,且诱导过程中一定要通过粒细胞极度缺乏时期后,才有可能进入缓解期。

我国血液病学者发现,全反式维A酸可使M_3白血病诱导缓解,其缓解率可达85%。但缓解后单用维A酸巩固强化治疗易复发,故宜与其他化疗联合治疗或交替维持治疗。此外,我国学者临床试用三氧化二砷对M_3型诱导完全缓解率可达65%～98%,对复发的患者也有很好的疗效。M_3有合并弥散性血管内凝血(DIC)倾向者要使用肝素治疗。

巩固治疗方法有:①原诱导方法巩固4～6个疗程;②以中剂量阿糖胞苷为主的强化治疗,阿糖胞苷可单用,也可加其他药物(如柔红霉素、安吖啶、米托蒽醌等);③用与原诱导治疗方案无交叉耐药的新方案(如VP-16加米托蒽醌等)。每1～2个月化疗1次,共计1～2年。以后停用化疗,密切随访,如有复发再行治疗。

4. 中枢神经系统白血病的化疗

中枢神经系统白血病是最常见的髓外白血病,以急性淋巴细胞白血病尤为突出。通常在急性淋巴细胞白血病缓解后开始预防性鞘内注射甲氨蝶呤,每次10mg,2次/周,共3周。如临床出现颅内压增高、脑膜刺激征或脑神经受损的表现,脑脊液压力升高并找到白血病细胞,即可确诊中枢神经系统白血病。应用甲氨蝶呤,每次10～15mg缓慢鞘内注射,2次/周,直到脑脊液细胞数及生化检查恢复正常,然后改用每次5～10mg鞘内注射,每6～8周1次,随全身化疗结束而停用。若甲氨蝶呤疗效欠佳,可改用阿糖胞苷30～50mg/m²鞘内注射,2次/周。同时,可考虑头颅部放射线照射脊髓,但对骨髓抑制较严重。

5. 老年急性白血病的化疗

老年患者对化疗耐受差,过度虚弱患者无法接受联合化疗,常规化疗方案中剂量减少。宜用小剂量阿糖胞苷(或三尖杉酯碱)静脉滴注治疗,直至缓解。

6. 睾丸白血病的治疗

药物对睾丸白血病疗效不佳,必须进行放疗,即使一侧睾丸肿大,也须采用两侧同时放疗。

7. 难治性和复发性白血病的化疗

难治性白血病的诊断依据如下:①标准诱导缓解方案2个疗程未达到完全缓解(CR)者;②首次CR后半年内复发者(早期复发);③首次CR后半年复发(晚期复发),但再用原诱导方案治疗无效者;④复发2次以上者。凡符合上述任意一条者即为难治性白血病。

复发是指在CR期骨髓或血液中又出现原已看不到的白血病细胞(原粒细胞≥5%),称为血液学复发(或髓内复发)。白血病细胞在其他部位出现称为髓外复发。第1次CR后6个月内复发者为早期复发,第1次CR后6个月以上或第2次CR后4个月以内复发者为晚期复发。

(1)难治性和复发AML的治疗:①HD Ara-C联合化疗,对年龄55岁以下、支持条件较好者,可选用;②启用新药联合化疗,如氟达拉滨、阿糖胞苷(Ara-C)和G-CSF±IDA(去甲氧柔红霉素)(FLAG±L);或托泊替康+环磷酰胺(CTX)+Ara-C+VP-16等;③对于年龄偏大或继发性AML,可采用预激化疗;④HSCT,除HLA相和的HSCT外,还包括HLA部分相和或半相和的移植;⑤免疫治疗,非骨髓造血干细胞移植(NST)、供者淋巴细胞输注(DLI)、髓系单克隆抗体等。

(2)难治性和复发ALL的治疗:首先,应考虑选用新的抗癌药物,并且要与其他抗癌药物联合应用以提高疗效;其次,可考虑采用中、高剂量Ara-C或MTX治疗,对于再次达CR后的此类患者,若有条件应早行造血干细胞移植。常用的有以下治疗方案。①HD-MTX,从 $200mg/m^2$ 开始,于数周内增至 $6g/m^2$,以甲酰四氢叶酸钙(亚叶酸钙)或门冬酰胺酶(L-ASP)解救,CR 率达 33%～75%。②以 HD-Ara-C 为基础的方案,HD-Ara-C 用药一般为 12 小时 1 次,共 4～12 次,每疗程累积剂量 12～36g/m^2。③以 HD-CTX 为基础的方案。④VAD 方案,不良反应轻,易耐受。

(二)造血干细胞移植

儿童非高危级急性淋巴细胞白血病因化疗效果较好,不必在第 1 次缓解后进行造血干细胞移植。大多数急性白血病患者[除伴有 t(15;17)的急性早幼粒细胞白血病],年龄在 50 岁以下,只要有 HLA 匹配的供者都应该在第 1 次缓解期内进行造血干细胞移植。

(三)一般治疗

1.防治感染

白血病患者常伴有中性粒细胞减少,特别是在化疗、放疗期间出现的中性粒细胞缺乏持续时间较长,因此防治感染非常重要。应加强基础护理,强调口咽、肛门周围和饮食的清洁卫生。有条件时应将患者置于洁净室中治疗。化疗前有局灶性感染要予以根除。体温>38℃者,应仔细查找感染灶和检测病原菌,病原菌未明确前可经验性试用抗生素治疗,待培养及药敏结果回报后再调整用药。发热、感染严重者,可应用大剂量丙种球蛋白。粒细胞集落刺激因子(G-CSF)或粒细胞巨噬细胞集落刺激因子(GM-CSF)用于粒细胞缺乏者,疗效较好。

2.控制出血

白血病患者出血的主要原因是血小板减少,因此,补充血小板是较有效的措施。使周围血小板数至少维持在 $20\times10^9/L$ 以上,同时应用止血药物。如果出血系由 DIC 引起(如 M_3),应给予适当的抗凝治疗。鼻或牙龈出血可用填塞或明胶海绵局部止血。

3.纠正贫血

严重贫血可输入红细胞悬液,改善患者的明显缺氧。但白细胞淤滞时,不宜马上输红细胞以免进一步增加血黏度。争取白血病缓解是纠正贫血最有效的方法。

4.高尿酸血症的处理

血尿酸>420mg/L 时,应给予别嘌醇 0.1g,每日 3 次口服,抑制尿酸形成;给予碳酸氢钠碱化尿液;补充液体保证足够尿量,防止尿酸积聚在肾小管,损伤肾。

5.高白细胞血症

当循环血液中白细胞>$200\times10^9/L$ 时,患者可产生白细胞淤滞症。表现为呼吸困难,甚至呼吸窘迫、反应迟钝、颅内出血等。高白细胞血症不仅增加患者的早期病死率,也增加髓外白血病的发病率和复发率。因此,当白细胞>$100\times10^9/L$ 时,就应该紧急使用血细胞分离机,单采清除过高的白细胞,同时给予化疗药物和水化。无此条件的,给予羟基脲 2～3g/d,或小剂量联合化疗,待白细胞降至 $30\times10^9/L$ 以下时给予标准方案化疗。注意预防高尿酸血症、酸中毒、电解质紊乱、凝血功能异常等并发症。

6.营养支持治疗

白血病是严重消耗性疾病,特别是化疗、放疗的不良反应可引起患者消化道黏膜炎及功能紊乱,因此应该注意补充营养,维持水电解质平衡,给予患者高蛋白、高热量、易消化食物,必要时给予静脉营养。

五、病情观察

（1）观察患者的症状、体征特点，重点观察化疗后患者的症状、体征是否缓解或减轻，如牙龈肿胀、皮肤结节或肿块是否消失；皮肤、黏膜出血是否减轻；如有中枢神经系统累及的，则观察治疗后患者的头痛、呕吐、抽搐等症状是否改善或消失；有肺部感染或有牙龈炎、肛周炎的则应观察抗感染治疗后炎症是否控制。治疗中，应定期随访血象、骨髓象、血液生化、脑脊液等，以评估治疗疗效。同时，化疗过程中，应注意观察有无化疗药物的不良反应，以便及时对症处理。

（2）白血病一经诊断，患者均须住院治疗，并进一步行 FAB 分型，有条件时应行 MICM 分型，以选择合适的治疗方案。治疗中应观察患者的症状、体征是否缓解，定期复查血象、骨髓象，一般每个疗程结束，均须复查骨髓象，以判断化疗方案是否有效。治疗效果不明显或无效的，可换用其他化疗方案；注意有无化疗药物本身的不良反应，以便及时处理；证实有肺部感染或有牙龈炎、肛周脓肿等，则予强力抗生素，控制感染，并行便、尿、血等细菌培养，以指导选用敏感抗生素；证实有中枢神经系统累及的，应予相应的治疗；如有条件，在第一次化疗取得缓解后，可行骨髓移植治疗；治疗后完全缓解，可予以出院，出院后均应复查骨髓象和染色体、融合基因等，以了解患者的具体情况，并应告知患者定期门诊随访、定期化疗，以巩固疗效。

六、注意事项

1. 医患沟通

诊断一旦确立，应即刻告知患者或其亲属急性白血病的性质、特点、常见诱因、国内外治疗现状、化疗的组成、疗程与疗效及利弊，如实告知患者病情的预后凶险，以便患者家属能理解。需行骨髓移植治疗的，应由患者亲属签署知情同意书。

2. 经验指导

（1）近年来，以形态学为基础，结合免疫学、遗传学和分子生物学为一体的 MICM 分型方法已使诊断准确率达到 90% 以上。因而，在有条件的情况下，诊断时应尽可能完善 MICM 分型诊断，为正确诊断提供依据。

（2）联合化疗目前仍是除 M_3 以外的急性白血病唯一的诱导缓解治疗手段，因此，一旦诊断明确，应尽可能早地给予足量化疗药物，力争一疗程即获完全缓解。

（3）由于初治患者的体内免疫功能和正常造血功能尚处于轻微受损阶段，而且白血病细胞对化疗药物较敏感，骨髓化疗有望取得较好的疗效。大量临床实践证明，化疗获得完全缓解的时间越短，患者生存期越长，复发率越低。

（4）鉴于白血病的整个治疗花费很大，临床上，经治医师应充分考虑患者的白血病类型以及患者的经济承受能力，选择适当的治疗方案。

（5）骨髓移植近年来发展很快，已成为延长白血病患者生存期乃至临床治愈的重要方法，尤其是异基因干细胞移植的应用，越来越为临床所采用，值得重视。

（6）未经治疗的急性白血病患者平均生存期仅为 3 个月左右，短者甚至在诊断数日后即死亡。经过现代治疗方法，已有不少患者取得疾病缓解以至长期存活。对于 ALL，1～9 岁且白细胞 $<50\times10^9/L$ 者预后最好。年龄较大与白细胞计数较高的白血病患者预后不良。急

性早幼粒细胞白血病若能避免早期死亡,则预后较好,多可治愈。染色体异常者:①AML 患者有 5⁻、7⁻、5q⁻、7q⁻ 和复杂染色体异常,预后较差,而 t(8;21)、t(15;17)或 inv(16)的预后良好;②ALL 患者有 t(9;22)且白细胞>25×10⁹/L 者,预后差。此外,继发于放疗、化疗或 MDS 的白血病、复发及有多药耐药者,以及需较长时间化疗才能缓解者,预后均较差。合并髓外白血病预后也较差。

第二节　慢性粒细胞白血病

慢性粒细胞白血病(CML)是一种发生在早期多能造血干细胞的恶性骨髓增生性疾病,其临床特征是外周血白细胞持续进行性增高,骨髓和外周血各期幼稚和成熟的粒细胞显著增多,以中、晚幼粒细胞为主,脾大。95%的患者骨髓细胞有特征性细胞遗传学异常(费城染色体阳性 Ph+)、BCR/ABL 融合基因阳性。CML 在我国占全部白血病的 18%～20%,居白血病第 3 位。全球发病率为 1/10 万,发病率随年龄而增加,年龄中位数为 45 岁,50～60 岁为高峰,男性略多于女性。

一、病因与发病机制

(一)病因

CML 病因未明,电离辐射能增加 CML 的发病率;化学毒物及药物可诱发急性白血病,但引起 CML 者甚少,仅有 DNA 拓扑异构酶 Ⅱ 抑制剂致 t(9;22)阳性白血病的少数报道;家族中多发 CML 病例罕见,故遗传病因尚无证据,相反,CML 已被认为是一种获得性疾病。

(二)发病机制

90%以上的 CML 患者的血细胞中出现 Ph 染色体、t(9;22)(q34;q11),形成 BCR/ABL 融合基因,其编码的蛋白为 p210,可使酪氨酸激酶活性显著增强,激活癌基因 Ras、c-myc、bcl-2等,影响细胞增殖分化、凋亡,抑制正常造血而发病。

二、诊断

(一)分型

1. 慢性期(CP)

(1)无症状或有低热、乏力、多汗、体重减轻等非特异性表现。

(2)外周血白细胞计数增高,主要为中性中、晚幼和杆状核粒细胞。原粒细胞+早幼粒细胞<10%,嗜酸性和嗜碱性粒细胞增多,可有少量有核红细胞。

(3)骨髓增生明显至极度活跃,以粒系增生为主,中、晚幼粒细胞和杆状核粒细胞增多,原始粒细胞(Ⅰ型+Ⅱ型)<10%。

(4)美国国家癌症研究院(NCI)提出的标准是骨髓及外周血中原始细胞+早幼细胞<5%。

(5)90%Ph 染色体阳性。

(6)BCR/ABL(融合基因应用特异性强、灵敏度高的检测技术检测)阳性率为 90%～100%。

(7)粒细胞单核细胞集落生成单位(CFU-GM)与正常骨髓相似或明显增加。

2.加速期(AP)

(1)不明原因的发热、贫血、出血加重和(或)骨骼疼痛。

(2)脾进行性肿大。

(3)对传统的抗 CML 药物无效。

(4)外周血和(或)骨髓原始细胞>10％或 20％。

(5)外周血嗜碱性粒细胞>20％。

(6)骨髓中有显著的胶原纤维增生。

(7)出现 Ph 以外的其他染色体异常。

(8)BCR/ABL 基因阳性。

(9)p53 基因重排,p53 基因点突变或过量表达。

(10)CFU-GM 增殖和分化缺陷、集簇增多,集簇和集落的比值增高。

3.急变期

具有下列之一者可诊断为急变期(BP 或 BC)。

(1)外周血中原始粒细胞＋早幼粒细胞>30％。

(2)骨髓中原始粒细胞＋早幼粒细胞>50％。

(3)原始粒细胞(Ⅰ型＋Ⅱ型)或原淋巴细胞＋幼淋巴细胞或原单＋幼单在外周血或骨髓中>20％。

(4)骨髓外原始细胞浸润。

(5)CFU-GM 培养呈小簇生长或不生长。

(二)临床表现

多数起病缓慢,早期常无自觉症状,患者可因健康体检或检查其他疾病时才发现血象异常或脾肿大而被确诊。有些患者因乏力、多汗、体重减轻、低热等非特异的症状就诊。90％的患者脾肿大,程度不一,肋下可触及巨脾,质硬,常有明显切迹。可有轻至中度肝肿大,淋巴结肿大少见。胸骨常有压痛,以胸骨柄下端为著,是由白血病细胞大量浸润所致。眼底视网膜浸润,可见到视网膜血管迂曲扩张,并可见呈片状的出血斑以及白色浸润中心。白细胞极度增高时(如>100×10⁹/L)可发生白细胞淤滞症,表现为呼吸窘迫、头晕、言语不清、中枢神经系统出血、阴茎异常勃起等表现。另外,比较少见的有:高尿酸血症可诱发急性痛风关节炎及尿酸性肾病;巨脾并发脾梗死或脾周围炎时,出现左上腹、左胸背及左肩痛,常随呼吸加重;皮肤瘙痒、痤疮性荨麻疹、胃及十二指肠溃疡的系列症状;中性粒细胞皮肤浸润致痛性结节,即 Sweet 综合征。

(三)辅助检查

1.血象

白细胞显著增高,常超过 20×10⁹/L,约半数患者>100×10⁹/L,血涂片以中幼粒细胞及成熟粒细胞为突出。原始粒和早幼粒细胞不超过 5％。嗜碱性和嗜酸性粒细胞绝对数增多。随病情发展,红细胞和血红蛋白下降。血小板正常或中度增加,随病情进展,部分患者血小板下降,甚至<100×10⁹/L。

2.骨髓象

增生明显活跃或极度活跃,红系、粒系、巨核系普遍增生,以粒系突出,粒红比例明显增高,可达(15~20):1。粒系各阶段均增加,以中晚幼粒细胞显著。原始粒＋早幼粒细胞不超过 10%(慢性期)。嗜碱性和嗜酸性粒细胞增加更显著,可超过 20%。疾病晚期红系明显受抑。巨核细胞早期增多,晚期减少。骨髓易干抽。骨髓活检各系细胞增生旺盛。疾病过程中有不同程度的骨髓纤维化。

3.组织化学与生物化学

中性粒细胞碱性磷酸酶(NAP)积分在 90% 的 CML 患者,活性明显减少。血清尿酸、溶菌酶、乳酸脱氢酶、维生素 B_{12} 往往增高。

4.染色体检查

90% 以上患者可发现 Ph 染色体,是 CML 的标志染色体,可存在于所有血细胞中。慢性期,大约 70% 的患者为典型的 t(9;22)(q34;q11),另有 20% 患者可表现为特殊的核型,如 t(Ph)-Y、t(Ph)+8 等。当进入加速期或急变期时,约 75% 患者合并 Ph 染色体以外的染色体核型异常,主要有 22q⁻、P+8 及 +19 等。

5.分子生物学检查

大多数患者融合基因阳性。

6.免疫表型检测

慢性期 CD34、CD33 或 HLA-DR 阳性率略高于正常;CD15、CD11b 阳性率明显增高。加速期、急变期 CD34、CD33 或 HLA-DR 明显高于正常(并先于细胞形态学改变)。

(四)诊断

最具诊断价值的是胸骨压痛和(或)自发疼痛;其次为脾明显肿大。

(五)鉴别诊断

1.类白血病反应

常并发于严重感染、恶性肿瘤等基础疾病,并有相应原发病的临床表现。类白血病反应一般白细胞多为 $50 \times 10^9 / L$,很少 $>200 \times 10^9 / L$。嗜碱性粒细胞不增多,中性粒细胞有中毒颗粒,NAP 积分明显增高,Ph 染色体阴性。原发病去除后,类白血病反应也随之消失。

2.原发性骨髓纤维化

虽然两者均有显著脾大,但原发性骨髓纤维化患者外周血白细胞数一般比 CML 少,多不超过 $30 \times 10^9 / L$,且波动不大。NAP 阳性。外周血有核红细胞、泪滴形红细胞较明显。Ph 染色体阴性。骨髓常干抽,骨髓活检证实有骨髓纤维化。

3.其他原因引起的脾肿大

血吸虫病、慢性疟疾、黑热病、肝硬化、脾功能亢进等均有脾大。但各病均有各自原发病的临床特点,并且血象及骨髓象无 CML 的改变,Ph 染色体阴性等。

三、治疗

1.单药治疗

(1)羟基脲:起效快,但持续时间短。常用剂量为 3g/d,分 3 次口服,待白细胞减至 $20 \times 10^9 / L$ 时,剂量减半。降至 $10 \times 10^9 / L$ 时,改为维持量 $(0.5 \sim 1) g / d$。本药不良反应少,为当前首选的化疗药物和基础治疗药物。

(2)白消安:初始剂量 $4 \sim 6 mg / d$。待白细胞数降至 $20 \times 10^9 / L$ 时应停药,待稳定后改小剂量(每 $1 \sim 3$ 日 2mg),使白细胞保持在 $(7 \sim 10) \times 10^9 / L$。本药起效慢,不良反应多。目前,国内已将其作为二线药物。

(3)其他药物:砷剂、靛玉红、异靛甲、美法仑和高三尖杉酯碱也有效。

2.联合化疗

两种或两种以上抗白血病的口服药联合应用,或序贯用药,或选用治疗 AML 的化疗方案,如 MA、HA。

3.干扰素-α

该药通过直接抑制 DNA 多聚酶活性和干扰素调节因子(IRF)的基因表达,从而影响自杀因子(Fas)介导的凋亡;还增加 Ph 阳性细胞 HLA 分子的表达量,有利于抗原递呈细胞和 T 细胞更有效地识别。剂量(300~500)万 U/(m² · d),皮下或肌内注射,每周用 3~7 次,持续用数月至数年不等。由于此药起效慢,因此,对白细胞增多显著者,宜在第 1~2 周并用羟基脲或小剂量阿糖胞苷(Ara-c)。干扰素-α 可使 50%~70% 的患者获血液学缓解(HCR,指血象、骨髓象恢复正常);10%~26% 的患者可获显著细胞遗传学缓解(MCR,指骨髓 Ph1 阳性细胞<35%),但 BCR-ABL 融合基因 mRNA 仍然阳性;获 MCR 者生存期延长。常见不良反应为畏寒、发热、疲劳、厌食、恶心、头痛、肌肉及骨骼疼痛。同时并用对乙酰氨基酚、苯海拉明等可减轻不良反应,但部分患者常需减量,约 25% 的患者因无法耐受而停药。与 Ara-C 联合使用可提高有效率,其 HCR、MCR 和完全细胞学缓解(CCR,Ph 阳性细胞为 0)分别为 67%、27% 和 7%,但不良反应也增加。近期使用聚乙烯乙二醇(PEG)干扰素,每周用药 1 次,结果表明,其能够减轻不良反应。

4.伊马替尼

伊马替尼(STI571)为 2-苯胺嘧啶衍生物,能特异性阻断 ATP 在 ABL 激酶上的结合位置,使酪氨酸残基不能磷酸化,从而抑制 BCR/ABL 的增殖。伊马替尼除了抑制细胞内酪氨酸激酶 ABL 和 BCR-ABL 之外,还可以抑制其他两种酪氨酸激酶,即 PDGF-R 和 e-Kit。伊马替尼适用于治疗 Ph1(BCR-ABL)阳性的慢性期、加速期、急变期 CML。给药方式为每日 1 次,口服给药,进餐时服用,并饮大量的水。慢性期 CML 患者剂量为 400mg/d。加速期或急变期 CML,剂量为 600~800mg/d。在应用该药时,应注意外周血象和肝功能的变化。中性粒细胞减少和血小板减少是重要的血液学方面的不良反应。其他方面的不良反应有恶心、呕吐、腹泻、肌痛、肌肉痉挛及皮疹。表皮水肿是最常见的不良反应,主要为眼眶周围或者下肢水肿。

5.异基因造血干细胞移植(allo-SCT)

这是目前普遍认可的根治性标准治疗。骨髓移植应在 CML 慢性期待血象及体征控制后尽早进行,患者年龄以 45 岁以下为宜。在慢性期第 1 年内进行移植,5 年无病生存率可达到 60%~80%。移植物抗宿主病(GVHD)是 allo-SCT 的致命并发症,20%~30% 的患者死于移植相关病。年龄是影响移植预后的主要原因,CML 患者接受 allo-SCT 的极限年龄为 50 岁。加速期、急变期进行 allo-SCT 的存活率分别是 40% 和 20%,明显低于慢性期者。也可考虑非清髓造血干细胞移植(NST)。NST 为降低预处理强度的 allo-SCT,由于其移植相关的病死率低,对部分患者尤其是年龄较大不适合常规移植者已取得了较好的初步效果。

6.其他治疗

(1)白细胞淤滞症的紧急处理如下。①白细胞单采,适用于白细胞数过高、>100×10⁹/L 或妊娠者,可缓解症状、减少化疗杀伤的白血病细胞数,从而减少尿酸生成,但持续时间短、费用高。用血细胞分离机分离去除白细胞,一次单采可降低外周血循环白细胞数的 1/3~1/2,症状严重不能缓解者可每日分离 1~2 次至症状改善;孕妇也适用此法。②羟基脲,为防止大量白血病细胞溶解引起的心、肾并发症,要注意水化和碱化尿液,并保证每日尿量大于2000mL。

(2)脾区放疗:目前,脾区放疗偶用于伴有胀痛的巨脾,以缓解症状,但不能改变病程。

7.CML急性变的治疗

(1)髓系急性变者可采用ANLL方案化疗,急性淋巴细胞白血病变可按ALL方案治疗。

(2)伊马替尼:HCR、MCR和CCR分别为8%、16%和7%,且疗效维持短暂。

(3)allo-SCT:复发率高达60%,长期DFS仅为15%~20%。对于重回慢性期后做移植者,其效果同AP。

四、病情观察

(1)诊断不明确者,应根据患者的症状、体征行血常规、骨髓检查,以尽快明确诊断。诊断明确者,可予以相应的化疗。治疗中,重点观察患者的症状是否改善,脾肿大是否缩小,血象、骨髓象是否恢复,是否达到完全缓解,评估治疗效果;注意观察有无骨髓抑制、胃肠道不良反应等,以便及时调整治疗用药及用药剂量。

(2)诊断明确者,则根据患者的具体情况,予以药物治疗,注意监测、随访治疗效果,以便根据治疗反应及时调整有关治疗方法;慢性粒细胞白血病初始可住院治疗,待病情控制后,带药回家治疗,定期门诊复查。治疗期间,应每周至少检查血常规和白细胞分类1次、每1~2个月复查骨髓1次、每3个月复查染色体和BCR/ABL融合基因1次。无论患者是否完全缓解,均需长期随访。如为加速期或为急变期,则应加强相关的治疗,并按急性白血病的治疗方案进行治疗。

五、注意事项

1.医患沟通

诊断确立者,经治医师应如实告知患者或其亲属有关慢性粒细胞白血病的性质、特点、常见诱因、国内外治疗现状、疗程与疗效及利弊,如实告知患者的预后,以便患者及家属理解和支持。治疗中,涉及本病的病情变化,尤其出现加速期、急变期等,往往预后差,应注意与家属的沟通,以使其能理解病情的发展,做好心理准备。经治的医护人员要竭尽全力帮助患者,以缓解患者症状,提高生活质量。

2.经验指导

(1)根据患者有巨脾、白细胞数增高、白细胞分类中见各期幼稚细胞等特点,典型慢性粒细胞白血病诊断不难。随着细胞遗传学和分子生物学的发展,人们发现过去的Ph阴性慢性粒细胞白血病,经实时PCR(RT-PCR)技术均可出现BCR/ABL融合基因表达,因而在有条件的情况下,诊断慢性粒细胞白血病时,应尽可能在做骨髓涂片检查的同时进行染色体和融合基因分析,以完善其诊断。

(2)近年来,染色体荧光原体杂交(FISH)技术和实时PCR技术已被逐渐应用于慢性粒细胞白血病的诊断、判断疗效和预测后以及检测微小残留病。

(3)慢性粒细胞白血病尽管病程较长,但几乎所有病例在经过慢性期以后,均不可避免地进入终末期,此时治疗难度大、疗效差,因而慢性粒细胞白血病总的预后不良。为了尽可能延长患者的生存期,本病一经确诊,可根据患者的年龄、家庭经济状况为患者选择合适的治疗方法,对年轻而经济状况佳且有合适供者的患者,可行干细胞移植术或予格列卫单用或格列卫联合亚砷酸治疗。

(4)慢性粒细胞白血病诊疗是一个长期过程,应告知患者与亲属,患者需定期门诊随访,定期化检,根据血常规等检查结果调整治疗方法或药物剂量,不可随意增减或更换药物。

(5)CML 化疗后中位生存期为 39～47 个月,5 年生存率为 25％～35％,8 年存活率为 8％～17％,个别可生存 10～20 年。目前认为,老龄、巨脾、白细胞数过高、血小板数过高或低于正常、附加染色体异常均为预后不良因素。近年来,HSCT 和伊马替尼治疗 CML 已经并继续改变着 CML 的预后和生存。通过细胞和分子遗传学、定性和定量 PCR 技术,分别检测 Ph 染色体和 *BCR/ABL* 融合基因 mRNA 来进行微小残留病灶的动态监测,并实施相应的治疗,以进一步追求 Ph 染色体和 *BCR/ABL* 融合基因持续阴性和疾病的根除。

第三节 慢性淋巴细胞白血病

慢性淋巴细胞白血病(chronic lymphocytic leukemia,CLL)简称慢淋,是一种起源于淋巴细胞的肿瘤性疾病,是由于单克隆性小淋巴细胞凋亡受阻、存活时间延长而大量积聚在骨髓、血液、淋巴和其他器官,最终导致正常造血功能衰竭的低度恶性疾病,其特点为成熟形态的淋巴细胞在体内积聚,使血液和骨髓中淋巴细胞增多,肝、脾、淋巴结肿大,最后累及淋巴系统以外的其他组织,95％以上的 CLL 为 CD5 阳性的 B 细胞型,3％～5％为 T 细胞型。CLL 在我国发生率较低,仅占慢性白血病的 10％,日本和印度与我国相似。近年来,随着我国人口老龄化及多种因素的影响,CLL 患者有增多趋势,欧洲、澳大利亚、北美白人以及黑人的发病率是中国、印度及日本的 20～30 倍,占慢性白血病的 50％或更多,患者多为老年人,中位发病年龄为 65～70 岁,30 岁以下者极为罕见,但 20％～30％的病例于 55 岁前发病,年发病率约为 3/10 万。男女发病比约为 2:1。

一、病因

现仍无确凿证据证实接触化学物质和射线、饮食、吸烟、病毒感染和自身免疫性疾病为本病的高危因素,但患者一级和二级亲属淋巴系统恶性肿瘤发病率增高。许多家族尚存在患者后代发病年龄更早、病情更重的现象。经治和未治患者第二肿瘤发病率增高。

二、诊断

(一)分型

分期的目的在于帮助选择治疗方案及估计预后。CLL 最早以及最常用的分期标准包括 Binet 和 Rai 分期。

1.慢性淋巴细胞白血病的 Binet 分期

(1)A:血和骨髓中淋巴细胞增多,＜3 个区域的淋巴组织肿大,中位存活期＞10 年。

(2)B:血和骨髓中淋巴细胞增多,≥3 个区域的淋巴组织肿大,中位存活期 7 年。

(3)C:除与 B 期相同外,尚有贫血(血红蛋白:男性＜120g/L,女性＜110g/L)或血小板减少(＜100×10^9/L),中位存活期 2 年。

2.慢性淋巴细胞白血病的 Rai 分期

(1)0 期:仅有外周血及骨髓淋巴细胞绝对值增多。

(2)Ⅰ期:0 期伴淋巴结肿大。

(3)Ⅱ期:0 期伴脾和(或)肝大,伴或不伴淋巴结肿大。

(4)Ⅲ期:0 期伴贫血(血红蛋白<110g/L)。

(5)Ⅳ期:0 期伴血小板减少(血小板<100×10^9/L)。0 期属低危组,中位生存时间在 150 个月以上,通常仅随诊观察,不予治疗。Ⅰ、Ⅱ期属中危组,中位生存时间分别为 101 个月及 90 个月,如淋巴结、肝、脾任一部位出现明显肿大,应开始治疗。Ⅲ~Ⅳ期属高危组,中位生存期仅为 19 个月,必须立即积极治疗。

(二)临床表现

1.典型 B 细胞慢淋

起病缓慢,早期常无症状,可在体检或血常规检查时偶然发现,另一些则因淋巴结或肝、脾肿大而被发现。肿瘤本身可引起疲倦、乏力、盗汗、消瘦等症状。

(1)淋巴结肿大:80%的 CLL 患者诊断时有无痛性淋巴结肿大,是 CLL 最常见的体征,多在颈部、锁骨上及腋窝淋巴结,随着病情的进展,可由小变大,由少增多,由局部至全身。肿大的淋巴结具表面光滑、无粘连、可活动、质地硬、无压痛等特点。腹腔淋巴结可引起腹痛、泌尿道梗阻和肾盂积水,纵隔淋巴结肿大可引起咳嗽、声音嘶哑及呼吸困难等。扁桃体、泪腺、唾液腺受累时,可产生米库利兹综合征。

(2)肝、脾肿大:脾肿大常见,占 40%,轻至中度肿大,晚期可达盆腔,偶可发生脾梗死或脾破裂;肝肿大占 10%左右,程度不如脾,当明显肿大伴肝功能损害时,常提示晚期。

(3)结外损害:10%的患者有皮肤表现,较慢性粒细胞白血病多见,呈散在性红色或紫红色斑丘疹,为白血病细胞的皮肤浸润所致。也可有非浸润性皮肤损害,如皮肤瘙痒、色素沉着、红斑、剥脱性皮炎。胃及小肠浸润常见,可见纳差、腹胀、消化不良、黑便、腹泻等。肺部浸润主要有弥漫性结节、粟粒状浸润及胸腔积液。胸腔积液常为血性,也可因淋巴梗阻发生乳糜胸腔积液。骨骼病变常见的有脱钙及骨质稀疏,溶骨少见。病理检查显示,60%以上的患者肾双侧性白血病细胞浸润,但一般病变轻微,约 20%的患者有蛋白尿及显微镜血尿。神经系统病变有斑点状脑浸润,甚至有结节性脑瘤形成,也可发生脑膜、第Ⅷ对脑神经、下丘脑垂体及周围神经病变,颅内压可增高。

(4)免疫缺陷表现:由于免疫异常致免疫功能减退而发生各种感染,最常见的感染有呼吸道、皮肤、胃肠道、泌尿系统及血液系统感染等。带状或单纯疱疹发生率较高。患者易有化脓性感染如肺炎等,也有伴发第二种恶性肿瘤,尤以皮肤及结肠肿瘤为著。同时伴发弥漫性组织细胞性淋巴瘤者,称为 Richter 综合征,发生率约为 3.3%。此外,也可伴发类风湿关节炎及重症肌无力等。

(5)自身免疫性溶血性贫血:约 8%的患者可并发自身免疫性贫血。

2.T 细胞慢性淋巴细胞白血病

临床特点是起病迅速、肝脾肿大、淋巴细胞中度增多,常侵犯中枢神经系统、性腺及真皮深部,对治疗反应差,生存时间短。

(三)辅助检查

1.血常规

白细胞总数升高,大多为$(30\sim100)\times10^9/L$,以成熟小淋巴细胞为主,占$60\%\sim90\%$,淋巴细胞绝对值$>5\times10^9/L$。淋巴细胞绝对值为$(3\sim5)\times10^9/L$时,应多次查血常规,可见少数幼稚淋巴细胞和个别原始淋巴细胞。中性粒细胞百分比降低。随着病情的发展,血小板减少、贫血逐渐明显。8%的患者可出现免疫性溶血性贫血。

2.骨髓检查

(1)骨髓象:骨髓增生活跃,淋巴细胞显著增多,占30%以上,形态基本与外周血一致,原始淋巴细胞一般不超过$1\%\sim2\%$。红系、粒系及巨核系均减少,伴有溶血时,幼红细胞可代偿性增生。细胞化学、糖原染色(PAS)部分细胞呈阴性反应,部分呈颗粒状阳性。中性粒细胞碱性磷酸酶积分不一定增高,在早期甚至降低,此特征与急性淋巴细胞白血病不同。

(2)骨髓病理:骨髓增生极度活跃,分化成熟的小淋巴细胞均一性、弥漫或结节性增生,粒、红、巨核系细胞极少或缺乏。有的骨髓增生较活跃,小淋巴细胞呈间质性或结节性或结节加间质性(混合性)弥漫型浸润,粒、红、巨核系细胞有不同程度的减少。弥漫型提示病程进展迅速,预后较差。

3.免疫学检查

$40\%\sim50\%$的患者正常免疫球蛋白减少。约5%的患者血清中出现单克隆球蛋白高峰,IgM型多见,可伴有高黏滞血症和冷球蛋白血症,20%的病例可有抗人球蛋白试验阳性。IgG及IgA较少见。少数患者可出现重链病或轻链型蛋白尿。

4.免疫表型

淋巴细胞具有单克隆性。源于B细胞者,其轻链只有κ或λ链中的一种,小鼠玫瑰花结试验阳性,膜表面免疫球蛋白(SmIg)弱阳性(IgM或IgD),CD5、CD19、CD20、CD21阳性;CD10、CD22阴性。源于T细胞,其绵羊玫瑰花结试验阳性,CD2、CD3、CD7、CD8(或CD4)阳性。CD38高表达为不良预后因素。ZAP-70是T细胞的标志性抗原,正常的T细胞其含量较高,而在B细胞中不存在或表达极低,但在部分慢淋患者的B细胞中发现有ZAP-70异常高表达。有B细胞ZAP-70高表达的慢淋患者预后差。

5.染色体及基因突变

研究表明,$50\%\sim80\%$的患者有染色体异常。$13q^-$、12三体、$11q^-$患者,中位存活期分别为133、114、79个月。免疫球蛋白可变区(IgV)基因突变发生在约50%的CLL病例中,此类病例生存期长;而无IgV突变者预后较差,约17%的B系CLL存在$p53$缺失,此类患者对烷化剂和抗嘌呤类药物耐药,生存期短,中位存活期为32个月。

6.淋巴结病理

淋巴结结构破坏,由弥漫浸润的小淋巴细胞替代。组织学和低度恶性的小细胞性淋巴瘤完全相同,病理上两者不能区别。

7.影像学检查

B超、CT可检出肿大的深部淋巴结及肝脾肿大,X线胸片可检出胸腔内的肿大淋巴结,为分期提供依据。

（四）诊断

符合以下 3 项即可诊断。

(1)外周血白细胞增多$>10×10^9/L$,淋巴细胞绝对值$≥5×10^9/L$。

(2)骨髓增生,淋巴细胞$≥40\%$,幼淋巴细胞$<10\%$,原淋巴细胞$<2\%$。

(3)除外引起淋巴细胞增多的其他疾病。

（五）鉴别诊断

1. 成人良性淋巴细胞增多症

常见于病毒、细菌感染及自身免疫性疾病、甲状腺功能亢进症、脾切除术后。

2. 淋巴瘤细胞白血病

与 CLL 易混淆者通常由滤泡或弥漫性小裂细胞型淋巴瘤转化而来,具有原发病淋巴瘤的病史,细胞常有核裂并呈多形性;淋巴结和骨髓病理活检显示明显滤泡结构;免疫表型为 SmIg、FMC7 和 CD10 强阳性,CD5 阴性。

3. 幼淋巴细胞白血病(PLL)

病程较 CLL 急,脾明显肿大,淋巴结肿大较少,白细胞数往往很高,血象和骨髓象有较多的带核仁的幼淋巴细胞;PLL 细胞高表达 FMC7、CD22 和 SmIg;CD5 阴性;小鼠玫瑰花结试验阴性。

4. 毛细胞白血病(HCL)

全血细胞减少伴脾大者诊断不难,但有部分 HCL 的白细胞升高达$(10\sim30)×10^9/L$,这些细胞有纤毛状胞浆突出物、酒石酸抵抗的酸性磷酸酶染色反应阳性,CD5 阴性,高表达 CD25、CD11c 和 CD103。

5. 伴绒毛淋巴细胞的脾淋巴瘤(splenic lymphoma with circulating villous lymphocytes, SLVL)

为原发于脾的一种恶性淋巴瘤,多发生于老年人,脾肿大明显,白细胞数为$(10\sim25)×10^9/L$,血和骨髓中出现数量不等的绒毛状淋巴细胞,$1/3\sim1/2$ 的患者伴有血、尿单克隆免疫球蛋白增高。免疫标志为 CD5、CD25、CD11c 和 CD103 阴性,CD22 和 CD24 阳性。脾切除有效,预后较好。

三、治疗

CLL 呈惰性病程,目前不能用药治愈,即使早期治疗也不能延长患者生存期。因此,一般早期 CLL 患者无须治疗,定期复查即可。当出现以下表现时才有治疗指征:①贫血和(或)血小板减少;②有体重减少$≥10\%$、极度疲劳、发热$(>38℃)$超过 2 周、盗汗等明显症状;③脾明显肿大或伴脾疼痛;④淋巴结明显肿大或伴压迫症状;⑤淋巴细胞倍增时间小于 6 个月;⑥转为幼淋巴细胞白血病或 Richter 综合征。

1. 化学治疗

(1)单药化疗:常用的药物为肾上腺皮质激素、苯丁酸氮芥(Chlorambucil,CLB)和氟达拉滨(Nudarabine)。①肾上腺皮质激素:可用泼尼松 $40\sim60$mg,连用 1 周,后逐渐减量至停用。②烷化剂苯丁酸氮芥:完全缓解率为 15%,部分缓解率为 65%。有连续和间断两种用法。连续应用:口服(2~4)mg/d,逐渐加量至(6~8)mg/d,待淋巴细胞减少50%时减量,稳定后予维持量;间断应用:(0.1~0.175)mg/(kg·d),连用4日,每2~4周为1个疗程。根据血象决定疗程。③氟达拉滨:是目前最有效的单剂治疗药物,它是单磷酸腺苷氟化物,干扰腺苷代谢,对难治性CLL有效。使用剂量一般为(25~30)mg/(m²·d),维持30分钟,连续5日静脉滴注,每4周1个疗程,有效率为50%~80%,包括38%完全缓解。口服40mg/(m²·d)即可达到标准静脉剂量25mg/(m²·d)的作用强度。最常见的不良反应是骨髓抑制,血液学表现为中性粒细胞减少、贫血和血小板减少。其他不良反应如胃肠道反应多为轻中度。口服的耐受性与静脉制剂相似。初治优于复治。④其他药物:克拉屈滨(Cladribine,2-CdA)和喷司他丁(Pentostatine,DCF)、阿糖胞苷、依托泊苷及烷化剂环磷酰胺等。

（2）联合化疗。①CLBL＋泼尼松:CLBL:0.1~0.175mg/(kg·d),连用4日,泼尼松80mg,连用5日,每2~4周为1个疗程,重复至缓解或骨髓抑制。治疗的总有效率为80%。②含氟达拉滨联合化疗方案:氟达拉滨＋环磷酰胺,氟达拉滨＋米托蒽醌,氟达拉滨＋CLBL。均不比单剂应用氟达拉滨优越。③环磷酰胺＋长春新碱＋泼尼松（COP）方案:环磷酰胺300~400mg/(m²·d),连用5日,长春新碱2mg,第1日,泼尼松40mg,5日,每3~4周为1个疗程。完全缓解率可达25%,部分缓解率可达50%。④环磷酰胺＋长春新碱＋多柔比星＋泼尼松（CHOP）方案。COP方案＋多柔比星25mg/(m²·d),第1日,进展期CLL患者用CHOP方案生存期比用COP方案者延长。

2.生物治疗

（1）干扰素-α:早期CLL应用干扰素-α有1/4~1/2可获得部分缓解,但完全缓解者少。在化疗缓解后应用干扰素维持治疗能延长患者生存期。

（2）白细胞介素-2:近50%CLL患者细胞表现表达CD25（IL-2受体）,应用IL-2可使CLL淋巴细胞暂时中度降低和脾脏回缩,但IL-2不良反应较大。

（3）单克隆抗体。①阿仑单抗（Campath-1H）:是人源化的鼠抗人CD52单克隆抗体。CD52广泛分布在正常的B淋巴细胞、T淋巴细胞、单核细胞、吞噬细胞及B淋巴细胞及T淋巴细胞瘤细胞表面,阳性率达68%~76%,但造血干细胞无表达。在慢性淋巴细胞白血病（CLL）细胞表面尤为丰富,几乎全部CLL细胞表面均有CD52的表达,在红细胞、血小板和干细胞表面则检测不到。所以,可将CD52作为CLL靶向治疗的靶点。用法:静脉输注30mg/d,每周3次,共12周。Campath-1H对1/3氟达拉滨耐药的CLL患者有效,但对肿瘤负荷高的淋巴结肿大患者效果差,其不良反应主要为骨髓抑制和免疫抑制所致的感染、出血和贫血,以及血清病样的过敏反应。②利妥昔单抗（Rituximab）:是人鼠嵌合型抗CD20单克隆抗体。CD20位于B淋巴细胞表面,是B淋巴细胞表面分化抗原。它主要参与调节B淋巴细胞的增殖与分化,在免疫系统起重要作用,表达在前B细胞和成熟B细胞,抗原不会出现程度较大的脱落。因此,可将CD20作为治疗B细胞淋巴瘤的靶点。单药用法为375mg/m²,每周1次,连续4周,静脉输注。对CLL有效,但由于CLL中CD20⁺细胞负荷大,效果不显著,故与化疗药物联合应用,效果更佳,也适用于嘌呤类药物治疗后CLL微小残留病灶的清除,其不良反应主要为过敏反应。③鼠抗人CD5单克隆抗体:单独应用或与免疫毒素或放射性核素偶联后治疗CLL,仅能使患者外周血淋巴细胞一过性中度降低,对肿大淋巴结、肝、脾的疗效甚微。④其他生物治疗:细胞周期蛋白抑制剂夫拉平度。其他单克隆抗体有抗 HLA-DR 抗体、抗 CD40 抗体、TRAIL 受体 DR_4 和 DR_5 直接的抗体、抗体类似分子目标 CD37、白细胞介素-2(IL-2)受体配体免疫毒素 Ontak 等。

3.化疗与免疫疗法的联合治疗

(1)氟达拉滨、环磷酰胺和利妥昔单抗作为治疗 CLL 患者的一线治疗方案,研究表明可达 71% 的 CR 率,其中 57% 达到了分子学缓解。

(2)氟达拉滨和阿仑单抗联合治疗。

4.造血干细胞移植

骨髓移植治疗 CLL 作用有限,因为 CLL 患者大多超过 50 岁,不宜行异基因骨髓移植。在缓解期,采用自体干细胞移植治疗 CLL 可获得较理想的结果,体内的微小残留病灶可转阴,但随访至 4 年时约 50% 复发。因患者多为老年人,常规移植的方案相关不良反应大、并发症多,近年来,以氟达拉滨为基础的非清髓性干细胞移植(NST),降低了移植方案的相关不良反应病死率,有望提高存活比例。

5.放疗

当局部淋巴结明显肿大影响邻近器官功能、脾高度肿大、神经受侵犯、重要脏器或骨骼被浸润者时,可应用放疗,包括全身放疗(TBI)、全淋巴照射(TNI)和局部照射,可改善全身症状,延长生存期。可与其他方法一起进行序贯治疗。

6.放射免疫治疗(RIT)

肿瘤放射免疫导向治疗现在已成为一种系统的特异靶向性的肿瘤治疗手段,具有优于放疗和化疗对肿瘤细胞选择性杀伤的特点,正受到人们的广泛关注。

7.其他治疗

由于低丙种球蛋白血症、中性粒细胞缺乏以及患者高龄,因此极易发生感染。严重感染常为致死原因,应积极用抗生素控制感染。反复感染者可静脉注射丙种球蛋白。淋巴细胞单采可暂时性降低外周血淋巴细胞,减轻器官浸润,增加血红蛋白和血小板数量。并发自身免疫性溶血性贫血或血小板减少性紫癜者,可用糖皮质激素治疗。若仍无效且脾大明显者,可考虑脾切除。手术后红细胞、血小板可能回升,但血中淋巴细胞变化不大。

四、病情观察

1.诊断不明确者

可根据患者的具体临床表现,行血常规、骨髓等检查,以明确诊断。诊断明确者,可根据患者的具体征象,尤其是慢性淋巴细胞白血病的临床分期,给予化疗。治疗过程中,重点是观察治疗效果,临床症状是否改善,血象、骨髓象是否恢复,有无感染等并发症,以便及时治疗。

2.诊断明确者

诊断明确后即可根据患者的临床表现、病期,给予治疗。0 期患者可不予治疗;Ⅰ期以上均需治疗,主要是化疗,如有明显纵隔淋巴结肿大发生压迫症状或有巨脾者,可考虑采用局部或纵隔、脾区放疗。治疗期间,应每周检查血常规和白细胞分类一次,每 1~2 个月复查骨髓一次;有染色体及免疫分型异常者,还要定期复查染色体及进行免疫分型。慢淋白血病起病初期可住院治疗,待病情控制后,可带药回家治疗,定期门诊复查。

3. 疗效标准

(1)完全缓解:①临床症状消失;②淋巴结及肝、脾肿大回缩至正常;③白细胞≤$10×10^9$/L,淋巴细胞绝对值<$4×10^9$/L;④血红蛋白及血小板正常;⑤骨髓淋巴细胞<40%。

(2)部分缓解:①临床症状减轻;②淋巴结及肝、脾肿大缩小一半以上;③白细胞、淋巴细胞和骨髓中淋巴细胞降至治疗前的50%以下;④血红蛋白和血小板较治疗前增加>50%。

4. 无缓解

各项指标均未达部分缓解标准或者恶化。

五、注意事项

1. 医患沟通

诊断一旦确定,应即刻告知患者或其亲属有关本病的性质、特点、常见诱因、国内外治疗现状、化疗的组成、疗程与疗效及利弊,应如实告知患者病情的预后特点,如一般病程为3~4年,主要死亡原因为骨髓抑制导致的严重贫血、出血和感染等。

2. 经验指导

(1)根据老年人发病、有肝脾淋巴结肿大、白细胞数增高、白细胞分类中以“成熟”小淋巴细胞增多为主等特点,典型的慢淋白血病诊断不难,但应注意与淋巴瘤和幼淋巴细胞白血病进行鉴别。在诊断慢淋白血病时,应尽可能在做骨髓涂片检查的同时,进行免疫分型和染色体分析以完善其诊断。

(2)CLL 患者一般都为老年发病,同时本病尽管白细胞计数增加,但大多为淋巴细胞,而且本病对自身免疫功能有严重的影响,故 CLL 患者经常容易发生反复严重的感染,因而,化疗时不主张将白细胞总数降得过低,以免产生难以拯救的感染而危及患者的生命。

(3)干扰素-α 可通过多种免疫调节机制对 CLL 克隆产生一定的抑制效应,建议将干扰素-α 与化疗联合应用,可能会取得更佳的疗效。

(4)CLL 是一种异质性疾病,病程长短不一,可长达 10 余年,平均为 3~4 年,主要死亡原因为骨髓衰竭导致的严重贫血、出血或感染。Rai 和 Binet 分期系统等是根据淋巴系统受累范围及是否存在贫血、血小板减少而建立的临床分期系统。但是该分期系统也存在缺陷,即在疾病发展过程中每一例处于同一期的患者都有异质性,因此,不能预测疾病早期是否进展及进展的速度。

第四节　骨髓增生异常综合征

骨髓增生异常综合征(myelodysplastic syndrome,MDS)是一组起源于造血干(祖)细胞,以血细胞病态造血、高风险向急性白血病转化为特征的难治性血细胞质、量异常的异质性疾病。MDS 是老年性疾病,约80%的患者年龄大于 60 岁,男、女均可发病。国内报道发病率为 0.25/10 万。贫血是最常见的临床症状,许多患者还有感染、出血的症状。

一、病因与发病机制

(一)病因

MDS 发病原因尚未明确,但细胞培养、细胞遗传学、分子生物学及临床研究均证实,MDS 是一种源于造血干(祖)细胞水平的克隆性疾病,其病因与白血病相似。MDS 发病可能与逆转录病毒作用或细胞原癌基因突变、抑癌基因缺失或表达异常等因素有关。继发性 MDS 患者常有明显的发病诱因,此外,MDS 多发生于中老年人,高龄可降低细胞内修复基因突变功能也可能是致病因素。

(二)发病机制

G-6-PD 同工酶、限制性片段长度多态性分析等克隆分析技术研究发现,MDS 是起源于造血干细胞的克隆性疾病。异常克隆细胞在骨髓中分化、成熟障碍,出现病态造血,在骨髓原位或释放入血后不久被破坏,导致无效造血。部分 MDS 患者可发现有原癌基因突变(如 N-ras 基因突变)或染色体异常(如$+8$、-7、$5q^-$ 等)这些基因异常可能也参与 MDS 的发生和发展、MDS 终末细胞的功能,如中性粒细胞超氧阴离子水平、碱性磷酸酶也较正常低下。

二、诊断

(一)分型

1. 按病因分类

(1)原发性 MDS:无明确病因。

(2)继发性 MDS:多见于长期放化疗、自身免疫病、肿瘤等。

2. 按形态学分类

(1)FAB 分型:1982 年,FAB 协作组确立了 MDS 的分型标准,其最重要的诊断标准之一是三系造血细胞中至少有两系存在发育异常,即病态造血。①难治性贫血(RA):偶有患者粒细胞减少、血小板减少而无贫血,网织红细胞减少,红细胞和粒细胞形态异常,血涂片中原始细胞$<1\%$;骨髓增生活跃或明显活跃,有红系增生病态造血表现,粒系和巨核系病态造血少见,原始细胞$<5\%$。②环状铁粒幼细胞性难治性贫血(RAS):骨髓中环状铁粒幼细胞占有核细胞的 15%以上,余同 RA。③原始细胞增多的难治性贫血(RAEB):血象有两系或全血细胞减少,多数粒系病态造血现象,原始细胞$<5\%$;骨髓增生明显活跃,原始细胞在 5%~20%。④转变中的 RAEB(RAEB-t):血象及骨髓似 RAEB,但具有下述 3 种现象之一:外周血中原始细胞$\geq5\%$;骨髓中原始细胞$>20\%$而$<30\%$;幼粒细胞出现 Auer 小体。⑤慢性粒单核细胞白血病(CMML):骨髓和外周血中的原始细胞与 RAEB 相同,外周血中单核细胞增多,细胞绝对值$>1\times10^9$/L。

(2)WHO 分型:1999 年,世界卫生组织(WHO)颁布了新的 MDS 的分型标准。

1)难治性贫血(RA):血象显示仅有贫血,白细胞和血小板常正常,无原始细胞或$<1\%$,无 Auer 小体;骨髓中仅红系病态,原始细胞$<5\%$,环状铁粒幼细胞$<15\%$,无 Auer 小体。

2)环状铁粒幼细胞性难治性贫血(RAS,RARS):血象与骨髓象同 RA,但骨髓中环状铁粒幼细胞$\geq15\%$。

3)难治性血细胞减少伴多系病态造血(RCMD):血象表现为两系或全血细胞减少,有病态造血,单核细胞<1×10^9/L,原始细胞<1%,无 Auer 小体;骨髓象示≥两系髓系细胞有病态造血(≥10%病态细胞),无 Auer 小体,原始细胞<5%,环状铁粒幼细胞<15%,骨髓中环状铁粒幼细胞≥15%应诊断为 RCMD-RS。

4)原始细胞过多的难治性贫血(RAEB):①RAEB-1,血象示三系血细胞不同程度的减少,都有病态造血现象,无单核细胞增多<1×10^9/L,原始细胞<5%,无 Auer 小体;骨髓象示一系或多系病态,原始细胞在 5%~9%,无 Auer 小体;②RAEB-2,血象示三系血细胞不同程度减少,都有病态造血现象,无单核细胞增多<1×10^9/L,原始细胞在 5%~19%,Auer 小体(±);骨髓象示一系或多系病态,原始细胞在 10%~19%,Auer 小体(±)。

5)MDS 不能分类(MDS-U):为 MDS 但不符合 RA、RAS、RCMD、RAEB 诊断标准。表现为中性粒细胞减少或血小板减少,无贫血,无原始细胞或<1%,无 Auer 小体;骨髓象示增生也可减低,病态造血现象限于粒系或巨核系之一,原始细胞<5%,无 Auer 小体。

6)5q⁻综合征:指 MDS 具有 5q⁻为唯一的细胞遗传学异常。特点:①主要见于中老年女性;②难治性大细胞贫血;③血小板数多正常或增多;④无 Auer 小体,血中原始细胞<5%;⑤骨髓增生,红系病态,巨核细胞数正常或增多,核分叶少,原始细胞<5%,无 Auer 小体;⑥5q⁻为唯一异常核型。

(二)临床表现

MDS 临床表现无特异性,贫血最常见,为缓慢进行性面色苍白、乏力、活动后心悸气短。在老年人,贫血常使原有的慢性心、肺疾病加重。严重的粒细胞缺乏可降低患者抵抗力,表现为反复发生的感染及发热。严重的血小板降低可致皮肤瘀斑、鼻出血、牙龈出血及内脏出血。少数患者可有关节肿痛、发热、皮肤血管炎等症状,多伴有自身抗体异常,类似风湿病。

(三)辅助检查

1.外周血象

90%以上的 MDS 患者都有贫血。常有一两系或全血细胞减少,偶有白细胞增多。血涂片可见幼稚细胞、巨大红细胞、小巨核细胞或其他病态细胞。

2.骨髓象

增生大多明显活跃,少数呈增生低下。多数有两系病态造血,如粒、红细胞类巨幼样变,小巨核细胞增多等。

3.骨髓活检

多与骨髓象相似,有时可发现幼稚前体细胞异常定位(ALIP)。

4.染色体

40%~80%的 MDS 患者可检出染色体异常,呈非随机性,与 AML 患者相似,常见为+8、-5/5q⁻、-7/7q⁻、9q⁻、20q⁻、21q⁻。其中-5/5q⁻、-7/7q⁻多见于继发于化疗、放疗的 MDS 患者,7 号染色体异常预后较差。

5.基因改变

临床上报道较多的有以下几种。①*Ras* 基因突变,主要以 *N-ras* 为主,是 MDS 预后不良的一个指标。②凋亡相关基因、蛋白:临床研究较多的是 *bcl-2*、*c-myc*、*fas* 基因及其蛋白。

③axl基因,为一种受体酪氨酸激酶基因,在 MDS 患者中,约 70% 表达增加。④其他基因,包括 erb-4、erb-B 重排、降钙素甲基化、p15 基因甲基化等,在 MDS 患者中都有较高的发生率。但其在发病机制中的作用尚有待明确。

6.造血干细胞体外集落培养

MDS 患者的体外集落培养常出现集落"流产",形成的集落少或不能形成集落。粒-单核干细胞培养常出现集落减少而集簇增多,集簇/集落比值增高。说明 MDS 患者向造血干细胞及其以下的造血干细胞增生分化均有异常。

(四)诊断

(1)临床表现。

(2)骨髓中至少有两系病态造血表现。

(3)外周血一系、两系或全血细胞减少,偶见白细胞增多,可见有核红或巨大红细胞及其他病态造血表现。

(4)除外其他引起病态造血的疾病,如红白血病、急性非淋巴细胞白血病 M_2b、骨髓纤维化、慢性粒细胞白血病、特发性血小板减少性紫癜、巨幼细胞贫血、溶血性贫血等。除外其他全血细胞减少性疾病,如再生障碍性贫血、阵发性睡眠性血红蛋白尿等。

(5)已经有骨髓原始细胞增多的 MDS(如 RAEB、RAEBT)诊断一般不难,骨髓原始细胞不增多的 MDS,特别是 RA 和 RARS,则有时难以确诊,必要时,需寻求血细胞形态学以外的依据。

(6)原发性 MDS 的诊断要点:①不明原因的顽固性血细胞减少,常为全血细胞减少,仅有一种血细胞减少者,应随诊 3～6 个月,观察血象的动态变化;②骨髓有核细胞增生程度增高或正常,造血细胞有明确的发育异常形态改变,常累及至少两系造血细胞(一般为红系和巨核系),仅累及一系者,也应随诊 3～6 个月;③常用抗贫血药物(维生素 B_{12}、维生素 B_6、叶酸)治疗时无效;④既往无接受抗癌化疗和(或)放疗的历史;⑤能够排除已知有类似血细胞形态异常的各种原发疾患。

(7)对于诊断困难的病例,以下的实验室检查结果有助于确诊:①骨髓组织切片显示造血细胞空间定位紊乱,或 ALIP(+);②有非随机性−5/5q$^-$、−7/7q$^-$、+8、20q$^-$ 等 MDS 常见的核型异常;③血细胞克隆性分析提示单克隆造血;④SCD(−),或有其他造血细胞周期延长的证据;⑤造血细胞有 Ras 或 fms 等 MDS 可有的癌基因异常。

(五)鉴别诊断

1.再生障碍性贫血

慢性再生障碍性贫血(CAA)常需与 MDS 鉴别。后者的网织红细胞可正常或升高,外周血可见到核红细胞,骨髓病态造血明显,早期细胞比例不低或增加,有特征性克隆性染色体核型改变,而 CAA 无上述异常,巨核细胞缺乏。

2.阵发性睡眠性血红蛋白尿症(PNH)

也可出现全血细胞减少和病态造血,但 PNH 检测可发现 CD55$^+$、CD59$^+$ 细胞减少,酸溶血试验、蛇毒溶血试验、糖水溶血试验阳性及血管内溶血的改变。而 MDS 无上述异常。

3.巨幼细胞贫血

血中叶酸和(或)维生素 B_{12} 减少,叶酸及维生素 B_{12} 治疗有效。

4.原发性血小板减少性紫癜(ITP)

骨髓中巨核细胞成熟障碍,无病态巨核细胞,糖皮质激素治疗有效。

三、治疗

多年来,用于治疗 MDS 的常用方法包括诱导分化治疗、造血生长因子应用、联合化疗(化疗)、造血干细胞移植等。虽然这些治疗有一定的疗效,但约半数以上的患者由于感染、出血等并发症或转化为急性白血病而于 3～4 年内死亡。近年来,某些新的治疗措施开始用于临床,并取得一定疗效。

1.支持治疗

对于低危 MDS 和高危但不适宜接受强烈化疗的 MDS 患者,支持治疗仍是一项重要的治疗手段。支持治疗的目标是减少病痛和死亡,并保证一定的生活质量。如贫血严重者定期输用浓缩红细胞。血小板<(20～30)×10^9/L 且出血倾向明显者可输用血小板。合并感染者有指征地使用抗感染治疗,必要时辅用静脉丙种球蛋白输注。因反复输血而有铁负荷过多征象者可予去铁治疗等等。

2.去铁治疗

MDS 患者由于长期反复输血而累积接受铁达到 5g(约累积输用 25 个单位红细胞),患者无急或慢性失血等失铁情况,而且其病情仍需继续长时间定期输血时,应考虑去铁治疗。方法是去铁铵 20～40mg/kg,静脉滴注维持 12 小时,每周输 5～7 次。准备给予去铁铵治疗之前需做听力测验和眼科检查。去铁治疗的目标是使血清铁蛋白降低至<1000μg/L。治疗过程中当血清铁蛋白降低至<2000μg/L 时,去铁铵剂量应减少至 25mg/kg 以下。去铁铵治疗开始后 1 个月,应同时给予维生素 C,每日 100～200mg,在开始输注去铁铵时服用。在去铁铵治疗期间应注意听力和眼科检查,至少每年进行一次。

3.促造血治疗

造血生长因子主要应用于低危组 MDS 患者,能使部分患者改善造血功能。在各种造血生长因子中,以红细胞生成素(EPO)应用最为广泛且安全。在 EPO 基础上联合应用 G-CSF、GM-CSF 可进一步提高疗效,但应注意是否会促进 MDS 向急性白血病转化,应根据患者的具体病情确定合理有效的方案。

4.免疫抑制剂治疗

在一些 MDS 患者中,T 淋巴细胞通过释放抑制性细胞因子而产生骨髓抑制作用,应用免疫抑制剂可以改善病情。一般来说,对低增生、原始细胞不增多的 MDS,可考虑应用免疫抑制药如 ATG 或环孢素治疗。但对原始细胞增多的 MDS 应考虑应用清除恶性克隆的治疗方法。

5.沙利度胺

沙利度胺是一种免疫调节剂,可促进 Th_1 转向 Th_2,从而抑制与凋亡有关的 TNF-α、IL-1、IL-6 等细胞因子的产生,也可以看成是抗凋亡剂。MDS 时骨髓中常存在血管生成因子增多与血管增生,沙利度胺的抑制血管生成作用也有益于 MDS 患者。骨髓中原始细胞较少者疗效较好。

6.诱导分化治疗

(1)维A酸类:维A酸类为非特异性分化诱导剂,用得最多的是全反式维A酸(ATRA),还有9-顺式与13-顺式维A酸,它们在体外对髓系造血干细胞与白血病细胞克隆均具有作用,然而,用于MDS时临床疗效则远不如用于急性早幼粒细胞白血病时。

(2)维生素D_3类:20世纪80年代发现,维生素D_3有诱导细胞分化、抑制增生与调节免疫功能的作用,有研究曾将其用于治疗骨髓纤维化与白血病,有一定疗效,后转用于本病,认为其特别适用于低中度恶性患者。为预防可能发生的高钙血症,用量常偏小。有人认为这可能是影响疗效的原因之一。据报道,近年研制的1,25(OH)$_2$-16烯-23块D_3,疗效更好而不会引起高钙血症。

(3)联合诱导分化治疗:一般联合方案是小剂量ATRA(10mg,每日3次)、小剂量阿糖胞苷(LD-Ara-C,15mg,12小时肌内注射1次)、小剂量阿克拉霉素(LD-Acla,5mg加生理盐水100mL静脉滴注,每日1次)。上药连用15～21日为1个疗程,每疗程间歇10日。

(4)三氧化二砷(ATO):是一种新型的抗肿瘤药物。有报道认为,其作用机制为诱导肿瘤细胞分化、凋亡、抑制肿瘤血管形成。ATO的用法为:0.25mg/(kg·d),每周用5日,治疗2周后间隔2周,开始下一个疗程。据报道,可达到一定的血液学指标的缓解。

7.清除骨髓增生异常综合征异常克隆细胞

对于MDS异常增生细胞,联合化疗适用于原始细胞异常增多的高危型MDS;造血干细胞移植治疗在MDS治疗中的应用,已取得良好的疗效。

(1)化疗:细胞毒性化疗药物清除MDS恶性克隆,是治疗高危型MDS常用的方法。根据化疗药物剂量不同分为两类:小剂量化疗和标准剂量化疗。小剂量化疗主要用于年龄较大的患者以及合并严重非血液系统疾病者。小剂量阿糖胞苷的使用较多,多数报道有效率在40%左右,但与不治疗者相比,患者生存期无延长。标准剂量联合化疗适用于一般情况较好、相对较年轻的高危MDS或转化为急性粒细胞白血病的患者。应用标准的急性粒细胞白血病诱导缓解方案治疗高危型MDS,完全缓解率可达50%左右,但疗效维持时间短,治疗相关病死率高。

(2)造血干细胞移植:造血干细胞移植是目前唯一可以治愈MDS的手段,但有风险大、费用昂贵等缺点。对近年来MDS造血干细胞移植的回顾分析显示,30%～40%的患者通过异基因移植能够得到治愈,接受HLA全相合供体干细胞移植的早期患者治疗效果最好,大约75%的患者将长期无病生存,异基因移植的主要局限是MDS患者年龄较大,其中位年龄约为65岁,年龄较大的患者对异基因移植的耐受差,并且复发率较高。恰当的移植时机仍然不甚明了,一些学者建议,在MDS的早期移植可能会更有助于提高长期的疗效。MDS的自体造血干细胞移植,其疗效似乎不大,原因是移植含有潜在的恶性细胞克隆,分选收获不含恶性克隆的多克隆造血干细胞进行移植是成功的关键。非清髓异基因移植也就是利用供体细胞的免疫活性来清除受体的恶性克隆,重建健康造血。目前,这种治疗主要用于年龄大、体弱和不能进行常规异基因移植的MDS患者,或者经过异体移植又复发的患者。脐血移植在一些MDS中也获得成功,脐血异基因移植能明显地减轻移植物抗宿主病,脐血所含干细胞较少,需要进行体外的扩增来达到成人重建造血所需的干细胞,尚需要进一步的研究。

四、病情观察

(1)诊断明确,应进一步明确MDS类型,并按上述治疗方案进行治疗。治疗过程中,应注意复查血象、骨髓象,主要观察患者的症状是否改善,贫血是否纠正,病情有无变化,评估治疗疗效;如采用化疗或其他治疗者,应注意观察血象,了解有无骨髓抑制以及胃肠道的不良反应。诊断不明确者,应根据患者的症状、体征,行血常规、骨髓检查等,以明确诊断。

（2）根据患者的具体症状、体征、结合血象和骨髓检查等,可帮助诊断本病。诊断有困难的,应注意与有关疾病相鉴别。诊断明确者,可给予相应治疗。治疗中,注意复查血象、骨髓染色体核型及基因表达,了解病情发展情况,评估治疗疗效,并根据患者的治疗情况,调整治疗剂量或用药。如为难治性贫血伴原始细胞增多（RAEB）、转变中的难治性贫血伴有原始细胞增多（RAEB-T）、慢性粒单白血病（CM-MoL）,可予小剂量化疗,注意观察治疗本身的不良反应。有异基因骨髓移植指征的,可根据医院的实际条件及患者的经济能力,予以异基因骨髓移植。治疗有效者可见症状体征改善,贫血逐渐纠正,血小板数升高,白细胞分类中见幼稚细胞减少消失,输血间隔时间延长。

五、注意事项

1. 医患沟通

诊断明确的,经治医师根据临床特点、骨髓及染色体改变,按照国际预后积分系统（IPSS）分析患者病情预后属高危、中危还是低危,并应如实告知患者或其亲属有关 MDS 的特点、病因、常规治疗药物与疗程、疗效及预后,尤其是要告知患者及家属本病治疗的难度以及部分患者可转化为白血病等特点,以便使患者及家属能理解、配合治疗,对病情的转归和发展,能有清醒的认识,如需行异基因骨髓移植,则应由患者或其亲属签署知情同意书。

2. 经验指导

（1）诊断 MDS 的关键在于患者有一系或一系以上的造血细胞减少,伴病态造血和克隆性异常。随着细胞培养、遗传学和分子生物学研究的深入,对 MDS 本质的认识也逐渐加深,过去很多病曾误诊为再障、难治性白细胞减少症,最终都被确诊为 MDS。

（2）MDS 部分患者可转变为白血病,临床上在患者治疗过程中,一定要注意复查血象和骨髓象,以便及时诊断。

（3）目前认为 MDS 可有三种转归:①部分病例转变为急性白血病;②多数在发展到白血病前因感染和出血而死亡;③极少数病例经过较长时间的综合治疗后,临床与血液学均恢复正常。因而,应要求患者有长期治疗的思想准备,并每月定期门诊随诊,观察治疗后症状体征、血常规与骨髓象及染色体核型是否改善。

（4）目前 MDS 的治疗方法,主要是支持、对症治疗、预防感染及使用诱导分化剂、刺激造血剂、化疗药物、去甲基化药物和造血生长因子如 G-CSF、GM-CSF、EPO。同时,MDS 是异质性疾病,治疗的选择应根据患者的具体情况而定,可做异基因骨髓移植,60 岁以下全身情况良好者可考虑去甲基化治疗或常规化疗;不能耐受者,则用小剂量化疗加造血生长因子治疗。

（5）近来,也有使用肿瘤新生血管形成抑制剂"亚砷酸"来治疗 MDS 的 RAeb、RAEB-t 和 CMML 的报告,所用方法为:亚砷酸 10mg 加入葡萄糖氯化钠注射液 500mL 中静脉滴注,2 小时内滴完,每日 1 次,同时用维生素 C 2～3g 加入 5％葡萄糖注射液 500mL 中静脉滴注,每日 1 次,一般连用 2 周,休息 1 周后,再用 2 周为 1 个疗程。

（6）MDS 的病程大致有以下三种主要演变模式。

第一种模式:患者病情稳定,骨髓中原始细胞不增多或轻微增多,但不超过 5％。随诊中,从未发生白血病转变,仅靠一般支持治疗可存活数年甚至十多年。

第二种模式:患者初期病情稳定,与第一种相似,骨髓中原始细胞不增多或轻度增多,但一般<10%。经过一段时间以后,骨髓中原始细胞突然迅速增多,转变为 AML。

第三种模式:患者骨髓中原始细胞缓慢地进行性增多,临床病情随之进展,直至转变为 AML。MDS 患者骨髓细胞生物学特性的异常改变常提示发生白血病转变的可能性,如出现新的染色体异常或癌基因异常、细胞周期延长、体外培养呈现白血病样生长模式等。MDS 发生白血病转变时几乎全是转变为 AML,以 M_1、M_2、M_4、M_6 亚型为多。也有报道称,个别病例转变为急性淋巴细胞白血病或髓淋混合型白血病。

第五节　多发性骨髓瘤

多发性骨髓瘤(multiple myeloma,MM)是最常见的恶性浆细胞病,以单克隆 IgG、IgA 和(或)轻链大量分泌为特征。其他恶性浆细胞病包括原发性巨球蛋白血症(IgM 异常分泌增多)、重链病和原发性淀粉样变性。多发性骨髓瘤是单克隆浆细胞异常增生的恶性疾病,异常浆细胞(骨髓瘤细胞)浸润骨骼、软组织并产生异常单克隆免疫球蛋白(M 蛋白)或使多肽链亚单位合成增多,引起骨骼破坏、贫血和肾功能损害,而正常免疫球蛋白减少导致免疫功能异常。多发性骨髓瘤在欧美等国家的发病率高且有明显增高的特点,在美国,其发病率为(3～9.6)/10 万,黑人发病率高,约为白人的 2 倍。在我国,据北京、上海、天津的医院病例统计,其发病率<1/10 万。本病多发于 40～70 岁的中老年人,98% 的患者年龄在 40 岁以上,男性多于女性,男女比例为 1.5∶1。

一、诊断

(一)临床表现

1.由瘤细胞浸润引起的临床表现

骨骼病变、贫血。

(1)骨骼病变:骨质疏松、溶骨病变、骨痛、骨瘤、骨肿块和病理性骨折,多见于胸骨、肋骨、颅骨、腰椎骨及盆骨。X 线片可见骨质疏松、穿凿样溶骨病变、病理性骨折。

(2)贫血和出血倾向:几乎所有患者都有不同程度的贫血,也可有出血倾向,以鼻出血、牙龈出血和皮肤紫癜多见。

2.由 M 蛋白引起的临床表现

可见反复感染、肾损害、高黏滞综合征、淀粉样变性。

(1)由于正常免疫球蛋白合成减少、免疫功能缺陷,患者常发生反复感染,特别是普通荚膜菌感染,如肺炎链球菌肺炎、化脓菌感染及泌尿系统感染,甚至败血症。

(2)肾功能损害:75% 的患者尿中有单克隆轻链(本周蛋白),并可出现水肿、管型尿,甚至出现肾衰竭。

(3)高黏滞综合征:10% 的患者有高黏滞综合征表现,由于广泛的溶骨性病变致高钙血症及大量 M 蛋白致高黏滞综合征。患者常出现头昏、眩晕、共济失调、视力障碍、眼花、耳鸣,并可突然发生意识障碍,还可有手指麻木及冠状动脉供血不足、心力衰竭等症状。

(4)淀粉样变性:35% 的患者有淀粉样变性表现,如腕管综合征、肾病综合征、吸收不良、巨舌、心肌病。

(二)辅助检查

1.血象

轻、中度贫血,多属正细胞正色素性贫血。血涂片中红细胞呈缗钱状排列,可伴有少数幼粒、幼红细胞。红细胞沉降率显著增快。白细胞、血小板早期正常,晚期有全血细胞减少,如发现骨髓瘤细胞在血中大量出现并超过 $2.0×10^9/L$ 者,称为浆细胞白血病。

2.骨髓象

骨髓瘤细胞的出现为 MM 的主要特征,骨髓瘤细胞至少占非红系有核细胞数的 15%。骨髓瘤细胞以原始和幼稚浆细胞为主,大小形态不一,成堆出现。胞浆呈灰蓝色,多核(2~3个核),核内有核仁 1~4 个,核旁淡染区消失,偶见嗜酸性球状包涵体(Russel 小体)或大小不等的空泡。

3.骨髓病理

骨髓腔内为灰白色瘤组织所填充,正常造血组织减少。骨小梁破坏,病变可侵犯骨皮质,使骨质疏松,骨皮质变薄或被腐蚀,易发生病理性骨折。当癌组织穿破骨皮质,可浸润骨膜及周围组织。骨髓活检标本在显微镜下观察,按瘤组织多少及分布情况可分为四类。①间质性:有少量瘤细胞散在分布于骨髓间质中。②小片性:骨髓腔内瘤组织呈小片状。③结节性:瘤细胞分布呈结节状。④弥漫性:骨髓腔内大量瘤细胞充满骨髓腔。

4.血液生化异常

血清异常球蛋白增多而白蛋白正常或减少,75%的患者血清或尿液在蛋白电泳时可见一浓而密集的染色带,扫描呈现基底较窄单峰突起的 M 蛋白。可出现高钙血症,血磷可增高,血清碱性磷酸酶正常或轻度增加,血清 $β_2$-微球蛋白及血清乳酸脱氢酶活力高于正常。骨髓瘤患者的血清白细胞介素 6(IL-6)和 C 反应蛋白成正相关。尿本周蛋白半数呈阳性。游离轻链测定对 MM 的诊断,尤其是早期诊断和疗效判断有意义。血清蛋白酶体水平是 MM 患者预后的独立预测因素。

5.染色体与基因

20%~50%的多发性骨髓瘤患者具有克隆性染色体异常。其中 64%为超二倍体数目异常,涉及多种染色体三体。3 号染色体三体是其中最常见的一种。13 号染色体部分或完全缺失是 MM 最早发现的染色体异常,在 MM 中较常见,是重要的预示生存期短的预后指标,但对治疗反应无影响。最近发现,70 个基因与多发性骨髓瘤早期死亡有关,30%属于 1 号染色体。

6.骨骼 X 线检查

可见多发性、溶骨性穿凿样的骨质缺损区、骨质疏松、病理性骨折。少数早期患者可无骨骼 X 线表现。γ-骨显像是近年来检查骨质异常的手段之一,可一次显示周身骨骼,较 X 线敏感,可早于 X 线 3 个月出现异常征象。

(三)诊断标准

(1)骨髓中浆细胞>15%,且有形态异常(骨髓瘤细胞)。

(2)血清中有大量的 M 蛋白(IgG>35g/L,IgA>20g/L,IgM>15g/L,IgD>2g/L,IgE>2g/L)或尿中本周蛋白>1g/24h。

(3)无其他病因的溶骨性病变或广泛的骨质疏松。除外反应性浆细胞增多症及意义未明的单克隆免疫球蛋白血症,符合(1)+(2)+(3)、(1)+(3)或(1)+(2)者即可诊断。

(四)Durie 和 Salmon 诊断标准(1986)

1.主要标准

(1)浆细胞瘤由组织活检证实。

(2)骨髓中浆细胞>30%。

(3)单克隆免疫球蛋白 IgG>35g/L 或 IgA>20g/L 或尿中轻链≥1g/24h(除外淀粉样变性)。

2.次要标准

(1)骨髓中浆细胞占 10%～30%。

(2)单克隆免疫球蛋白水平低于上述水平。

(3)有溶骨性病变。

(4)正常免疫球蛋白 IgM<0.5g/L,IgA<1g/L 或 IgG<6g/L。

(五)WHO 诊断标准(2001 年)

诊断 MM 要求具有至少一项主要标准和一项次要标准,或者具有至少三项次要标准而且其中必须包括(1)项和(2)项。患者应有与诊断标准相关的疾病进展性症状。

1.主要标准

(1)骨髓浆细胞增多(>30%)。

(2)组织活检证实有浆细胞瘤。

(3)M 成分:血清 IgG>35g/L 或 IgA>20g/L 或尿本周蛋白>1g/24h。

2.次要标准

(1)骨髓浆细胞增多(10%～30%)。

(2)M 成分存在但水平低于上述水平。

(3)有溶骨性病变。

(4)正常免疫球蛋白减少 50%以上:IgM<0.5g/L,IgA<1g/L 或 IgG<6g/L。

(六)临床分期

1.Durie 和 Salmon 分期

(1)Ⅰ期:符合以下四项:①血红蛋白>100g/L;②血清钙正常;③X 线检查无异常发现;④M 蛋白水平 IgG<50g/L,IgA<30g/L,尿中轻链<4g/24h。

(2)Ⅱ期:介于Ⅰ期和Ⅱ期之间。

(3)Ⅲ期:符合一项或以上:①血红蛋白<85g/L;②高钙血症>2.98mmol/L(12mg/dL);③进展性溶骨病变;④M 蛋白水平 IgG>70g/L,IgA>50g/L,尿中轻链>12g/24h。

注:每期又分为 A 组和 B 组,A 组肾功能正常;B 组肾功能不正常(血肌酐>176.8μmol/L)。

2.ISS 分期

根据患者的血清 β_2-微球蛋白(β_2-M)和白蛋白(ALB)水平,骨髓瘤的国际分期系统(international staging system for multiple myeloma,ISS)将骨髓瘤分为三期。

(1)Ⅰ期:β_2-M<35mg/L,ALB≥35g/L。

(2)Ⅱ期:β_2-M<35mg/L,ALB<35g/L 或 β_2-M 在 35～55mg/L。

(3)Ⅲ期:β_2-M>55mg/L。

二、治疗

1. 支持及对症治疗

主要针对贫血、高钙血症及高尿酸血症、溶骨性骨破坏、肾功能不全及高黏滞血症等的治疗。这些并发症可严重影响患者的生存与预后,因此,应积极予以处理,以提高患者的生存质量。主要治疗措施如下。

(1)纠正贫血:一般情况下应通过输注红细胞,使血红蛋白维持在 80g/L 以上。应用红细胞生成素(EPO)3000U/次,隔日 1 次或每周 2~3 次,皮下注射,有助于改善贫血。

(2)骨质破坏的治疗:二磷酸盐有抑制破骨细胞的作用,常用帕米磷酸二钠,每月 1 次,60~90mg,静脉滴注,可减少疼痛。部分患者出现骨质修复,生活质量改善,因此,对于有骨痛的 MM 患者应常规推荐使用。经常而适当的活动有助于改善患者症状,疼痛严重时可适当服用镇痛药。服用钙剂或维生素 AD 也有助于减轻骨质破坏。放射性核素内照射有控制骨损害、减轻疼痛的疗效。

(3)肾功能损害的防治:保证液体的输入量,有利于轻链、尿酸、钙等物质的排除,及时纠正泌尿系统感染。对急性少尿和急性肾小管坏死的患者应行血液透析。

(4)高尿酸血症及高钙血症的治疗:黄嘌呤氧化酶抑制剂能够减轻血和尿中的尿酸水平,高尿酸血症者口服别嘌醇 300~600mg/d,可有效降低血尿酸水平。高钙血症常合并肾功能不全和脱水,因此,首先要纠正脱水,应充分补液,也可以给予中等剂量的利尿剂,保证每日尿量在 2000mL 以上。

(5)高黏滞血症的治疗:血浆置换可以迅速减轻高黏滞血症的症状,但血液黏滞度常同临床症状和体征不相平行,因此,要根据体征和眼底检查决定是否应该行血浆置换,而不能根据血液黏度水平决定。

2. 抗肿瘤化疗

(1)初治可选 MP 方案:美法仑+泼尼松,有效率为 50%。美法仑 10mg/(m^2·d),泼尼松 2mg/(kg·d),均口服 4 日。每 4 周重复 1 次,至少 1 年。

(2)M_2 方案:卡莫司汀+环磷酰胺+美法仑+泼尼松+长春新碱。卡莫司汀 25mg/m^2,环磷酰胺 400mg/m^2,长春新碱 1.4mg/m^2,均第 1 日静脉注射;美法仑 2mg,每日 3 次,泼尼松 40mg,均口服 14 日,21 日为 1 个疗程。

(3)初治无效或经 M_2、MP 方案治疗无效的称为难治性 MM,目前多采用挽救方案——VAD 方案(长春新碱+多柔比星+地塞米松):长春新碱 0.5mg/d,多柔比星 10mg/d,地塞米松 40mg/d,均第 1~4 日,17~20 日,静脉滴注。

3. 免疫治疗

包括细胞因子疗法(如干扰素、IL-2)的应用和单克隆抗体疗法(抗 IL 与单抗)。干扰素有抗肿瘤作用,单用有效率为 10%~13%;与 MP 或 M_2 合用,有效率可达 80%。

4. 造血干细胞移植

化疗无法治愈多发性骨髓瘤,应争取早期行造血干细胞移植治疗。于化疗诱导缓解后进行移植,效果较好。如无合适的供者,则可做自身外周造血干细胞移植,如能进行纯化的自身 CD34[+] 细胞移植,则可减少骨髓瘤细胞污染,提高疗效。

5. 沙利度胺(Thalidomide)

沙利度胺有抑制新生血管生长的作用,近年用来治疗多发性骨髓瘤取得了一定疗效。用法为 $50\sim600mg/d$,分 $2\sim3$ 次口服,对部分骨髓瘤患者治疗有效。本品可致畸胎,妊娠妇女禁用。

6. 沙利度胺衍生物雷那度胺与地塞米松联合化疗

雷那度胺 $25mg/d$,口服,第 $1\sim21$ 日,地塞米松 $40mg$,第 $1\sim4$ 日、第 $9\sim12$ 日、第 $17\sim20$ 日(第 5 疗程起仅用于第 $1\sim4$ 日),每 28 日为 1 个疗程。总反应率为 58%。雷那度胺/地塞米松方案对初治 MM 可取得很高的疗效(治疗反应>90%,完全缓解+很好的部分缓解达 38%),对复发或难治性 MM 的疗效显著(30% 完全缓解),耐受性好。

7. 靶向治疗

(1)蛋白酶体抑制剂硼替佐米(Bortezomib,Bz):蛋白酶体抑制剂是一种治疗 MM 的靶向性药物,具有抑制核转录因子 κB 的活性。此外,还能增强 MM 细胞对肾上腺皮质激素或传统细胞毒性药物的敏感性,从而促进这些药物的抗肿瘤活性。硼替佐米是第一个进入临床研究的蛋白酶体抑制剂,在难治和(或)复发 MM 患者中,硼替佐米单药治疗较单用地塞米松可显著延长生存期,且对随后的造血干细胞移植无不良影响。治疗方案为 Bz $1.3mg/m^2$,第 1、第 4、第 8、第 11 日,每 3 周为 1 个周期,最多为 6 个周期,2 个周期未达到部分缓解或 4 个周期未达到完全缓解的患者口服地塞米松 $40mg$(常规第 $1\sim4$ 日,第 $8\sim11$ 日,第 $17\sim20$ 日),疗效按 EBMT 标准评价,其主要治疗反应(完全缓解+部分缓解+最小缓解)率为 85%。Bz 作为诱导治疗不影响随后自体造血干细胞的动员和采集。

(2)其他靶向治疗:针对骨髓瘤细胞与骨髓微环境相互作用相关的细胞因子及其信号通路而设计相应的靶向治疗药物,是当前 MM 领域研究的主要热点,而且可能为 MM 的治疗带来新的突破。

8. 其他联合治疗

(1)DVD 方案:脂质体多柔比星(PLD)$40mg/m^2$,静脉注射,第 1 日;长春新碱 $2mg$,静脉注射,第 1 日;地塞米松 $40mg/d$,静脉注射或口服,第 $1\sim4$ 日、第 $9\sim12$ 日、第 $17\sim20$ 日。28 日后重复治疗。DVD 方案治疗的患者总反应率达 82.4%,与传统 VAD(多柔比星+长春新碱+地塞米松)方案相比,DVD 方案疗效与 VAD 相当,可以较快达到最大反应,不需要中心静脉置管,降低了感染危险,缩短了化疗所需住院时间。而且不良反应少,尤其表现为心脏毒性小,骨髓抑制作用轻。可以成为 MM 一线化疗方案。

(2)MPT 方案:美法仑 $0.25mg/(kg \cdot d)$,泼尼松 $2mg/(kg \cdot d)$,均口服 4 日,每 6 周重复治疗,共 12 个疗程,沙利度胺 $100\sim400mg$,口服,每日 1 次,直到美法仑和泼尼松治疗结束。平均整体存活是 51.6 个月,MP 组是 33.2 个月,美法仑 $100mg/m^2$(MEL 100)组是 38.3 个月。MPT 组患者较少出现早期毒性死亡,治疗最初 3 个月的病死率在 MP 组为 7%,在 MPT 组为 2%,在 MEL 100 组为 9%。但 MPT 组比 MP 组有较高的中性粒细胞过低症。

(3)VMDT 方案:Bz $1.0mg/m^2$,第 1、第 4、第 8、第 11 日,美法仑 $0.15mg/kg$,第 $1\sim4$ 日,地塞米松 $12mg/m^2$,第 $1\sim4$ 日、第 $17\sim20$ 日,沙利度胺 $100mg/d$,28 日 1 个周期。

(4)VMPT 方案:Bz $1.3mg/m^2$,第 1、第 4、第 15、第 22 日,美法仑 $6mg/m^2$,第 $1\sim5$ 日,泼尼松 $60mg/m^2$,第 $1\sim5$ 日,沙利度胺 $50mg$,第 $1\sim35$ 日。每 35 日重复 1 个疗程。部分缓解率为 67%,包括 43% 的患者获得了至少较好的部分缓解。VMPT 是有效的、缓解率较高的补

救治疗措施,且神经毒性的发生率很低。

三、病情观察

(1)诊断不明确者,可根据患者的临床表现行血常规、骨髓象、血蛋白电泳、免疫功能检查及 X 线检查、尿本周蛋白测定等,以尽快明确诊断。诊断明确者,应予以化学治疗。治疗中,主要观察病情有无变化,症状是否改善,尿本周蛋白是否减少,以评估治疗效果。同时,应注意观察有无化疗的不良反应,如有无骨髓抑制、胃肠道不良反应等,以便及时调整治疗用药。

(2)诊断确立后,临床上就应根据患者的具体情况,予以化疗,并根据患者的症状,予以相应的对症处理。多发性骨髓瘤治疗期间,应每周检查血常规 2 次以上、白细胞分类 1 次,每 2 周复查生化全套 1 次,每月应复查骨髓穿刺、蛋白电泳、免疫全套各 1 次,以判断所用化疗方案是否有效,观察患者的症状体征是否好转、各项生化指标是否恢复,浆细胞比例有无下降,从而调整患者的化疗方案。

四、注意事项

1. 医患沟通

诊断一旦确立,应即刻告知患者或其亲属 MM 的性质、特点、常见诱因、国内外治疗现状、化疗的组成、疗程与疗效及利弊,如实告知患者病情可迅速恶化、骨髓衰竭、发展为急性髓性白血病等预后特点。为了尽可能延长患者的无病存活时间,应告知患者与亲属须定期门诊,化疗必须定期进行,需特殊检查或治疗的,均需患者家属签字同意。

2. 经验指导

(1)骨痛常为早期的主要症状,多随病情发展而加重。疼痛部位多于骶部,其次是胸骨和肢体。活动或扭伤后骤然剧痛者,有自发性骨折的可能。因此,老年患者,有反复痛、合并贫血时,应警惕本病的存在,即应进行相应的检查,以免漏诊。以尿常规改变为主的患者,应多方面检查,以免误诊。

(2)凡骨髓检查异常,浆细胞>10%,伴血清或尿出现单克隆免疫球蛋白或其碎片,正常免疫球蛋白降低,骨骼有溶骨改变,即可确诊。

(3)血乳酸脱氢酶和 β_2 微球蛋白测定可反映肿瘤负荷,用于提示预后和预测治疗效果。

(4)VAD 方案是多发性骨髓瘤住院治疗的最佳方案,但其中地塞米松的剂量达到 40mg/d,临床上经常碰到患者提出此药剂量过大,要求减量使用,然而,事实上,随着激素剂量的减少,疗效也相应降低。对经济条件较好的患者,给予 PAD 方案(硼替佐米、阿霉素及地塞米松)有望获得更高的缓解率,其中年轻的患者进一步进行自身造血干细胞移植,效果更佳。多发性骨髓瘤患者门诊化疗时,以采用 MP 方案较好,因其不仅疗效好,而且使用方便。

(5)对于有腰椎骨质破坏的 MM 患者,应劝告其睡木板床,以预防腰椎压缩性骨折。

(6)多发性骨髓瘤患者,加用抗肿瘤新生血管形成抑制剂沙利度胺作为诱导缓解治疗或维持治疗,效果较好。近年来有报道,应用沙利度胺新一代产品雷那度胺治疗多发性骨髓瘤的效果较好。

(7)抗骨髓瘤的化疗疗效标准以 M 蛋白减少>75%以上(浓度降至 25g/L 以下),或尿本周蛋白排出量减少 90%以上(24 小时尿本周蛋白排出量减少到小于 0.2g)为治疗显著有效。

(8)现有的经验表明,先用化疗诱导缓解,然后行骨髓移植效果较好。预处理多用大剂量的(140～200mg/m²)美法仑和分次全身放疗。如无合适供者,可行自身外周血造血干细胞移植。

第六节 淋巴瘤

一、恶性组织细胞病

本病病因至今不明,通常认为是组织细胞性淋巴瘤或急性单核细胞性白血病的一种变型,可能与 EB 病毒感染有关。也有学者认为是自身免疫增殖性疾病或者由免疫功能缺陷所致。近年来报道恶性组织细胞病常作为继发于其他肿瘤的第二个恶性肿瘤,常伴发于恶性淋巴瘤(B 细胞性)、T 细胞性急性淋巴细胞性白血病、急性粒-单核细胞白血病淋巴瘤。推测可能与化疗或原发肿瘤抑制免疫,导致染色体异常,克隆恶性突变有关。本病的发生可能与患者的免疫功能低下有关。

(一)病理

异常组织细胞浸润是本病的基本特点,累及范围广泛,除常见于肝、脾、骨髓、淋巴结等外,也可侵及非造血组织、肺、皮肤、肾。主要病理改变为异型组织细胞呈现斑片状浸润,也可形成粟粒样、结节状改变。上述器官不一定每个都被累及,病变分布也不均匀。

(二)诊断

1. 临床表现

任何年龄均可患病,7 个月～78 岁均可发生,以青壮年多见(15～40 岁占多数),男性多于女性,两者发病比为(2～3)∶1,以农民多见。可分为急性型(病程不超过 6 个月)和慢性型(病程在 1 年以上),以急性型为多。本病起病急骤,病程短促、凶险,疗效极差。

本病为非造血器官受累,由于病灶散在、不均匀和不规则性,故临床表现多种多样,缺乏特异性。

(1)肺部浸润:有咳嗽、咯血、胸痛等表现,重者出现呼吸衰竭。X 线胸片示片状模糊或小结节影。

(2)多发性浆膜炎:胸、腹、心包等浆膜腔积液,除脏器及浆膜浸润外,低蛋白血症也是浆膜积液原因之一。

(3)心脏间质受累:心电图示心肌损伤,有房室传导阻滞、奔马律、心房纤颤及室性期前收缩等表现;皮肤表现为浸润性斑块、结节、丘疹或溃疡。偶可见剥脱性红皮病或大疱等,多见于四肢,有的呈向心分布。同一患者可合并存在两种皮损。

(4)肾:可见蛋白尿或肾功能损害。

(5)骨骼:X 线片可示全身扁骨和长骨骺端多发性穿凿样或囊样骨质破坏。

(6)其他:脑部受累可出现脑膜炎、失明、截瘫、尿崩症及眼球突出等。

2. 国内诊断标准

诊断标准以 1964 年全国血液病学术会议"恶性网状细胞病的诊断标准"(草案)及 1973 年福建三明地区恶性网状细胞病座谈会纪要为主要依据,并参考第二届全国血细胞学学术会议制订的标准,归纳如下。

(1)临床表现:长期发热,以高热为主,伴进行性全身衰竭,淋巴结、脾、肝进行性肿大,还可有黄疸、出血、皮肤损害和浆膜腔积液等。本病病情凶险,预后不良。

(2)辅助检查。

1)全血细胞进行性减少,血涂片中可有少量异常组织细胞和(或)不典型的单核细胞,偶可出现幼稚粒细胞和核红细胞。

2)骨髓涂片发现数量不等的多种形态的异常组织细胞。异常组织细胞和(或)多核巨组织细胞是诊断本病的细胞学主要依据。

(3)病理检查:骨髓或肝、脾、淋巴结及其他受累组织的病理切片中可见各种异常组织细胞浸润,这些细胞呈多样性,混杂存在,成灶性或片状,松散分布,极少形成团块,组织结构可部分或全部破坏。

凡具有上述(1)+(2)或(1)+(3),且无 T 或 B 淋巴细胞的免疫表型及 TCR 和 Ig 基因重排及能排除反应性组织细胞增多症者可诊断为本病。

3.国外诊断标准

(1)Esseltine 等的标准。

1)临床表现:发热、出汗、淋巴结、肝、脾肿大,体重减轻、黄疸、恶病质。

2)进行性全血细胞减少,少数患者白细胞多并有异常组织细胞。

3)淋巴结、脾、肝、皮肤或骨髓切片或涂片出现一定数量的单核-巨噬细胞的前体细胞,此类细胞核浆比高,胞浆嗜碱性,常含有一个或多个空泡,并有组织结构的改变。骨髓涂片中可见恶性巨噬细胞,该细胞的胞核大,核浆比高,含数个大核仁;胞浆深蓝,无或有红细胞、白细胞和血小板被吞噬的现象。

根据典型临床表现及骨髓涂片(或切片)有恶性巨噬细胞和(或)淋巴结、肝、脾组织学异常所见,可作出肯定诊断;如果骨髓涂片见到较多体积大的吞噬大量血细胞的巨噬细胞,应高度怀疑本病,但未查见原始的恶性组织细胞之前,不能仅以此作出诊断。

(2)Zuker 等的标准。

1)临床表现:有发热、出汗、食欲减退、体重减轻,淋巴结、脾、肝肿大和胸膜腔积液等。并有全血细胞减少,个别患者的外周血中有组织细胞。

2)淋巴结、肝、脾、骨髓及其他受累组织被非特异性酯酶(MSE)染色阳性的肿瘤细胞浸润。该细胞直径在 $15\sim20\mu m$;核居中或偏位,双核或多核,呈圆形、新月状或不规则椭圆形,核膜厚,染色质呈纤维网状;核仁清晰;胞浆丰富,嗜碱性强,呈黯蓝或灰蓝色,胞浆常有空泡,并有吞噬的红细胞、白细胞或核残留物。有些肿瘤细胞呈退行性变。尚有一些正常的组织细胞。

根据组织学检查和(或)骨髓涂片结果,结合临床作出诊断。

(三)病情观察

(1)主要观察患者化疗及对症治疗后症状是否控制,如体温是否恢复正常,肝脾大者是否缩小,贫血是否纠正,注意复查血象、骨髓象等,以评估治疗疗效。也应注意观察有无治疗药物本身的不良反应,以便及时调整治疗方案及治疗药物的剂量。

(2)本病往往进展很快,预后极差。因此,诊断本病者,即应根据患者的具体症状、体征,予以化疗及对症治疗。同时,应予积极的营养支持治疗。治疗过程中,注意观察治疗效果,并随时调整治疗方案,尽力延长患者生命;证实有合并感染的,则应用强有力的抗生素治疗,以控制感染;治疗有效者,则患者的体温逐渐下降至正常,贫血有所纠正,血小板及白细胞逐渐升高等。

(四)注意事项

1. 医患沟通

如诊断明确,应如实告知患者或其亲属本病的性质、特点、国内外治疗现状与疗效及预后,使其能正确理解对疾病的治疗,与医护达成共识,并对其预后有足够的思想准备。有陪护者要告知其陪护注意事项,主要是注意观察有无病情发展、恶化的迹象,以便及时处理。需行化疗或其他特殊治疗的,应由家属签字同意。

2. 经验指导

(1)本病的临床表现多样化,缺乏特异性,因而对不明原因的长期发热难以用感染解释,并伴全血细胞减少者,首先应想到有该病的可能。应密切结合实验室检查结果,进行综合分析与判断。

(2)诊断本病最可靠的依据是骨髓涂片,但由于病变有时呈局限性,一次骨髓穿刺不一定能找到异形组织细胞,建议多次、多部位骨髓穿刺,有助于明确诊断。胸骨穿刺的阳性率要高于其他部位。

二、脾功能亢进症

脾功能亢进症(hypersplenism)简称脾亢,是指多种原因引起脾肿大伴红细胞、白细胞及血小板一种或多种减少,骨髓呈增生状态,脾切除后可恢复的一组综合征。脾功能亢进症的主要特征为:①脾肿大;②单系或多系血细胞减少,可导致贫血、白细胞减少、血小板减少或联合减少,同时在骨髓中这些减少细胞的前体细胞增生;③脾切除可纠正血细胞减少。

(一)分型

1. 原发性脾功能亢进症

此病发病原因不明。

2. 继发性脾功能亢进症

(1)感染性疾病:如传染性单核细胞增多症、感染性心内膜炎等急性感染性疾病,结核病、布氏菌病、病毒性肝炎、血吸虫病、黑热病、疟疾等慢性感染性疾病。

(2)充血性脾肿大:肝硬化、门静脉血栓、充血性心力衰竭等。

(3)血液系统疾病和免疫性疾病。①溶血性贫血:遗传性球形红细胞增多症、地中海贫血、镰状细胞贫血、自身免疫性溶血性贫血(AIHA)。②浸润性脾肿大:白血病、淋巴瘤、骨髓增殖性疾病及脂质贮积病、恶性组织细胞病及淀粉样变性等。③其他:慢性特发性血小板减少性紫癜、系统性红斑狼疮、费尔蒂综合征、结节病、炎性肉芽肿等。④脾疾病:脾淋巴瘤、脾囊肿、脾动脉瘤及海绵状血管瘤等。

(二)诊断

1. 诊断要点

临床表现所表现出的大部分症状和体征都与基础疾病有关。

(1)脾肿大:脾功能亢进症时脾几乎都肿大,对肋下未触及脾者可行超声、CT、放射核素显像等检查。脾肿大与脾功能亢进症程度不一定成比例。除了可触及脾肿大外,还有下列症状:早期的食后饱胀感可能是增大的脾侵犯胃而引起的;左上 1/4 腹部疼痛或脾摩擦音提示脾梗死;腹部或脾杂音(继发于巨大脾的血液过度回流)可能是食管静脉曲张出血的预兆。

（2）外周血细胞减少：由于许多血液学病变与充血性脾肿大有关，外周血检查异常可为病因诊断提供线索（如慢性淋巴细胞白血病有淋巴细胞增多，遗传性球形红细胞增多症有球形红细胞增多）。血小板偶尔<$50×10^9$/L（50 000/μL），伴有平均血小板体积减小。除白血病以外，白细胞数可减少，可以引起感染［白细胞数<$1×10^9$/L（1000/μL）］；过多的嗜碱性粒细胞或有核红细胞或泪滴状红细胞出现，提示骨髓增生性疾病。可出现紫癜或黏膜出血（血小板数减少）和贫血症状。脾切除后可使周围血象和骨髓象恢复正常。

（3）增生性骨髓象：大部分病例骨髓造血细胞增生，部分病例因周围血细胞大量破坏，促使骨髓中成熟细胞释放过多造成类似成熟障碍现象，可见到单系（或多系）细胞增生，但相应的外周血细胞减少；淋巴增殖性疾病时可见淋巴细胞浸润；髓系增殖性疾病时，骨髓细胞增生；急性白血病时可见原始细胞增加；纤维化见于骨髓纤维化、髓样化生；过碘酸席夫染色团块见于淀粉样变性；带脂质的吞噬细胞见于戈谢病和有关的贮积性疾病。

（4）血液化学检查：有助于许多伴有脾肿大疾病的诊断。血清电泳出现单克隆丙种球蛋白病或免疫球蛋白降低，提示淋巴增殖性疾病或淀粉样变性；多克隆性高丙种球蛋白血症可见于慢性感染（例如疟疾、黑热病、布氏菌病、结核）或伴充血性脾肿大的肝硬化、类肉瘤病及胶原性血管疾病；尿酸增高发生于骨髓增生性疾病和淋巴增生性疾病；白细胞碱性磷酸酶在骨髓增生性疾病时升高，但慢性髓细胞性白血病降低；肝功能试验在肝硬化充血性脾肿大时可出现广泛异常。血清碱性磷酸酶单一增高，如同在骨髓增殖性疾病、淋巴增殖性疾病及粟粒性结核一样提示肝浸润。血清维生素 B_{12} 升高可见于骨髓增殖性疾病，在慢性粒细胞白血病和真性红细胞增多症尤为如此，这是由于中性多核白细胞所释放的维生素 B_{12} 结合蛋白增多。

（5）影像学检查：用核素锝标记的胶体脾扫描是一种可靠的无创性检查方法，通过检查可确定左上象限的腹块为脾，并可确认脾内病变。CT 扫描可确定脾大小并可显示多种内源性及外源性病损的异常特征。磁共振检查可提供 CT 同样的资料，也可确定血流型，特别是可用于检查门静脉与脾静脉血栓形成。铬标记的红细胞和血小板寿命和脾摄取功能检查，在考虑脾切除时对判定这些细胞的阻留程度是有益的。

（6）1991 年国内制订的诊断标准。

1）脾肿大：绝大多数患者根据体检即可确定，少数体检未扪及或仅于肋下刚扪及的轻度脾肿大者，还需经 B 超或 CT 确定。

2）外周血细胞减少：可一系减少或多系同时减少。

3）骨髓造血增生：呈增生活跃或明显活跃，部分患者出现轻度成熟障碍。

4）脾切除术后外周血象接近或恢复正常。

5）^{51}Cr 标记的红细胞或血小板注入体内后行体表放射性测定，脾区体表放射性为肝区的 2～3 倍。诊断时，以前四项为主要条件。

国外诊断标准与国内基本相同，同样强调前四项。由于脾功能亢进症绝大多数为继发性，因此，诊断后应明确原发病，只有原发病得到有效控制，脾功能亢进症治疗才获得满意疗效。

2. 鉴别诊断

本病主要涉及与脾肿大的鉴别诊断和血细胞减少的鉴别诊断。前者主要是各种继发性脾功能亢进症之间的鉴别诊断,后者鉴别包括再生障碍性贫血、非白血性白血病、骨髓增生异常综合征、多发性骨髓瘤、巨幼细胞贫血、慢性肾衰竭。前五种疾患的骨髓均有特征性改变,不难鉴别。慢性肾衰竭测尿素氮和肌酐即可鉴别。

(三)治疗

1.治疗原发病

对继发性脾功能亢进症患者,通过治疗原发病,有时可使脾缩小,脾功能亢进症减轻。若无效而原发病许可,可考虑切脾。

2.手术切脾的指征

(1)脾肿大显著,造成明显压迫症状。

(2)严重溶血性贫血时。

(3)相当程度的血小板减少及出血症状。

(4)粒细胞极度减少并有反复感染史。

(5)脾淀粉样变性。

3.脾切除的并发症

(1)手术并发症:由于巨脾粘连较严重,术中易损伤邻近器官,尤其易损伤胰腺,并发胰瘘,术后并发膈下脓肿、门静脉残端血栓及粘连性肠梗阻。巨脾的病死率最高可达25%。

(2)术后反复感染:由于去除对机体有保护作用的过滤器官,大大减少了单核-吞噬细胞系统的数量和IgG,患者易反复发生血源性感染,尤其是带荚膜的细菌感染。

(3)术后血栓并发症:切脾后有引起继发性血小板增多症的危险,对卧床或老年患者有引起血栓并发症的危险。

(4)遗留副脾:部分患者有副脾,术中未注意,术后血细胞恢复正常后再度减少。正因为切脾存在潜在的风险,故切脾应严格掌握适应证,术前应充分进行准备,如输血、预防感染等。

4.脾切除术禁忌证

①骨髓骨硬化症。②慢性粒细胞白血病。③某些非血液系统疾患引起的脾功能亢进症,如严重的全身感染、黑热病、梅毒等。

5.经皮非切除性脾脏栓塞术

适用于地中海贫血、脾动脉瘤及门静脉高压症等。

(四)病情观察

(1)对症治疗的,应观察治疗后患者的改善,患者血白细胞、血小板数是否升高;有手术指征者行脾切除的,则应观察治疗后患者的症状、体征及血象、骨髓象等变化,以评估治疗效果。

(2)根据患者上述的症状、体征和血象、骨髓象等检查,明确诊断者,先可予对症、支持治疗,以减轻患者症状;有手术指征的,可予脾切除或脾动脉栓塞治疗,以提高患者血象,改善患者的症状、体征,治疗后注意观察患者血象、骨髓象等,以评估治疗效果;治疗后患者应定期随访有无症状反复,以便及时处理。

(五)注意事项

1.医患沟通

对诊断明确者,应在上级医师的指导下确定个体化的治疗方案,有关治疗的效果、治疗中出现的并发症,应及时告知患者本人或其家属。如有脾切除指征,应告知患者手术的必要性、疗效、风险及并发症等,签知情同意书。

2. 经验指导

(1)首先应将脾功能亢进症分为原发性或继发性,原发性脾功能亢进症多与先天性疾病有关。明确是否有脾肿大,脾的大小与性质依不同的原发疾病而异,慢性或晚期病例脾可明显增大、质地也较坚硬。观察是否存在因脾功能亢进症引起血细胞减少,而导致贫血、感染和出血的临床表现。如伴有肝病变,可同时有肝功能减退和凝血功能障碍,呈现严重的出血倾向。

(2)动态观察脾切除后的血细胞变化及并发症。①脾切除后白细胞和血小板均升高,一般2周后达高峰,然后逐渐下降。如为血小板减少症,脾切除后反应可以更快,术后48小时血小板即可明显上升。②除少数由于局部血管因素,多数因凝血因子减少或毛细血管脆性增加,引起伤口或周围组织渗血,多见于血吸虫病、肝炎后肝硬化所引起的脾肿大,应注意补充凝血因子或新鲜血浆。③由脾切除后血小板增多,血小板黏附力增强引起。若血小板超过$800\times10^9/L$,应立即用抗凝治疗,以防血栓形成。④脾切除后感染的发病率有所增高,特别是小于2岁的小儿,严重感染死亡者发生率高,这是因为小儿脾内产生抗细胞的IgM型抗体。

(3)严格掌握继发性脾功能亢进症脾切除术治疗的适应证。①肝硬化门静脉高压应用其他治疗措施无效,脾功能亢进症呈进行性且较为严重,尤其是血小板减少引起严重出血倾向时,应考虑脾切除术。②已确诊遗传性红细胞增多症的病例应争取早做脾切除术,年轻病例均应进行此手术。③重型β-球蛋白生成障碍性贫血患者或因多次输血产生免疫性溶血性贫血而增加输血量者,手术尽可能在6岁后进行。④慢性特发性血小板减少性紫癜应用一般免疫抑制剂治疗无效时,应行脾切除术。⑤自身免疫性溶血性贫血应用皮质激素及免疫抑制效果差时,可考虑脾切除术。

参考文献

[1]Ki Y. Shin. 肿瘤[M]. 周谋望,刘楠,邢华医,译. 济南:山东科学技术出版社,2017.

[2]冀叶. 肿瘤诊疗方法与实践[M]. 北京:科学技术文献出版社,2018.

[3]李岩,梁冬梅,刘英伟,等. 简明临床肿瘤学[M]. 长春:吉林大学出版社,2019.

[4]薛均来,雷俊华,唐域,等. 现代临床肿瘤疾病诊治[M]. 长春:吉林科学技术出版社,2017.

[5]克拉克,李廷侃. 免疫肿瘤学[M]. 李廷侃,译. 上海:上海交通大学出版社,2019.

[6]王长宏,闫宇涛,马金国,等. 肿瘤疾病诊断与治疗[M]. 南昌:江西科学技术出版社,2018.

[7]韩建雄,骆成俊,杨波,等. 贝伐珠单抗联合不同化疗方案治疗转移性结直肠癌的疗效及安全性分析[J]. 解放军医药杂志,2019,31(10):27-30.

[8]贾英杰. 肿瘤临床技能手册[M]. 北京:中国协和医科大学出版社,2019.

[9]季洪波,侯丽,张依军,等. 临床常见肿瘤诊治精要[M]. 武汉:湖北科学技术出版社,2018.

[10]于春凤,任江红,王龙龙,等. 简明肿瘤综合治疗学[M]. 长春:吉林科学技术出版社,2017.

[11]中国癌症基金会,《中国肿瘤临床年鉴》编辑委员会. 中国肿瘤临床年鉴[M]. 北京:中国协和医科大学出版社,2019.